国家卫生和计划生育委员会"十三五"规划教材配套教材

全国高等学校配套教材

供预防医学类专业用

营养与食品卫生学实习指导

第 5 版

U0208274

主　编　赵秀娟　吕全军

副主编　朱惠莲　杨建军

编　者（以姓氏笔画为序）

王　玲（郑州大学）

王晓波（广东药科大学）

毛丽梅（南方医科大学）

吕全军（郑州大学）

朱惠莲（中山大学）

刘　欢（天津医科大学）

李　李（安徽医科大学）

李红卫（厦门大学）

杨建军（宁夏医科大学）

余焕玲（首都医科大学）

周　波（沈阳医学院）

赵秀娟（哈尔滨医科大学）

夏　敏（中山大学）

梁　惠（青岛大学）

赖亚辉（北华大学）

人民卫生出版社

图书在版编目（CIP）数据

营养与食品卫生学实习指导/赵秀娟,吕全军主编.—5 版.
—北京:人民卫生出版社,2017

全国高等学校预防医学专业第八轮规划教材配套教材

ISBN 978-7-117-25081-8

Ⅰ.①营… Ⅱ.①赵…②吕… Ⅲ.①营养卫生-高等学校-教学参考资料②食品卫生学-高等学校-教学参考资料Ⅳ.①R15

中国版本图书馆 CIP 数据核字(2017)第 222364 号

人卫智网　www.ipmph.com	医学教育、学术、考试、健康,购书智慧智能综合服务平台
人卫官网　www.pmph.com	人卫官方资讯发布平台

营养与食品卫生学实习指导
第 5 版

主　　编：赵秀娟　吕全军
出版发行：人民卫生出版社（中继线 010-59780011）
地　　址：北京市朝阳区潘家园南里 19 号
邮　　编：100021
E - mail：pmph @ pmph.com
购书热线：010-59787592　010-59787584　010-65264830
印　　刷：三河市尚艺印装有限公司
经　　销：新华书店
开　　本：787×1092　1/16　　印张：18
字　　数：416 千字
版　　次：2007 年 8 月第 1 版　　2017 年 12 月第 5 版
　　　　　2023 年 8 月第 5 版第 5 次印刷（总第18次印刷）
标准书号：ISBN 978-7-117-25081-8/R·25082
定　　价：46.00 元

打击盗版举报电话：010-59787491　E - mail：WQ @ pmph.com
（凡属印装质量问题请与本社市场营销中心联系退换）

前 言

本书是国家卫生和计划生育委员会"十三五"规划教材和全国高等学校规划教材《营养与食品卫生学》(第8版)的配套教材,供预防医学五年制本科等预防医学类专业实习教学使用。

这次修订的指导思想是在严格遵循预防医学专业学生的培养目标和要求的基础上,密切结合高等医学教育改革中提出的培养具有创新能力和实践能力的高层次人才的需求,既注重整体框架的逻辑合理性、理论课与实验课之间的互补性及相关知识的交叉融合,同时又考虑每一类实验的梯度衔接及所占比例,尽可能体现科学性、先进性和实用性。

本书在第4版的基础上,主要做了如下修订:①增加了第四篇"设计性实验",该部分共增加6个实验,每个实验都围绕"目的及意义、主要知识点、背景资料、研究内容、研究方案、预期结果"几个方面,将相关知识融会贯通,力争在实践中提高学生分析问题和解决问题的综合能力;②第一篇"基础性实验"增加了"食品中水分和灰分的测定""食品中膳食纤维的测定";在"食品中脂肪和脂肪酸含量的测定"中增加了"饱和脂肪酸和反式脂肪酸的测定",同时该篇还在上版的基础上增加了矿物质"铬、硒"以及"维生素A、维生素D"的测定;删除了"食品中糖精钠的测定",将"食品中植物化学物含量的测定"调整到第四篇"蔬菜水果中几种常见黄酮类化合物检测方法的建立";③第二篇"综合性实验"和第三篇"课堂讨论",主要根据教材《营养与食品卫生学》(第8版)的相关内容做了部分修订,使理论知识得到融合和灵活应用,符合培养综合性预防人才的需要。

本书在修订的过程中既注重基础性实验,又注意从实际工作出发,以问题或案例为主线,将实践教学、理论教学与社会实践相结合,努力使之系统化而成为一个有机整体。如综合性实验"食品中真菌及真菌毒素污染的调查与分析",融合课题设计、现场调查采样、实验室检验、调查数据的处理与分析,相当于完成了一项完整的课题研究。

实验教学的改革任重而道远,我们将通过不懈的努力边实践、边研究、边探索、边改进,不断提高实验教学的质量,使实验教学能够跟上科技发展的要求,培养出更多既懂现代医学理论又精通实验技能的研究型、应用型的具有创新能力和实践能力的高级预防医学人才。

在本书的编写过程中，得到了哈尔滨医科大学领导的大力支持，在此表示衷心感谢；并向所有支持、帮助本书编写和出版的专业同行及编者致谢。

由于我们水平有限，教材中难免有缺点和错误，恳请使用本书的师生批评指正，并及时将意见反馈给我们，以便不断改进。

赵秀娟　吕全军

2017 年 6 月

目 录

第二篇　综合性实验

第三篇　课　堂　讨　论

第四篇　设计性实验

第一篇

基础性实验

样品的采集与制备

样品是指从某一总体中抽出的能较好地代表其总体的这一部分。食品采样是指从较大批量食品中抽取能较好地代表其总体样品的方法。食品安全监督部门或食品企业自身为了解和判断食品的营养与卫生质量，或查明食品在生产过程中的卫生状况，可使用采样检验的方法。样品的采集、保存和制备的正确与否是食品检验结果准确与否的关键，也是营养与食品卫生专业人员必须掌握的一项基本技能。

一、食品样品的采集

（一）实验目的

食品采样的主要目的是鉴定食品的营养价值和卫生质量，包括食品中营养成分的种类、含量和价值，食品及其原料、添加剂、设备、容器、包装材料中是否存在有毒有害物质及其种类、性质、来源、含量、危害等；进行营养指导、开发营养食品和新资源食品、从事食品卫生监督管理、制定国家食品质量及安全标准的基本手段和重要依据。

（二）样品分类

1. 客观样品　在日常卫生监督管理工作过程中，为掌握食品卫生质量，对食品企业生产销售的食品应进行定期或不定期的抽样检验。这是在未发现食品不符合安全标准的情况下，按照日常计划在生产单位或零售店进行的随机抽样。通过这种抽样，有时可发现存在的问题和食品不合格的情况，也可积累资料，客观反映各类食品的卫生质量状况。为此目的而采集供检验的样品称为客观样品。

2. 选择性样品　在卫生检查中发现某些食品可疑或可能不合格，或消费者提供情况或投诉时需要查清的可疑食品和食品原料；发现食品可能有污染，或造成食物中毒的可疑食物；为查明食品污染来源，污染程度和污染范围或食物中毒原因；以及食品安全监督部门或企业检验机构为查清类似问题而采集的样品，称为选择性样品。

3. 制定食品安全标准的样品　为制定某种食品安全标准，选择较先进、具有代表性的工艺条件下生产的食品进行采样，可在生产单位或销售单位采集一定数量的样品进行检测。

（三）采样原则

食品样品采集必须遵循以下原则：

1. 代表性　通常只能通过对样品的检测来推断食品总体的营养价值或卫生质量，因此所采集的样品应能较好代表待鉴定食品各方面特性，反映总体水平。食品因加工批号，原料情况，加工方法，运输储存条件，销售中的各个环节等都对食品卫生质量有重要影响，在采样时应充分考虑这些因素。若所采集的样品缺乏代表性，则可能导致错误的判断和结论，因此采样时要随机抽样，正确布点。

2. 典型性　被污染或怀疑被污染的食品、引起中毒或怀疑引起中毒的食品、掺假或怀疑掺假的食品采集要具有典型性，并依不同性状进行分类，清楚记录。若食品被污染或怀疑被污染，应采集接近污染源的食品或易受污染的那一部分食品，同时采集确实未被污染的同种食品作为空白对照；食物中毒样品采集应根据中毒症状、可疑中毒物性质采集可能含毒量最多的样本，中毒者呕吐物、排泄物、胃肠内容物、吃剩下的食物、餐具（未洗刷）、药品等是最好的检材；掺假或怀疑掺假的食品应采集有问题的典型样本，而不能用均匀样本代替。

3. 真实性　采样人员应亲临现场采样，以防止在采样过程中的作假或伪造食品。所有采样用具都应清洁、干燥、无异味、无污染食品的可能。应尽量避免使用对样品可能造成污染或影响检验结果的采样工具和采样容器。

4. 适量性　采样数量应根据检验目的和满足检验项目对样品量的需要而定，一式 3 份，分别供检验、复验与备查或仲裁用。每份样品的数量不少于全部检验项目需要量的 3 倍。一般散装样品每份不少于 0.5kg，罐头、瓶装食品或其他小包装食品，应根据批号随机取样，同一批号取样件数，250g 以上的包装不得少于 6 个，250g 以下的包装不得少于 10 个。对于食源性疾病及食品安全事件的食品样品，采样量应满足食源性疾病诊断和食品安全事件病因判定的检验要求。

5. 适时性　由于被检物质会随时间推移而变化，为保证得出正确结论应及时采样，采样后应将样品在适当贮存温度条件下尽快送往实验室检验，尽可能缩短从采样到送检的时间。

6. 程序性　采样、送检、留样备查和出具报告均按规定程序进行，各阶段都要有完整的手续，责任分明。

（四）主要工具

1. 采样工具

（1）一般常用工具：包括钳子、螺丝刀、小刀、剪刀、镊子、罐头及瓶盖开启器、手电筒、蜡笔、圆珠笔、胶布、记录本、照相机等。

（2）专用工具：如长柄勺，适用于散装液体样品采集；玻璃或金属采样器，适用于深型桶装液体食品采样；金属探管和金属探子，适用于采集袋装的颗粒或粉末状食品；双层导管采样器，适用于奶粉等的采样，防止奶粉等采样时受外环境污染。采样铲，适用于散装粮食或袋装的较大颗粒食品,如花生;长柄匙或半圆形金属管,适用于较小包装的半固体样品采集;电钻、小斧、凿子等可用于已冻结的冰蛋;搅拌器,适用于桶装液体样品的搅拌。

2. 采样容器　盛装样品的容器应根据检验项目,选用硬质玻璃或聚乙烯塑料制品等,可以是瓶式、试管式或袋式,容器应密封,完整无损,内壁光滑、清洁、干燥,不含有待鉴定物质及干扰物质。容器及其盖、塞应不影响样品的气味、风味、pH 及食物成分;盛装液体或半液体样品常用防水防油材料制成的带塞玻璃瓶、广口瓶、塑料瓶等,酒类、油性样品不宜用橡胶塞;盛装固体或半固体样品可用广口玻璃瓶、不锈钢或铝制盒或盅、搪瓷盅、塑料袋等;酸性食品不宜用金属容器;测农药用的样品不宜用塑料容器;黄油不能和纸或任何吸水吸油的表面接触;采集粮食等大宗食品时应准备四方搪瓷盘供现场分样用;在现场检查面粉时,可用金属筛筛选,检查有无昆虫或其他机械杂质等。

3. 采样用具、容器灭菌方法　盛装样品的容器应根据材质不同选择高压蒸汽或干烤灭菌消毒;玻璃吸管、长柄勺、长柄匙,要单个用纸包好或用布袋包好,经干烤灭菌后使用;采样用棉拭子、规格板、生理盐水、滤纸等,均需分别用纸包好,经干烤或高压灭菌消毒备用,一次性采样拭子和纸片注意在保质期内使用;镊子、剪子、小刀等用具,用前需在酒精灯上灼烧消毒;消毒好的用具和运送培养基等需要专人妥善保管,定期更换并防止污染。

(五)主要实验步骤

1. 采样准备　采样前必须审查待鉴定食品的所有证件,制订合理可行的采样方案,如:商标、运单号、质监证书等。

2. 现场调查　了解待鉴定食品的一般情况,记录食品种类、数量、批号、生产日期、加工方法、贮运条件(包括起运日期)、销售卫生情况,观察该批食品的整体情况,包括感官性状,品质、贮藏、包装情况等。

3. 样品的运送　样品在运送过程中不应受到污染和发生变质,容器洁净干燥,密封性好,避光,同时注意温度;如感官鉴定发现送检样品发生变质,不再进行检验,感官鉴定出样品不符合安全标准,直接判为不合格产品。

不同类型的食品采样方法具体如下:

1. 有完整包装的食品

(1)大包装食品:有完整包装(桶、箱、袋等)的大包装食品先按公式 $\sqrt{总件数/2}$ 确定采样件数,在食品堆放的不同部位取出选定的大包装后,用采样工具在每一包装的上中下三层取出三份样。采得的样品可用“四分法”进行缩分,做成平均样品。即将采得的原始样品充分混匀,倒在清洁的玻璃板或塑料布上,压平成厚度约 3cm 的规则形状,划+字线把样品分成四等份,取对角的两份混合,再如上分为四份,取对角的两份,继续此操作至取得所需采样数量为止。

（2）小包装食品：袋装、瓶装、罐装的定型小包装食品（每包<500g），可按生产日期、班次、包装、批号随机采样；一般同一批号取样件数，250g以上的包装不少于3个，250g以下的包装不少于6个。如果小包装外还有大包装（纸箱等），可在堆放的不同部位抽取一定数量的大包装，打开包装，从每个大包装中抽取小包装，再缩减到所需采样数量。

2. 散装食品

（1）液体、半液体食品：采样以一池、一缸等为一个采样单位，即每一池或每一缸搅拌均匀后采集一份样品；若池或缸过大，可按高度等距离分上、中、下三层，在各层四角和中央各取等量样品混合后再取检验所需样品；流动液体可定时定量从输出的管口取样，混合后再取检验所需样品。

（2）固体食品：大量的散装固体食品，如粮食、油料种子、豆类、花生等，可采用分区分层法采样。对在粮堆、库房、船舱、车厢里堆积的食品进行采样，可采用分层采样法，即分上、中、下三层或等距离多层，在每层中心及四角分别采取等量小样，混合为初级样品；对大面积平铺散装食品可先分区，每区面积不超过50m²，并各设中心、四角5个点，两区以上者相邻两区的分界线上的两个点为共有点，例如两区共设8个点，三区共设11个点，以此类推。边缘上的点设在距边缘50cm处。各点采样数量一致，混合为初级样品；初级样品可按上述"四分法"处理，得到平均样品。

3. 其他食品

（1）肉类：在同质的一批肉中，可采用三层五点法，即以四角和中间设采样点，每点从上、中、下三层均匀采取可食部分的若干小块，混合为一个样本。如品质不同，可将肉品分类后再分别取样。也可按分析项目的要求重点采取某一部位。

（2）鱼类：经感官检查质量相同的鱼采用上述三层五点法。一般鱼类都采集完整个体。较大的（0.5kg左右）3条作为一份样本；小鱼（虾）可随机采取多个检样，形成混合样本，每份0.5kg。大鱼可只割取其局部作为样品，可从头、体、尾各部位取样。

（3）蛋类：按一定个数取样，也可根据检验目的将蛋黄、蛋清分开取样。蛋及蛋制品取样每份不少于200g。

（4）烧烤熟肉（猪、鹅、鸭）：检查表面污染情况，采样方法可用表面涂抹法，即用灭菌棉拭子，沾湿灭菌生理盐水抹擦表面一定面积后，放入灭菌生理盐水管。大块熟肉采样，可在肉块四周外表均匀选择几个点。烧烤鹅、鸭一只为一个样本，以胸、腹、背、头、肛门为采样部位。如需做其他理化指标检查，可以每只（或一大块肉）为单位，采取有代表性的若干小块500g为一份样本，放入广口玻璃瓶中送检。

（5）冷冻食品：对大块冷冻食品，应从几个不同部位采样，在将样品检验前，要始终保持样品处于冷冻状态。样品一旦溶化，不可使其再冻，保持冷却即可。

(6)果蔬:体积较小的(如山楂、葡萄等),可随机采取若干个整体作为检样,切碎、混匀形成原始样品;体积较大的(如西瓜、苹果、菠萝等),可按成熟度及个体大小的组成比例,选取若干个个体作为检样,对每个个体按生长轴纵剖分4份或8份,取对角线2份,切碎、混匀得到原始样品;体积蓬松的叶菜类(如菠菜、小白菜等),可抽取一定数量的检样,混合后捣碎、混匀形成原始样品。

(六)注意事项

1. 一切采样工具(如采样器、容器、包装纸等)都应清洁、干燥、无异味,不应将任何杂质带入样品中。即在样品采集、包装、运送过程中使用的所有材料不能对样品的分析结果产生任何可能的影响。例如,作3,4-苯并芘测定的样品不可用石蜡封瓶口或用蜡纸包,因为有的石蜡含有3,4-苯并芘;作汞测定的样品不能使用橡皮塞;供微生物检验用的样品,应严格遵守无菌操作规程。

2. 在进行检测之前样品不得被污染,要设法保持样品原有微生物状况和理化指标不变。例如,作黄曲霉毒素 B_1 测定的样品,要避免阳光、紫外灯照射,以免黄曲霉毒素 B_1 发生分解。采集的每一份非定型包装样品应当独立放入洁净的塑料袋(瓶)中,不同样品不得放入同一个塑料袋(瓶)内;盛装样品后塑料袋(瓶)应密封以预防可能存在的外界污染。

3. 采样后应迅速送往检测室进行分析检测,以免发生变化。所采集的生鲜样品应尽快在抽样当天运送到检测室,常温保存的定型包装样品可在两天内运送到检测室。

4. 在感官性质上差别很大的食品不能混在一起,需分开包装,并注明性质。

5. 盛装样品的器具上要贴牢标签,注明样品名称、采样地点、采样日期、样品批号、采样方法、采样数量、分析项目及采样人。

6. 做好现场采样记录,现场采样记录应采用固定格式的采样文本,其内容包括:采样目的、被采样单位名称、采样地点、样本名称、检验项目、编号;被采样品产地、商标、数量、生产日期、批号和编号;样本状态、包装类型及规格、贮运条件及感官所见、采样方式;采样现场环境条件(包括温度、湿度及一般卫生状况)、采样日期、采样单位或采样人及被采样单位负责人签字;检验项目、标准依据及采样人等,无采样记录的样品,不应接受检验。采样记录一式两份,一份交被采样单位,一份由采样单位保存。

7. 样品在检验结束后一般应保留至少一个月,以备需要时复查,保留期限从检验报告单签发之日算起。易变质食品不予保留,保留样品应加封后存放在适当的地方,并尽可能保持其原状。留样方法可根据食品种类、性质、检验项目、保留条件及合同中的有关规定来决定。对检验结果有怀疑或有争议时,可对样品进行复验。

二、食品样品的制备和预处理

（一）样品的制备

按采样规程采取的样品往往数量较多,颗粒较大,组成不够均匀。为了确保分析结果的正确性,必须对采集到的样品进行适当的处理,以保证样品十分均匀,使在分析时采取任何部分都能代表全部样品的成分。

样品的制备是指对采取的样品进行分取、粉碎、混匀等处理工作。应根据待鉴定食品的性质和检测要求采用不同的制备方法。

1. 液体、浆体或悬浮液体　如牛奶、饮料、植物油及各种液体调味品等,可用玻璃棒或电动搅拌器将样品充分搅拌均匀。互不相溶的液体(如油与水的混合物)应首先将不相溶的成分分离,然后分别取样测定。

2. 固体样品　应用切细、粉碎、捣碎、研磨等方法将样品制成均匀可检状态。水分含量少、硬度较大的固体样品(如谷类)可用粉碎机将样品粉碎;水分含量较高、韧性较强的样品(如肉类)可取可食部分放入绞肉机中绞匀;高脂肪固体样品(如花生、大豆等)需冷冻后立即粉碎;质地软的样品(如水果、蔬菜)多用匀浆法,可取可食部分放入组织捣碎机中捣匀。为控制颗粒度均匀一致,可采用标准筛过筛。

3. 罐头食品　水果罐头在捣碎前必须清除果核;肉禽罐头应预先清除骨头;鱼类罐头要剔除鱼刺及调味品(葱、辣椒及其他)后再捣碎。常用捣碎工具有高速组织捣碎机等。

当采集样品(固体或散装)的数量过多时,常采用四分法缩样,即将采集的样品放于大塑料布上提起四角使充分混匀,然后铺成均匀厚度的圆形或方形,划出两对角线将样品分成四等份,取其对角两份,再铺平再分,如此反复操作到取得需要量。

（二）样品的预处理

根据食品种类、理化性质和检测项目的不同,供测试的样品往往还需要作进一步的处理,以去除食品的杂质或某些组分对分析测定的干扰。有些被测组分在样品中含量很低时,测定前还必须对样品进行浓缩。处理原则包括消除干扰因素、完整保留被测组分、使被测组分浓缩、选用的分离富集方法应简便。

常用的预处理方法如下:

1. 有机物破坏法　主要用于食品中无机元素如 K、Na、Ca、P、Fe 等的测定。食品中的这些金属离子常与食物中的的蛋白质等有机物质结合成为难溶的或难于离解的有机金属化合物,使检测难以进行。因此通常采用高温或高温结合强氧化条件,使有机物质分解并成气态逸散,待测成分残留下来。分为湿消化法和干灰化法两大类。

(1)湿消化法:通常是在适量的食品样品中,加入硝酸、高氯酸、硫酸等氧化性强酸,结合加热来破坏有机物,使待测的无机成分释放出来。有时还要加一些氧化剂(如高锰酸钾、过氧化氢等)或催化剂(如硫酸铜、硫酸钾、二氧化锰、五氧化二矾等)以加速样品的氧化分解。湿消化法优点是分解有机物的速度快,所需时间短,加热温度较低,可以减少待测成分的挥发损失。缺点是在消化过程中,产生大量的有害气体,操作必须在通风橱中进行。

(2)干灰化法:通常将样品放在坩埚中,在高温灼烧下使食品样品脱水、焦化,并在空气中氧的作用下,使有机物氧化分解成二氧化碳、水和其他气体而挥发,剩下无机物供测定用。灰化温度一般为 $500 \sim 600$℃,灰化时间一般为 $4 \sim 6$ 小时。干灰化法的优点是操作简单,需要设备少,消耗试剂少,适合作大批量样品的前处理。缺点是由于敞口灰化,温度又高,容易造成被测成分的挥发损失。Pb、As、Hg、Sb 等元素的测定不适合用干灰化法。

(3)水解法:包括酸水解、碱水解和酶水解。

2. 挥发和蒸馏分离法　挥发法和蒸馏法是利用待测成分的挥发性将待测成分转变成气体或通过化学反应转变成为具有挥发性的气体,而与样品基体成分相分离,分离出来的气体经吸收液或吸附剂收集后用于测定,也可直接导入测定仪器测定。

3. 溶剂提取法　溶剂提取法是食品检验中最常用的提取分离方法。依据相似相溶原则,用适当的溶剂将某种成分从固体样品或样品的浸提液中提取出来,而与其他基体成分分离。可分为浸提法和液-液萃取法。

4. 色层分离法　色层分离法又称层析分离法,色谱分离法。这类方法的分离原理是利用物质在流动相与固定相两相间的分配系数差异,当两相做相对运动时,在两相间进行多次分配,分配系数大的组分迁移速度慢;反之则迁移速度快,从而实现组分的分离。此类分离方法的优点是分离效率高,能将各种性质极相似的组分彼此分开,而且分离过程往往是鉴定过程,因而是食品检验中一类重要而常用的分离方法。

5. 沉淀分离法　是利用沉淀反应进行分离的方法。在试样中加入适当的沉淀剂,使被测成分沉淀下来,经过滤或离心将沉淀与母液分开,从而达到分离目的。

6. 浓缩　当待测试液体积很大、待测组分浓度很低时,测定前需进行浓缩,以提高被测组分的浓度。常用的浓缩方法有常压浓缩法和减压浓缩法。

(梁　惠)

食品中水分和灰分的测定

一、食品中水分的测定

食品中水分含量对保持食品的感官性状和食品品质,以及对食品的保藏期限具有重要意义。

食品中的水分存在有三种形式:在动、植物原浆中存在的结合水,一般压榨、蒸馏和冻结干燥不能去除;构成动植物汁液的自由水,压榨和断裂等可以分离出来,亦称压滤汁;在食品表面结露、蒸散等的吸附水,随环境温度、湿度变化而变化较显著。

食品中水分测定可因测定目的、意义和食品种类不同而采取不同的测定方法。主要有以下几种测定方法。

(一)直接干燥法

1. 实验目的　掌握用直接干燥法测定食品中水分含量的原理、主要操作步骤。

2. 实验原理　利用食品中水分的物理性质,在101.3kPa(一个大气压),温度101～105℃下采用挥发方法测定样品中干燥减失的重量,包括吸湿水、部分结晶水和该条件下能挥发的物质,再通过干燥前后的称量数值计算出水分的含量。

3. 主要仪器和试剂

(1)铝制或玻璃制称量瓶。

(2)电热恒温干燥箱。

(3)干燥器:内附有效干燥剂。

(4)天平:感量为0.1mg。

(5)海砂。

4. 主要实验步骤

(1)称量瓶恒重:取洁净称量瓶,置于101～105℃干燥箱中,瓶盖斜支于瓶边,加热1.0小时,取出盖好,置干燥器内冷却0.5小时,称量,并重复干燥至前后两次质量差不超过2mg,即为恒重(m_3)。如果称量瓶用于称量半固体或液体食品,则在洁净的称量瓶内加10g海砂及一根小玻棒,然后再干燥至恒重(m_3)。

（2）样品称量

1）固体试样：将混合均匀的试样迅速磨细至颗粒小于2mm，不易研磨的样品应尽可能切碎，精密称量2~10g试样（精确至0.0001g），放入恒重干燥的称量瓶中（m_1）。试样厚度不超过5mm，如为疏松试样，厚度不超过10mm。

2）半固体或液体试样：精密称量5~10g试样（精确至0.0001g），置于称量瓶中（m_1），用小玻棒搅匀放在沸水浴上蒸干，并随时搅拌，擦去皿底的水滴。

（3）样品恒重：将上述称量后的样品置101~105℃干燥箱中，瓶盖斜支于瓶边，干燥2~4小时后，盖好取出，放入干燥器内冷却0.5小时后称量。然后再放入101~105℃干燥箱中干燥1小时左右，取出，放入干燥器内冷却0.5小时后再称量。并重复以上操作至前后两次质量差不超过2mg，即为恒重（m_2）。

5. 结果计算

$$X = \frac{m_1 - m_2}{m_1 - m_3} \times 100 \qquad \text{式(2-1)}$$

式中：

X：试样中水分的含量，单位为克每百克（g/100g）；

m_1：称量瓶（加海砂、玻棒）和试样的质量，单位为克（g）；

m_2：称量瓶（加海砂、玻棒）和试样干燥后的质量，单位为克（g）；

m_3：称量瓶（加海砂、玻棒）的质量，单位为克（g）。

（二）减压干燥法

1. 实验目的　掌握用减压干燥法测定食品中水分的含量。

2. 实验原理　利用食品中水分的物理性质，在达到40~53kPa压力后加热至（60±5）℃，采用减压烘干方法去除试样中的水分，再通过烘干前后的称量数值计算出水分的含量。

3. 主要仪器和试剂

（1）真空干燥箱。

（2）铝制或玻璃制称量瓶。

（3）干燥器：内附有效干燥剂。

（4）天平：感量为0.1mg。

4. 主要实验步骤

（1）称量瓶恒重：见（一）直接干燥法中的"称量瓶恒重"步骤（m_3）。

（2）试样的制备和称量：粉末和结晶试样直接称取；较大块硬糖经研钵粉碎，混匀备用。取已恒重的称量瓶精确称取约2~10g（精确至0.0001g）试样（m_1）。

（3）真空干燥：将连同样品的称量瓶放入真空干燥箱内，将真空干燥箱连接真空泵，抽出真空干燥箱内空气至所需压力(一般为40~53kPa),并同时加热至所需温度(60±5)℃。保持上述温度和压力经4小时后,打开真空泵上的活塞,使空气经干燥装置缓缓通入至真空干燥箱内,待压力恢复正常后再打开。取出称量瓶,放入干燥器中0.5小时后称量,并重复以上操作至前后两次质量差不超过2mg,即为恒重(m_2)。

5. 结果计算 同(一)直接干燥法中的"结果计算"。

(三)蒸馏法

1. 实验目的 掌握用蒸馏法测定食品中水分的含量;本方法用于了解含较多挥发性物质的食品如油脂、香辛料等水分含量不小于1g/100g的食品样品水分的测定。

2. 实验原理 利用食品中水分的物理化学性质,使用水分测定器将食品中的水分与甲苯或二甲苯共同蒸出,根据接收的水的体积计算出试样中水分的含量。

3. 主要仪器和试剂

(1)水分测定器:又叫水分蒸馏装置如图2-1所示(带可调电热套)。水分接收管容量5ml,最小刻度值0.1ml,容量误差小于0.1ml。

(2)天平:感量为0.1mg。

(3)甲苯或二甲苯(化学纯):取甲苯或二甲苯,先以水饱和后分去水层,进行蒸馏,收集馏出液备用。

4. 主要实验步骤 准确称取适量试样(应使最终蒸出的水在2~5ml,但最多取样量不得超过蒸馏瓶的2/3),放入250ml锥形瓶中,加入新蒸馏的甲苯(或二甲苯)75ml,连接冷凝管与水分接收管,从冷凝管顶端注入甲苯,装满水分接收管。加热慢慢蒸馏,使每秒钟的馏出液为两滴,待大部分水分蒸出后,加速蒸馏约每秒钟4滴,当水分全部蒸出后,接收管内的水分体积不再增加时,从冷凝管顶端加入甲苯冲洗。如冷凝管壁附有水滴,可用附有小橡皮头的铜丝擦下,再蒸馏片刻至接收管上部

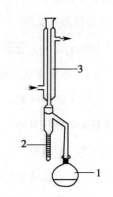

图2-1 水分测定器
1. 250ml 蒸馏瓶;2. 水分接
收管,有刻度;3. 冷凝管

及冷凝管壁无水滴附着,接收管水平面保持10分钟不变为蒸馏终点,读取接收管水层的容积。

5. 结果计算

$$X = \frac{V}{m} \times 100 \qquad \text{式(2-2)}$$

式中:

X:试样中水分的含量,单位为毫升每百克(ml/100g)(或按水在20℃的密度0.99820g/ml计算质量);

V:接收管内水的体积,单位为毫升(ml);

m:试样的质量,单位为克(g)。

(四)卡尔·费休法

1. **实验目的**　掌握用卡尔·费休法测定食品中水分的含量;本方法用于了解油脂、脱水食物、糖果、有机溶剂、盐类等的水分含量。

2. **实验原理**　费休(Fisher)试剂中的碘、二氧化硫和吡啶同样品中的水反应,生成吡啶磺酸,后者与甲醇生成吡啶磺酸甲酯,1mol 碘只与 1mol 水作用,反应式如下:

$$I_2+SO_2+3C_5H_5N+H_2O\rightarrow 2C_5H_5N\cdot HI+C_5H_5NSO_3$$

$$C_5H_5NSO_3+CH_3OH\rightarrow C_5H_5NHSO_4\cdot CH_3$$

卡尔·费休水分测定法又分为库仑法和容量法。库仑法测定的碘是通过化学反应产生的,只要电解液中存在水,所产生的碘就会和水以 1:1 的关系按照化学反应式进行反应。当所有的水都参与了化学反应,过量的碘就会在电极的阳极区域形成,反应终止。容量法测定的碘是作为滴定剂加入的,滴定剂中碘的浓度是已知的,根据消耗滴定剂的体积,计算消耗碘的量,从而计量出被测物质水的含量。

3. **主要仪器和试剂**

(1)卡尔·费休水分测定仪。

(2)天平:感量为 0.1mg。

(3)卡尔·费休试剂。

(4)无水甲醇(CH_4O):优级纯。

4. **主要实验步骤**

(1)卡尔·费休试剂的标定(容量法):在反应瓶中加一定体积(浸没铂电极)的甲醇,在搅拌下用卡尔·费休试剂滴定至终点。加入 10mg 水(精确至 0.0001g),滴定至终点并记录卡尔·费休试剂的用量(V)。卡尔·费休试剂的滴定度按式(2-3)计算。

$$T=\frac{M}{V} \qquad\qquad 式(2-3)$$

式中:

T:卡尔·费休试剂的滴定度,单位为毫克每毫升(mg/ml);

M:水的质量,单位为毫克(mg);

V:滴定水消耗的卡尔·费休试剂的用量,单位为毫升(ml)。

(2)试样前处理:可粉碎的固体试样要尽量粉碎,使之均匀。不易粉碎的试样可切碎。

(3)试样中水分的测定:于反应瓶中加一定体积的甲醇或卡尔·费休测定仪中规定的溶剂浸没铂电极,在搅拌下用卡尔·费休试剂滴定至终点。迅速将易溶于上述溶剂的试样直接加入滴定杯中;对于不易溶解的试样,应采用对滴定杯进行加热或加入已测定水分的其他溶剂辅助溶解后用卡尔·费休试剂滴定至终点。建议采用库仑法测定试样中的含水量应大于10μg,容量法应大于100μg。对于某些需要较长时间滴定的试样,需要扣除其漂移量。

(4)漂移量的测定:在滴定杯中加入与测定样品一致的溶剂,并滴定至终点,放置不少于10分钟后再滴定至终点,两次滴定之间的单位时间内的体积变化即为漂移量(D)。

5. 结果计算　固体试样中水分的含量按式(2-4),液体试样中水分的含量按式(2-5)进行计算。

$$X=\frac{(V_1-D\times t)\times T}{M}\times 100 \qquad\qquad 式(2\text{-}4)$$

$$X=\frac{(V_1-D\times t)\times T}{V_2\rho}\times 100 \qquad\qquad 式(2\text{-}5)$$

式中:

X:试样中水分的含量,单位为克每百克(g/100g);

V_1:滴定样品时卡尔·费休试剂体积,单位为毫升(ml);

T:卡尔·费休试剂的滴定度,单位为克每毫升(g/ml);

M:样品质量,单位为克(g);

V_2:液体样品体积,单位为毫升(ml);

D:漂移量,单位为毫升每分钟(ml/min);

t:滴定时所消耗的时间,单位为分钟(min);

ρ:液体样品的密度,单位为克每毫升(g/ml)。

二、食品中灰分的测定

(一)实验目的
掌握食品中灰分的测定方法;本实验的灰分测定是指总灰分的测定。

(二)原理
食品经高温灼烧(500~600℃)下,将样品中的所有有机物完全灼烧氧化后挥发耗散,而无机成分(主要是无机盐和氧化物)则残留下来,这些残留的无机物质称为灰分,经精确称量和计量后,即为食品总灰分含量。

(三)主要仪器和试剂

1. 仪器和设备

(1)马弗炉:温度≥600℃。

(2)天平:感量为0.1mg。

(3)石英坩埚或瓷坩埚。

(4)干燥器(内有干燥剂)。

(5)电热板。

(6)水浴锅。

2. 试剂

(1)乙酸镁[(CH₃COO)₂Mg·4H₂O]:分析纯。

(1)乙酸镁[$(CH_3COO)_2Mg·4H_2O$]:分析纯。

(2)乙酸镁溶液(80g/L):称取8.0g乙酸镁加水溶解并定容至100ml,混匀。

(3)乙酸镁溶液(240g/L):称取24.0g乙酸镁加水溶解并定容至100ml,混匀。

(四)主要实验步骤

1. 坩埚的处理 洗净干燥的石英坩埚或瓷坩埚置马弗炉中,在(550±25)℃下灼烧0.5小时,冷却至200℃左右,取出,放入干燥器中冷却30分钟,准确称量(m_2)。重复灼烧至前后两次称量相差不超过0.5mg为恒重。

2. 称样 依据食品种类和性状来确定,当食品灰分大于10g/100g时,称取2~3g(精确至0.0001g);灰分小于10g/100g的食品称取3~10g(精确至0.0001g)(m_3)。

3. 样品预处理 可用测定水分之后的样品。

(1)含脂肪的样品先提取脂肪后再测灰分。

(2)液体样品应先在水浴上蒸干,否则直接炭化易造成溅失。

(3)果蔬、动物组织等含水分较多的样品,可先制备成均匀样品,再准确称量置于坩埚中,放烘箱中干燥后再炭化。

(4)谷物、豆类等水分含量较少的固体样品,粉碎均匀后可直接称取炭化。

(5)含磷量较高的豆类及其制品、肉禽制品、蛋制品、水产品、乳及乳制品,称取试样后,加入1.00ml乙酸镁溶液或3.00ml乙酸镁溶液,使试样完全润湿。放置10分钟后,在水浴上将水分蒸干。

4. 炭化和灰化 经过预处理的样品,先在电热板上以小火加热使试样充分炭化至无烟,然后置于马弗炉中,在(550±25)℃灼烧4小时使其充分灰化。冷却至200℃左右,取出,放入干燥器中冷却30分钟,称量前如发现灼烧残渣有炭粒时,应向试样中滴入少许水湿润,使结块松散,蒸干水分再次灼烧至无炭粒即表示灰化完全,方可称量(m_1)。重复灼烧至前后两次称量相差不超过0.5mg为恒重。按式(2-6)计算。

使用乙酸镁溶液作预处理的样品,要同时吸取3份乙酸镁溶液做试剂空白,取算术平均值作为空白值(m_0)。然后按式(2-7)计算。

(五)结果计算

食品中灰分按式(2-6)、式(2-7)计算

$$X_1 = \frac{m_1 - m_2}{m_3 - m_2} \times 100 \qquad\qquad 式(2\text{-}6)$$

$$X_2 = \frac{m_1 - m_2 - m_0}{m_3 - m_2} \times 100 \qquad\qquad 式(2\text{-}7)$$

式中:

X_1(测定时未加乙酸镁溶液):食品中灰分的含量,单位为克每百克(g/100g);

X_2(测定时加入乙酸镁溶液):食品中灰分的含量,单位为克每百克(g/100g);

m_0:氧化镁(乙酸镁灼烧后生成物)的质量,单位为克(g);

m_1:坩埚和灰分的质量,单位为克(g);

m_2:坩埚的质量,单位为克(g);

m_3:坩埚和食品的质量,单位为克(g)。

(六)注意事项

1. 灰化温度不应超过600℃,温度过高可造成部分无机盐,如钾、钠、铁、锑、铅和锌等容易挥发,同时铁、铜等可与坩埚形成不溶性硅酸盐而损失。温度过低则灰化不完全。

2. 含糖较高的样品,炭化时易膨胀溢出坩埚,可预先加数滴辛醇消泡。

3. 灰化中出现碳粒包裹,如加水湿润,结块不能完全松散,可蒸干水分,待坩埚冷却后,加入稀硝酸,在沸水浴上加热,溶解有机物,使被包裹的碳粒游离出来,然后蒸干,再继续灰化。

4. 灰化后所得残渣可留作钙、铁、锌等元素的测定。

(七)思考题

1. 对于难挥发的样品可采取什么措施加速灰化?

2. 灰分测定与水分测定中的恒量操作过程有何不同? 应如何正确选择?

3. 直接干燥法测定的食品水分含量是否为食品严格意义上的水分含量,为什么?

(朱惠莲)

食品中脂肪和脂肪酸含量的测定

一、食品中脂肪含量的测定

脂肪也称甘油三酯,是由三分子脂肪酸和一分子甘油形成的酯。食品中脂肪含量的测定方法主要有索氏提取法、酸水解法、碱性乙醚法、甲醇-氯仿抽提法以及皂化法等。本书主要介绍索氏提取法。

(一)实验目的

掌握索氏提取法测定食物中粗脂肪含量的原理及实验方法。

(二)实验原理

利用脂肪能溶于有机溶剂的性质,经无水乙醚或石油醚等溶剂提取并蒸去抽提液中溶剂后所得的物质,在食品分析中被称为粗脂肪。此法所得的抽提物中除甘油三酯外,还包括能溶于乙醚的类脂、固醇类以及溶于脂肪的色素、维生素等。

(三)仪器和试剂

1. 索氏脂肪提取器。

2. 分析天平。

3. 恒温水浴箱。

4. 干燥器。

5. 乙醚脱脂过滤纸、白色棉线。

6. 接收瓶。

7. 无水乙醚或石油醚。

8. 海砂 取用水洗去泥土的海砂或河砂,先用 6mol/L 盐酸煮沸 0.5 小时,用水洗至中性,再用 6mol/L 氢氧化钠溶液煮沸 0.5 小时,用水洗至中性,经 105℃ 干燥后备用。

(四)实验步骤

1. 样品处理

(1)固体样品:精密称取干燥样品 2.0~5.0g(可用测定水分含量后的样品),必要时拌以海砂,全部转移到滤纸筒内。

(2)液体样品或半固体样品:称取 5.0~10.0g,置于蒸发皿中,加入海砂约 20g 于沸水浴上蒸干后,再于 95~105℃干燥,研细,全部转移到滤纸筒内。蒸发皿以及附有样品的玻璃棒均用蘸有乙醚的脱脂棉擦净,并将棉花放入滤纸筒内。

2. 抽提　将滤纸筒放入索氏提取器,连接已干燥至恒量重的接收瓶,由提取器冷凝管上端加入无水乙醚或石油醚至瓶内容积的 2/3 处,于水浴上加热,使乙醚或石油醚不断回流提取,一般抽提 6~12 小时。

3. 称量　提取结束后,取下接收瓶,回收乙醚或石油醚,待接收瓶内乙醚剩 1~2ml 时在水浴上蒸干,再于 100~105℃干燥 2 小时,置于干燥器内冷却 0.5 小时后称重。

(五)结果计算

$$X = \frac{M_1 - M_2}{M} \times 100$$

式中:

X:样品中脂肪的含量,%。

M_1:提取前接收瓶加脂肪的质量,g。

M_2:接收瓶的质量,g。

M:样品质量,g。

(六)注意事项

1. 含糖或糊精较多的食品,应先进行冷水处理,使糖及糊精溶解,过滤后,将残渣连同滤纸一起烘干,放入索氏提取器中。

2. 滤纸袋的高度不可超过索氏提取器滤筒的虹吸管。

3. 本方法抽提所得的脂肪为游离脂肪,适用于结合态脂肪含量少、能烘干研细、不易吸湿结块的样品。当样品中结合态脂肪含量较高时,可选用酸水解法,将结合态脂肪转变为游离态脂肪后测定总脂肪含量。

4. 抽提是否完全可凭经验,也可用滤纸或毛玻璃检查。由抽提管下口滴下的乙醚滴在滤纸或毛玻璃上,挥发后不留下油迹表明已抽提完全,若留下油迹说明抽提不完全。

(七)思考题

1. 在抽提时,冷凝管上端连接氯化钙管或加塞一个脱脂棉球的作用是什么?

2. 为什么测定用样品、抽提器、抽提用有机溶剂都需要进行脱水处理?

二、食品中脂肪酸的测定

（一）婴幼儿食品和乳品中脂肪酸的测定

方法一：乙酰氯-甲醇甲酯化法

1. 实验目的　食品中脂肪酸的构成和含量与健康的关系越来越引起人们的重视，必需脂肪酸对婴幼儿生长发育起着重要的作用。本实验要求了解气相色谱法测定婴幼儿食品脂肪酸的原理，掌握甲酯化进行样品前处理以及应用气相色谱测定多种脂肪酸的方法。

2. 实验原理　乙酰氯与甲醇反应得到的盐酸-甲醇使试样中的脂肪和游离脂肪酸甲酯化，用甲苯提取后，经气相色谱仪分离检测，外标法定量。

3. 仪器和试剂

（1）试剂

1）无水碳酸钠。

2）甲苯：色谱纯。

3）乙酰氯。

4）乙酰氯甲醇溶液（体积分数为 10%）：量取 40ml 甲醇于 100ml 干燥的烧杯中，准确吸取 5.0ml 乙酰氯逐滴缓慢加入，不断搅拌，冷却后转移并定容至 50ml 干燥的容量瓶中，临用前配制。

5）碳酸钠溶液：准确称取 6g 无水碳酸钠于 100ml 烧杯中，加水溶解，转移并用水定容至 100ml 容量瓶中。

6）脂肪酸甘油三酯标准品：纯度≥99%，脂肪酸种类参见表 3-1。

7）脂肪酸甘油三酯标准工作液：按试样中各脂肪酸含量及所要分析脂肪酸的种类配制适当浓度的标准工作液，用甲苯定容并分别保存于-10℃以下的冰箱中，有效期三个月。

（2）仪器和设备

1）天平：感量为 0.01g 和 0.1mg。

2）恒温热水浴槽。

3）离心机：转速≥5000 转/分钟。

4）气相色谱仪：带 FID 检测器。

5）冷冻干燥仪。

6）氮吹仪。

7）螺口玻璃管（带有聚四氟乙烯做内垫的螺口盖）：15ml。

8）离心管：50ml。

4. 实验步骤

（1）试样处理：试样含水量大于 5% 时，需冷冻干燥至含水量小于 5%。

称取试样 0.5g(精确到 0.1mg)于 15ml 干燥螺口玻璃管中,加入 5.0ml 甲苯。

称取无水奶油试样 0.2g(精确到 0.1mg)于 15ml 干燥螺口玻璃管中,加入 5.0ml 甲苯。

(2)甲酯化提取

1)试样测定液的制备:在试样中加入 10%乙酰氯甲醇溶液 6.0ml,充氮气后,旋紧螺旋盖,振荡混合后于(80±1)℃水浴中放置 2 小时,期间每隔 20 分钟取出振摇一次,水浴后取出冷却至室温。将反应后的样液转移至 50ml 离心管中,分别用 3.0ml 碳酸钠溶液清洗玻璃管三次,合并碳酸钠溶液于 50ml 离心管中,混匀,5000 转/分钟离心约 5 分钟。取上清液作为试液,气相色谱仪测定。

2)标准测定液的制备:准确吸取脂肪酸甘油三酯标准工作液 0.5ml 于 15ml 螺口玻璃管中,加入 4.5ml 甲苯,其他操作步骤同 1)。

(3)色谱参考条件

色谱柱:固定液 100%二氰丙基聚硅氧烷,100m×0.25mm,0.20μm,或性能相当的色谱柱。

载气:氮气。

载气流速:1.0ml/min。

进样口温度:260℃。

分流比:30∶1。

检测器温度:280℃。

柱温箱温度:初始温度 140℃,保持 5 分钟,以 4℃/min 升温至 240℃,保持 15 分钟。

进样量:1.0μl。

(4)试样溶液的测定:分别准确吸取 1.0μl 标准测定液及试样测定液注入色谱仪,平行测定次数不少于两次,以色谱峰峰面积定量。

5. 结果计算

(1)试样中各脂肪酸含量的计算:试样中各脂肪酸的含量按下式计算:

$$X_i = \frac{A_{si} \times m_{stdi} \times F_j}{A_{stdi} \times m} \times 100$$

式中:

X_i:试样中各脂肪酸的含量,单位为毫克每百克(mg/100g)。

A_{si}:试样测定液中各脂肪酸的峰面积。

m_{stdi}:在标准测定液的制备中吸取的脂肪酸甘油三酯标准工作液中所含有的标准品的质量,单位为毫克(mg)。

F_j:各脂肪酸甘油三酯转化为脂肪酸的换算系数,见表 3-1。

A_{stdi}:标准测定液中各脂肪酸的峰面积。

m：试样的称样质量，单位为克（g）。

以重复性条件下获得的两次独立测定结果的算术平均值表示，结果保留三位有效数字。

表 3-1   各脂肪酸种类、检出限及脂肪酸甲酯或脂肪酸甘油

三酯转化为脂肪酸的换算系数

序号	脂肪酸名称	检出限（mg/100g）	F_i 转换系数	F_j 转换系数
1	丁酸（C4:0）	0.5	0.8627	0.8742
2	己酸（C6:0）	0.5	0.8923	0.9016
3	辛酸（C8:0）	0.5	0.9114	0.9192
4	癸酸（C10:0）	0.5	0.9247	0.9314
5	十一碳酸（C11:0）	0.5	0.9300	0.9363
6	月桂酸（C12:0）	0.5	0.9346	0.9405
7	十三碳酸（C13:0）	0.5	0.9386	0.9442
8	肉豆蔻酸（C14:0）	0.5	0.9421	0.9473
9	肉豆蔻油酸（C14:1n5）	0.5	0.9417	0.9470
10	十五碳酸（C15:0）	0.5	0.9453	0.9502
11	十五碳一烯酸（C15:1n5）	0.5	0.9449	0.9499
12	棕榈酸（C16:0）	0.5	0.9481	0.9529
13	棕榈油酸（C16:1n7）	0.5	0.9477	0.9525
14	十七碳酸（C17:0）	0.5	0.9507	0.9552
15	十七碳一烯酸（C17:1n7）	0.5	0.9503	0.9549
16	硬脂酸（C18:0）	0.5	0.9530	0.9573
17	反式油酸（C18:1n9t）	0.5	0.9527	0.9570
18	油酸（C18:1n9c）	0.5	0.9527	0.9571
19	反式亚油酸（C18:2n6t）	0.5	0.9524	0.9568
20	亚油酸（C18:2n6c）	0.5	0.9524	0.9568
21	花生酸（C20:0）	0.5	0.9570	0.9609
22	γ-亚麻酸（C18:3n6）	0.5	0.9520	0.9559
23	二十碳一烯酸（C20:1）	0.5	0.9568	0.9608
24	α-亚麻酸（C18:3n3）	0.5	0.9520	0.9560
25	二十一碳酸（C21:0）	0.5	0.9588	0.9628
26	二十碳二烯酸（C20:2）	0.5	0.9565	0.9605
27	二十二碳酸（C22:0）	0.5	0.9604	0.9642
28	二十碳三烯酸（C20:3n6）	0.5	0.9562	0.9598

续表

序号	脂肪酸名称	检出限（mg/100g）	F_i 转换系数	F_j 转换系数
29	芥酸（C22:1n9）	0.5	0.9602	0.9639
30	二十碳三烯酸（C20:3n3）	0.5	0.9562	0.9598
31	花生四烯酸 ARA（C20:4n6）	0.5	0.9560	0.9597
32	二十三碳酸（C23:0）	0.5	0.9620	0.9658
33	二十二碳二烯酸（C22:2n6）	0.5	0.9600	0.9638
34	二十四碳酸（C24:0）	0.5	0.9963	1.0002
35	二十碳五烯酸 EPA（C20:5n3）	1.0	0.9557	0.9592
36	二十四碳一烯酸（C24:1n9）	1.0	0.9632	0.9666
37	二十二碳六烯酸甲酯 DHA（C22:6n3）	1.0	0.9590	0.9624

注:①F_i 是脂肪酸甲酯转换成脂肪酸的系数;②F_j 是脂肪酸甘油三酯转换成脂肪酸的系数

（2）试样中总脂肪酸的含量计算:试样中总脂肪酸的含量按下式计算:

$$X_{\text{TotalFA}} = \sum X_i$$

式中:

X_{TotalFA}:试样中总脂肪酸的含量,单位为毫克每百克（mg/100g）;

X_i:试样中各脂肪酸的含量,单位为毫克每百克（mg/100g）。

以重复性条件下获得的两次独立测定结果的算术平均值表示,结果保留三位有效数字。

（3）试样中某个脂肪酸占总脂肪酸的百分比（%）的计算:试样中某个脂肪酸占总脂肪酸的百分比（%）Y 按下式计算:

$$Y = \frac{X_i}{X_{\text{TotalFA}}} \times 100 \quad 或 \quad Y = \frac{A_{si} \times F_j}{\sum A_{si} \times F_j} \times 100$$

6. 注意事项

（1）本法灵敏度高,在分析时应注意防止由于试剂纯度不够、样品净化不完全及载气不纯等带来的污染,使其灵敏度下降。因此,除非另有说明,本方法所用试剂均为分析纯或以上规格,水为 GB/T 6682 规定的一级水。

（2）本方法采用的是极性色谱柱,样品处理时应尽量保证彻底脱水（<5%）。

（3）乙酰氯为刺激性试剂,配制乙酰氯甲醇溶液时应不断搅拌防止喷溅,注意防护。

（4）在重复性条件下获得的两次独立测定结果的绝对差值不得超过算术平均值的10%。

方法二:氨水-乙醇提取法

1. 实验目的　本实验要求了解气相色谱法测定食品中脂肪酸的原理,掌握氨水-乙醇提取法进行样品前处理以及应用气相色谱测定多种脂肪酸的方法。

2. 实验原理　乳与乳制品中的脂肪经皂化处理后生成游离脂肪酸,在三氟化硼催化下进行甲酯化反应,经甲酯化后的脂肪酸通过气相色谱柱分离,以氢火焰离子化检测器检测,外标法定量。

3. 仪器和试剂

(1)主要试剂

1)甲醇:色谱纯。

2)乙醚。

3)石油醚:沸程 30~60℃。

4)乙醇:体积分数≥95%。

5)氨水:体积分数为 25%。

6)正己烷(C_6H_{14}):色谱纯。

7)高峰氏淀粉酶(Taka-Diastase):128U/mg。

8)三氟化硼甲醇溶液(质量分数为 14%)。

9)饱和氯化钠溶液:溶解 360g 氯化钠于 1.0L 水中,搅拌溶解,澄清备用。

10)氢氧化钾甲醇溶液(0.5mol/L):称取 2.8g 氢氧化钾,用甲醇溶解,并稀释定容至 100ml,混匀。

11)焦性没食子酸甲醇溶液(10%):将 1.0g 焦性没食子酸溶于 10ml 甲醇中配制成 10%焦性没食子酸甲醇溶液备用。

12)脂肪酸甲酯标准物质:纯度≥99%,贮存于-10℃以下的冰箱中,脂肪酸种类参见表 3-1。

13)脂肪酸甲酯标准工作溶液:按试样中各脂肪酸含量及所要分析脂肪酸的种类适当配制其浓度,正己烷定容并贮存于-10℃以下的冰箱中,有效期三个月。

(2)仪器和设备

1)天平:感量为 0.1mg。

2)抽脂管:100ml 磨口具塞试管,抽脂管干燥、恒重。

3)旋转蒸发仪。

4)离心机:转速≥5000 转/分钟。

5)恒温水浴锅。

6)气相色谱仪:带 FID 检测器。

4. 实验步骤

(1)样品制备:预先将需冷藏的试样从冰箱中取出,放至室温。

1)液态试样:称取 10g(精确到 0.1mg)试样于抽脂管中,待测。

2）固态试样

含淀粉试样：称取试样 1.0g（精确到 0.1mg）至抽脂管中，加入 0.1g 高峰氏淀粉酶，加入 10ml 45~50℃的水，混合均匀后，用氮气排除瓶中空气，盖上瓶塞，置（45±1）℃烘箱内 30 分钟，取出。

不含淀粉试样：称取试样 1.0g（精确到 0.1mg）至抽脂管中，加入（65±1）℃的水 10ml 溶解试样，振摇，使样品完全分散。

于上述试样中加入 2ml 氨水，于（65±1）℃水浴锅中放置 15 分钟，取出轻摇，冷至室温。

无水奶油：称取试样 0.2g（精确到 0.1mg）于磨口烧瓶中，按（3）所述进行皂化酯化。

（2）脂肪提取：在制备好的样品中加入 10ml 乙醇，混匀。加入 25ml 乙醚，加塞振摇 1 分钟。加入 25ml 石油醚，加塞振摇 1 分钟，静置、分层，有机层转入磨口烧瓶中。再加入 25ml 乙醚及 25ml 石油醚，加塞振摇 1 分钟，静置、分层，有机层转入磨口烧瓶中，再重复操作一次。合并抽提液于磨口烧瓶中，用旋转蒸发仪浓缩至干。

（3）皂化酯化：在浓缩物或无水奶油中加入 1.0ml 焦性没食子酸甲醇溶液。浓缩干燥之后再加入 10ml 氢氧化钾甲醇溶液置于（80±1）℃水浴上回流 5~10 分钟。再加入 5ml 三氟化硼甲醇溶液，继续回流 15 分钟，冷却至室温，将烧瓶中的液体移入 50ml 离心管中，分别用 3ml 饱和氯化钠溶液清洗烧瓶三次，合并饱和氯化钠溶液于 50ml 离心管，加入 10ml 正己烷，振摇后，以 5000 转/分钟离心 5 分钟，取上清液作为试液，供气相色谱仪测定。

（4）色谱参考条件

色谱柱：固定液 100%二氰丙基聚硅氧烷，100m×0.25mm，0.20μm，或性能相当的色谱柱。

载气：氮气。

载气流速：1.0ml/min。

进样口温度：260℃。

分流比：30∶1。

检测器温度：280℃。

柱温箱温度：初始温度 140℃，保持 5 分钟，以 4℃/min 升温至 240℃，保持 15 分钟。

进样量：1.0μl。

（5）测定：分别准确吸取 1.0μl 脂肪酸甲酯标准工作溶液及试液注入色谱仪，平行测定次数不少于两次，以色谱峰峰面积定量。图 3-1 为 37 种脂肪酸的典型气相色谱图。

5. 结果计算

（1）试样中各脂肪酸含量计算：试样中各脂肪酸的含量按下式计算：

$$X_i = \frac{A_{si} \times C_{stdi} \times V \times F_i}{A_{stdi} \times m} \times 100$$

式中：

X_i：试样中各脂肪酸的含量，单位为毫克每百克（mg/100g）。

A_{si}：试样溶液中各脂肪酸甲酯的峰面积。

C_{stdi}：脂肪酸甲酯标准工作液中各脂肪酸甲酯的浓度，单位为毫克每毫升（mg/ml）。

V：加入正己烷的体积，单位为毫升（ml）。

A_{stdi}：混合标准工作液中各脂肪酸甲酯的峰面积。

F_i：各脂肪酸甲酯转化为脂肪酸的换算系数。

m：试样的称样量，单位为克（g）。

以重复性条件下获得的两次独立测定结果的算术平均值表示，结果保留三位有效数字。

（2）试样中总脂肪酸的含量计算：试样中总脂肪酸的含量按下式计算：

$$X_{TotalFA} = \sum X_i$$

式中：

$X_{TotalFA}$：试样中总脂肪酸的含量，单位为毫克每百克（mg/100g）。

X_i：试样中各脂肪酸的含量，单位为毫克每百克（mg/100g）。

以重复性条件下获得的两次独立测定结果的算术平均值表示，结果保留三位有效数字。

（3）试样中某个脂肪酸占总脂肪酸的百分比（%）的计算：试样中某个脂肪酸占总脂肪酸的百分比（%）Y按下式计算：

$$Y = \frac{X_i}{X_{TotalFA}} \times 100 \quad 或 \quad Y = \frac{A_{si} \times F_i}{\sum A_{si} \times F_i} \times 100$$

6. 注意事项

（1）本法灵敏度高，在分析时应注意防止由于试剂纯度不够、样品净化不完全及载气不纯等带来的污染，使其灵敏度下降。因此，除非另有说明，本方法所用试剂均为分析纯或以上规格，水为 GB/T6682 规定的一级水。

（2）本方法采用的是极性色谱柱，样品处理时应尽量保证彻底脱水（<5%）。

（3）三氟化硼甲醇溶液为强腐蚀性试剂，使用时应注意防护。

（4）在重复性条件下获得的两次独立测定结果的绝对差值不得超过算术平均值的15%。

（二）食品中反式脂肪酸的测定（气相色谱法）

1. 实验目的　了解气相色谱法测定食品反式脂肪酸的原理，掌握气相色谱法定量测定反式脂肪酸的方法。

2. 实验原理　用有机溶剂提取食品中的植物油脂。提取物（植物油脂）在碱性条件下与甲醇进行酯交换反应，生成脂肪酸甲酯。采用气相色谱法分离顺式脂肪酸甲酯和反式脂肪酸甲酯，依据内标法定量反式脂肪酸含量。

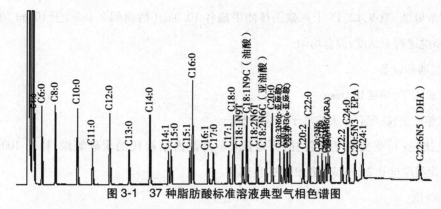

图 3-1　37 种脂肪酸标准溶液典型气相色谱图

注:不同的色谱柱可能导致各种脂肪酸出峰时间不同,应以实验室单标校正的出峰顺序为准

食用植物油试样不需经有机溶剂提取,直接进行酯交换。

3. 仪器和试剂

(1)试剂:除非另有说明,所有试剂均使用分析纯试剂,分析用水符合 GB/T6682 规定的二级水规格。

1)盐酸($\rho_{20}=1.19$):优级纯。

2)无水乙醇。

3)乙醚。

4)石油醚(60~90℃)。

5)异辛烷:色谱纯。

6)一水合硫酸氢钠。

7)无水硫酸钠:约 650℃灼烧 4 小时,降温后贮于干燥器内。

8)氢氧化钾-甲醇溶液(2mol/L):称取 13.1g 氢氧化钾,溶于约 80ml 甲醇中。冷却至室温,用甲醇定容至 100ml,加入约 5g 无水硫酸钠,充分搅拌后过滤,保留滤液。

9)十三烷酸甲酯标准品:纯度不低于 99%。

10)内标溶液:称取适量十三烷酸甲酯,用异辛烷配制成浓度为 1mg/ml 的溶液。

11)脂肪酸甲酯标准品:已知含量的十八烷酸甲酯、反-9-十八碳烯酸甲酯、顺-9-十八碳烯酸甲酯、反-9,12-十八碳二烯酸甲酯、顺-9,12-十八碳二烯酸甲酯、反-9,12,15-十八碳三烯酸甲酯、顺-9,12,15-十八碳三烯酸甲酯、二十烷酸甲酯、顺-11-二十碳烯酸甲酯。

注:外购的脂肪酸甲酯标准品有的是单一物质,有的是两种或多种混合物质;但其含量应是已知的。

12)脂肪酸甲酯混合标准溶液Ⅰ:称取适量脂肪酸甲酯标准品(精确到 0.1mg),用异辛烷配制成每种脂肪酸甲酯含量约为 0.02~0.1mg/ml 的溶液。

13)脂肪酸甲酯混合标准溶液Ⅱ:称取适量十三烷酸甲酯、反-9-十八碳烯酸甲酯、反-9,12-十八碳二烯酸甲酯、顺-9,12,15-十八碳三烯酸甲酯各 10.0mg(精确到 0.1mg)于 100ml 的容量瓶中,用异辛烷定容至刻度,混合均匀。

（2）仪器和设备

1）分析天平:精度 0.1mg。

2）气相色谱仪:配有氢火焰离子化检测器。

3）色谱柱:石英交联毛细管柱;固定液——高氰丙基取代的聚硅氧烷;柱长 100m,内径 0.25mm,涂膜厚度 0.2μm;或性能相当的色谱柱。

4）粉碎机。

5）组织捣碎机。

4. 实验步骤

（1）试样的制备

1）含植物油食品的块状或颗粒状样品:取有代表性的样品至少 200g,用粉碎机粉碎,或用研钵研细,置于密闭的玻璃容器内。

2）含植物油食品的粉末状、糊状或液体(包括植物油脂)样品:取有代表性的样品至少 200g,充分混匀,置于密闭的玻璃容器内。

3）固液体样品:取有代表性的样品至少 200g,用组织捣碎机捣碎,置于密闭的玻璃容器内。

（2）实验步骤

1）含植物油食品试样脂肪的定量:称取含植物油的食品试样 2.00g(固体)或 10.00g(液体),按 GB/5009.6—2016 的第二法(即酸水解法)测定脂肪含量。

2）含植物油食品试样脂肪的提取:称取含植物油食品试样 2.00g(固体)或 10.00g(液体),置于 100ml 试管内,加 8ml 水。混合均匀后再加 10ml 盐酸。将大试管和内容物置于 60℃水浴中加热约 40~50 分钟。每隔 5~10 分钟用玻璃棒搅拌一次,至试样消化完全。加入 10ml 乙醇,混合均匀,冷却至室温。加入 25ml 乙醚,振摇 1 分钟,再加 25ml 石油醚,振摇 1 分钟,静置分层。将有机溶液层转移到圆底烧瓶中,于 60℃下将有机溶剂(乙醚和石油醚)蒸发完毕,保留脂肪(如果试样中脂肪含量较低,应按比例加大试样量和试剂量)。

3）脂肪酸甲酯的制备:称取约 60.0mg(精确到 0.1mg)植物油或经步骤 2)提取的脂肪,置于 10ml 具塞试管中,依次加入 0.5ml 内标溶液、4ml 异辛烷、0.2ml 氢氧化钾-甲醇溶液,塞紧试管塞,剧烈振摇 1~2 分钟,至试管内混合溶液澄清。加入 1g 一水合硫酸氢钠,剧烈振摇 0.5 分钟,静置,取上清液待测。

4）色谱条件

色谱柱温度:初始温度 60℃,保持 5 分钟,以 5℃/min 升温至 165℃,保持 1 分钟,以 2℃/min 升温至 225℃,保持 17 分钟。

气化室温度:240℃。

检测器温度:250℃。

氢气流速:30ml/min。

空气流速:300ml/min。

载气:氮气,纯度大于99.995%,流速1.3ml/min。

分流比:1∶30。

5)相对质量校正因子的确定:吸取1μl脂肪酸甲酯混合标准溶液Ⅱ注入气相色谱仪,在上述色谱条件下确定十三烷酸甲酯、反-9-十八碳烯酸甲酯、反-9,12-十八碳二烯酸甲酯、顺-9,12,15-十八碳三烯酸甲酯各自色谱峰的位置和色谱峰面积。色谱图见图3-2。

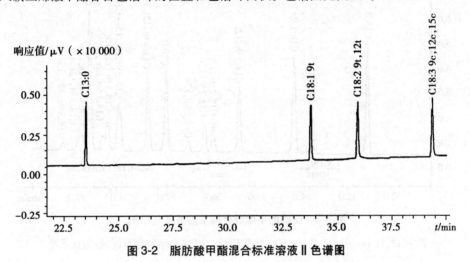

图3-2　脂肪酸甲酯混合标准溶液Ⅱ色谱图

注:C18:2 9t,12t——反-9,顺-12-十八碳二烯酸;以此类推

反-9-十八碳烯酸甲酯、反-9,12-十八碳二烯酸甲酯、顺-9,12,15-十八碳三烯酸甲酯与十三烷酸甲酯相对应的质量校正因子(f_m)按下式计算。

$$f_m = \frac{m_j A_{st}}{m_{st} A_j}$$

式中:

m_j——脂肪酸甲酯混合标准溶液Ⅱ中反-9-十八碳烯酸甲酯、反-9,12-十八碳二烯酸甲酯或顺-9,12,15-十八碳三烯酸甲酯的质量,单位为毫克(mg);

A_{st}——十三烷酸甲酯的色谱峰面积;

m_{st}——脂肪酸甲酯混合标准溶液Ⅱ中十三烷酸甲酯的质量,单位为毫克(mg);

A_j——反-9-十八碳烯酸甲酯、反-9,12-十八碳二烯酸甲酯或顺-9,12,15-十八碳三烯酸甲酯的色谱峰面积。

注1:相对质量校正因子至少一个月测定一次,或每次重新安装色谱柱后也应测定。

注2:反式十八碳一烯酸甲酯、反式十八碳二烯酸甲酯、反式十八碳三烯酸甲酯的相对质量校正因子值分别对应于反-9-十八碳烯酸甲酯、反-9,12-十八碳二烯酸甲酯、顺-9,12,15-十八碳三烯酸甲酯的校正因子值。

6) 反式脂肪酸甲酯色谱峰的判断:吸取1μl脂肪酸甲酯混合标准溶液Ⅰ注入气相色谱仪。在上述色谱条件下,反式十八碳一烯酸甲酯、反式十八碳二烯酸甲酯、反式十八碳三烯酸甲酯色谱峰的位置应符合图3-3~图3-5所示。

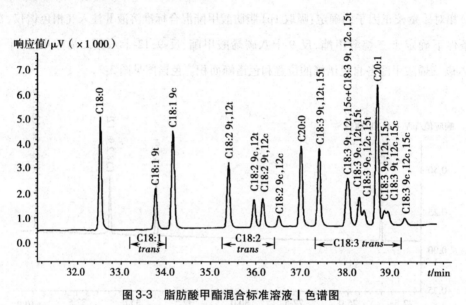

图 3-3 脂肪酸甲酯混合标准溶液Ⅰ色谱图

注:C18:1trans——反式十八碳一烯酸甲酯色谱峰的保留时间区域;以此类推

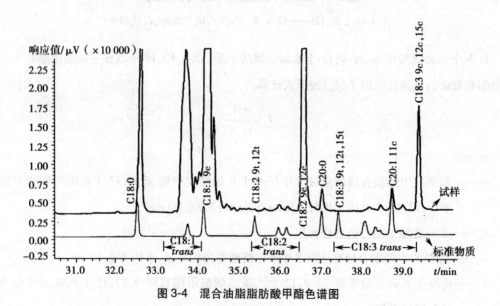

图 3-4 混合油脂脂肪酸甲酯色谱图

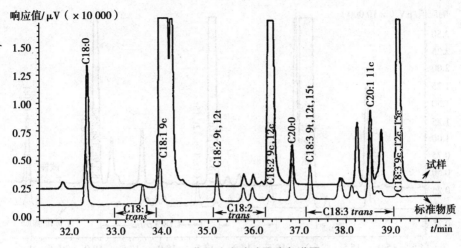

图3-5　菜籽油脂肪酸甲酯色谱图

采用不同型号的色谱柱进行分离时,二十碳烷酸甲酯和二十碳一烯酸甲酯显示的色谱峰可能不在同一位置,辨别和计算反式脂肪酸时应排除这两种成分。如果二十碳烷酸甲酯、二十碳一烯酸甲酯含量较高且色谱峰与反式十八碳三烯酸甲酯色谱峰难以辨别时,可按以下色谱条件进行分离。

　　色谱柱:石英交联毛细管柱;固定液——70%氰丙基聚苯撑硅氧烷;柱长50m,内径0.22mm,涂膜厚度0.25μm;或性能相当的色谱柱。

　　升温程序:初始温度150℃,以3℃/min升温至240℃,保持10分钟。

　　气化室温度:240℃。

　　检测器温度:250℃。

　　氢气流速:30ml/min。

　　空气流速:300ml/min。

　　载气:氮气,纯度不低于99.99%。

　　柱压:206.8kPa。

　　分流比:1∶30。

　　反式十八碳三烯酸甲酯与二十碳烷酸甲酯、二十碳一烯酸甲酯色谱峰的位置应符合图3-6所示。

　　7)试样中反式脂肪酸的定量:吸取1μl待测试液注入气相色谱仪。在上述色谱条件下测定试液中各组分的保留时间和色谱峰面积。

　　5. 结果计算:某种反式脂肪酸占总脂肪的质量分数(X_i)按下式计算:

$$X_i = \frac{m_s \times A_i \times f_m \times M_{ai}}{m \times A_s \times M_{ei}} \times 100$$

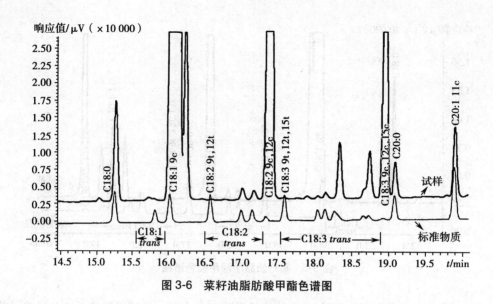

图 3-6　菜籽油脂肪酸甲酯色谱图

式中：

m_s：加入样品中的内标物质(十三烷酸甲酯)的质量，单位为毫克(mg)；

A_s：加入样品中的内标物质(十三烷酸甲酯)的色谱峰面积；

A_i：成分 i 脂肪酸甲酯的色谱峰面积；

m：称取脂肪的质量，单位为毫克(mg)；

M_{ai}：成分 i 脂肪酸的相对分子质量；

M_{ei}：成分 i 脂肪酸甲酯的相对分子质量；

f_m：相对质量校正因子。

脂肪中反式脂肪酸的质量分数(X_t)，按下式计算：

$$X_t = \sum X_i$$

食品中反式脂肪酸的质量分数(X)，按下式计算：

$$X = X_t \times X_z$$

式中：

X_z：测定的脂肪质量分数，%。

允许差：同一样品两次平行测定结果之差不得超过算术平均值的 10%。

（夏　敏）

食品中还原糖及总糖含量的测定

一、还原糖的定量测定

还原糖是指具有还原性的糖类。在糖类中,分子中含有游离醛基或酮基的单糖和含有半缩醛基的双糖都具有还原性。还原性糖包括葡萄糖、果糖、乳糖、麦芽糖等。葡萄糖分子中含有游离醛基,果糖分子中含有游离酮基,乳糖分子和麦芽糖分子中含有游离的半缩醛基,因此都属于还原糖。而其他的双糖(例如蔗糖)、三糖甚至多糖(例如淀粉、糊精等)本身不具有还原性,属于非还原糖,但是都可以通过水解而生成相应的还原糖。在实验中,测定水解液的还原糖含量就可以求得样品中相应的糖类的含量。

(一)直接滴定法

1. 实验目的　掌握直接滴定法测定还原糖含量的方法,熟悉直接滴定法检测还原糖的方法原理、操作步骤。了解直接滴定法测定还原糖在不同食品样品中的应用及优缺点。

2. 实验原理　本实验采用直接滴定法测定食品中还原糖的含量。待检测的样品除去蛋白质以后,在加热条件下,直接滴定标定过的碱性酒石酸铜溶液(用还原糖标准溶液标定碱性酒石酸铜溶液)。用亚甲基蓝作指示剂,使样液中的还原糖和酒石酸钾钠铜反应,二价铜被还原糖还原成为一价的红色氧化亚铜沉淀。氧化亚铜沉淀与氧化亚铁氰化钾反应,生成可溶性化合物,达到终点时,稍微过量的还原糖将蓝色的亚甲基蓝还原成无色,表示滴定终点。根据滴定还原糖标准溶液计算的还原糖质量,测定样品液消耗的碱性酒石酸铜溶液体积,即可计算出样品还原糖的含量。

3. 主要仪器和试剂

(1)实验仪器:25ml 酸式滴定管、带石棉板的可调电炉。

(2)实验试剂:盐酸(HCl),硫酸铜($CuSO_4 \cdot 5H_2O$),亚甲基蓝($C_{16}H_{18}ClN_3S \cdot 3H_2O$),酒石酸钾钠($C_4H_4O_6KNa \cdot 4H_2O$),氢氧化钠(NaOH),乙酸锌[$Zn(CH_3COO)_2 \cdot 2H_2O$],冰乙酸($C_2H_4O_2$),亚铁氰化钾[$K_4Fe(CN)_6 \cdot 3H_2O$],葡萄糖($C_6H_{12}O_6$),果糖($C_6H_{12}O_6$),乳糖($C_6H_{12}O_6$),蔗糖($C_{12}H_{22}O_{11}$),蒸馏水或者去离子水。

(3)碱性酒石酸铜甲液:称取 15g 硫酸铜及 0.05g 亚甲基蓝,溶于水中并稀释至 1000ml。

(4)碱性酒石酸铜乙液:称取 50g 酒石酸钾钠及 75g 氢氧化钠,溶于水中,再加入 4g 亚铁氰化钾,完全溶解后,用水稀释至 1000ml,贮存于橡胶塞玻璃瓶内。

(5)乙酸锌溶液(219g/L):称取 21.9g 乙酸锌,加 3ml 冰乙酸,加水溶解并稀释至 100ml。

(6)亚铁氰化钾溶液(106g/L):称取 10.6g 亚铁氰化钾,加水溶解并稀释至 100ml。

(7)氢氧化钠溶液(40g/L):称取 4g 氢氧化钠,加水溶解并稀释至 100ml。

(8)盐酸溶液(1+1):量取 50ml 盐酸,加水稀释至 100ml。

(9)葡萄糖标准溶液:准确称取 1g(精确至 0.0001g)经过 98~100℃ 干燥 2 小时的纯葡萄糖,加水溶解后加入 5ml 盐酸,并以水稀释至 1000ml。此溶液每毫升相当于 1.0mg 葡萄糖。

(10)果糖标准溶液:准确称取 1g(精确至 0.0001g)经过 98~100℃ 干燥 2 小时的果糖,加水溶解后加入 5ml 盐酸,并以水稀释至 1000ml。此溶液每毫升相当于 1.0mg 果糖。

(11)乳糖标准溶液:准确称取 1g(精确至 0.0001g)经过(96±2)℃ 干燥 2 小时的乳糖,加水溶解后加入 5ml 盐酸,并以水稀释至 1000ml。此溶液每毫升相当于 1.0mg 乳糖(含水)。

(12)转化糖标准溶液:准确称取 1.0526g 纯蔗糖,用 100ml 水溶解,置于带塞的三角瓶中加 5ml 盐酸(1+1),在 68~70℃ 水浴中加热 15 分钟,冷却至室温,转移至 1000ml 容量瓶定容至 1000ml,每毫升标准溶液相当于 1.0mg 转化糖。

除非另有规定,本方法中所用试剂均为分析纯试剂。

4. 实验步骤

(1)样品处理

1)一般食品:称取粉碎后的固体样品 2.5~5g 或混匀后的液体样品 5~25g,精确至 0.001g,置于 250ml 容量瓶中,加 50ml 水,摇匀后慢慢加入 5ml 乙酸锌溶液及 5ml 亚铁氰化钾溶液,加水至刻度,混匀,静置 30 分钟,用干燥滤纸过滤,弃去初滤液,滤液备用。

2)酒精性饮料:称取约 100.00g 混匀后的样品,精确至 0.01g,置于蒸发皿中,用氢氧化钠(40g/L)溶液中和至中性,在水浴上蒸发至原体积的 25% 后,移入 250ml 容量瓶中,加 50ml 水,摇匀后慢慢加入 5ml 乙酸锌溶液及 5ml 亚铁氰化钾溶液,加水至刻度,混匀,静置 30 分钟,用干燥滤纸过滤,弃去初滤液,滤液备用。

3)含大量淀粉的食物:称取 10~20g 粉碎后或混匀后的样品,精确至 0.001g,置于 250ml 容量瓶中,加 200ml 水,在 45℃ 水浴中加热 1 小时,并随时振摇。冷却后加水至刻度,混匀,静置,沉淀。吸取 200ml 上清液于另一 250ml 容量瓶中,加 50ml 水,摇匀后慢慢加入 5ml 乙酸锌溶液及 5ml 亚铁氰化钾溶液,加水至刻度,混匀,静置 30 分钟,用干燥滤纸过滤,弃去初滤液,滤液备用。

4)碳酸类饮料:称取 100g 混匀后的样品,精确至 0.01g,置于蒸发皿中,在水浴上除去二氧化碳后,移入 250ml 容量瓶中,并用水洗涤蒸发皿,洗液并入容量瓶中,再加水至刻度,混匀后备用。

（2）标定碱性酒石酸铜溶液：吸取 5.0ml 碱性酒石酸铜甲液及 5.0ml 碱性酒石酸铜乙液，置于 150ml 锥形瓶中，加水 10ml，加入玻璃珠 2 粒，从滴定管滴加约 9ml 葡萄糖或其他还原糖标准溶液，控制在 2 分钟内加热至沸，趁热以 1 滴/2s 的速度继续滴加葡萄糖或其他还原糖标准溶液，直至溶液蓝色刚好褪去为终点，记录消耗葡萄糖或其他还原糖标准溶液的总体积。同时平行操作三份，取其平均值，计算每 10ml（甲、乙液各 5ml）碱性酒石酸铜溶液相当于葡萄糖的质量或其他还原糖的质量（mg）。

（3）样品溶液预测：吸取 5.0ml 碱性酒石酸铜甲液及 5.0ml 乙液，置于 150ml 锥形瓶中，加水 10ml，加入玻璃珠 2 粒，控制在 2 分钟内加热至沸，趁沸腾以先快后慢的速度，从滴定管中滴加样品溶液，并保持溶液沸腾状态，待溶液颜色变浅时，以 1 滴/2s 的速度滴定，直至溶液蓝色刚好褪去为终点，记录样液消耗体积。当样液中还原糖浓度过高，应进行适当稀释，使滴定的体积约在 10ml 左右；而浓度过低则直接加入样品液 10ml，免去加水。

（4）样品溶液测定：吸取 5.0ml 碱性酒石酸铜甲液及 5.0ml 乙液，置于 150ml 锥形瓶中，加水 10ml，加入玻璃珠 2 粒，从滴定管滴加比预测体积少 1ml 的样品溶液至锥形瓶中，使其在 2 分钟内加热至沸，保持沸腾继续以 1 滴/2s 的速度滴定，直至蓝色刚好褪去为终点，记录样液消耗体积。同法平行操作三份，得出平均消耗体积（ml）。

5. 结果计算

$$X = \frac{m_1}{m_2 \times \dfrac{V}{250} \times 1000} \times 100$$

式中：

X：样品中还原糖的含量（以某种还原糖计），单位为克每百克（g/100g）；

m_1：10ml 碱性酒石酸铜溶液（甲、乙液各 5ml）相当于某种还原糖的质量，单位为毫克（mg）；

m_2：样品质量，单位为克（g）；

V：测定时平均消耗样品溶液的体积，单位为毫升（ml）；

250：样品处理溶液总体积，单位为毫升（ml）（具体实验时，若样品处理液总体积有改变，则此值相应改变）。

还原糖含量≥10g/100g 时，计算结果保留三位有效数字；还原糖含量<10g/100g 时，计算结果保留两位有效数字。

6. 注意事项

（1）本法对样品溶液中还原糖的浓度有一定要求（0.1%左右）。

（2）乙酸锌可使蛋白质、鞣质、树脂等形成沉淀，经过滤除去。若钙离子过多时，易与葡萄糖、果糖生成络合物，使滴定速度缓慢，从而使测定结果偏低。可向样品中加入草酸粉末，与钙结合,形成沉淀并过滤。由于此法是与定量的酒石酸铜作用,铜离子是定量的基础,故样品处理时,不能用铜盐作蛋白质沉淀剂。

(3)实验中的加热温度、时间及滴定时的条件与速度等对测定结果有很大影响,应严格遵守实验条件及操作步骤,力求一致。

(4)碱性酒石酸铜甲液和乙液混合可生成氧化亚铜沉淀,故应分别贮存,使用时再以等量混合。

(5)由于亚甲基蓝变色反应是可逆的,还原型亚甲基蓝暴露在空气中时又会被氧化恢复成原来的蓝色;此外,氧化亚铜也极不稳定,易被空气中氧所氧化。故滴定过程中须保持溶液的沸腾状态,且不可随意摇动锥形瓶,避免空气进入使亚甲基蓝和氧化亚铜被氧化而增加耗氧量。

(6)平行试验样液消耗量相差不应超过 0.1ml。

(7)此法测得的是总还原糖量,包括葡萄糖、果糖、乳糖、麦芽糖等,只是结果用葡萄糖或其他转化糖表示,不能误解为还原糖等于葡萄糖或其他糖。

(8)在重复性条件下获得的两次独立测定结果,其绝对差值不得超过算术平均值的 10%。

7. 思考题

(1)直接滴定法测定还原糖含量的原理是什么?

(2)为什么要进行样品溶液预测?

(3)滴定过程中为什么要控制滴定速度在 1 滴/2s?滴定过快或过慢将会如何?

(二)高锰酸钾滴定法

1. 实验目的　掌握高锰酸钾滴定法测定还原糖含量的方法,熟悉高锰酸钾滴定法检测还原糖的方法原理、操作步骤。了解高锰酸钾滴定法测定还原糖在不同食品样品中的应用及优缺点。

2. 实验原理　本实验采用高锰酸钾滴定法测定食品中还原糖的含量。待检测的样品除去蛋白质以后,其中的还原糖把铜盐还原为氧化亚铜,加硫酸铁后,氧化亚铜被氧化为铜盐,以高锰酸钾溶液滴定氧化作用后生成的亚铁盐,根据高锰酸钾的消耗量,计算氧化亚铜含量,再查表得到还原糖含量,再计算样品中还原糖的含量。

3. 主要仪器和试剂

(1)实验仪器:25ml 古氏坩埚或者 G4 垂熔坩埚、真空泵。

(2)实验试剂:硫酸铜($CuSO_4 \cdot 5H_2O$),氢氧化钠($NaOH$),酒石酸钾钠($C_4H_4O_6KNa \cdot 4H_2O$),硫酸铁[$Fe_2(SO_4)_3$],盐酸(HCl),蒸馏水或者去离子水。

(3)碱性酒石酸铜甲液:称取 34.639g 硫酸铜,加适量水溶解,加 0.5ml 硫酸,再加水稀释至 500ml,用精制石棉过滤。

(4)碱性酒石酸铜乙液:称取 173g 酒石酸钾钠及 50g 氢氧化钠,加适量水溶解,释至 500ml,用精制石棉过滤,贮存于橡胶塞玻璃瓶内。

(5)氢氧化钠溶液(40g/L):称取 4g 氢氧化钠,加水溶解并稀释至 100ml。

(6)硫酸铁溶液(50g/L):称取 50g 硫酸铁,加水 200ml 溶解后缓慢加入 100ml 硫酸,冷却后加水稀释至 1000ml。

(7)盐酸(3mol/L):量取 30ml 盐酸,加水稀释至 120ml。

(8)高锰酸钾标准溶液:0.1000mol/L。

(9)精制石棉:取石棉用盐酸(3mol/L)浸泡 2 天到 3 天,再加氢氧化钠溶液(400g/L)浸泡 2 天到 3 天,倾去溶液,再用热碱性酒石酸铜乙液浸泡数小时,用水洗净。再用盐酸(3mol/L)浸泡数小时,以水洗至不呈酸性。然后加水振摇,使之成为细微的浆状软纤维,用水浸泡并且贮存于玻璃瓶中,即可用于填充古氏坩埚。

除非另有规定,本方法中所用试剂均为分析纯试剂。

4. 实验步骤

(1)样品处理

1)一般食品:称取粉碎后的固体样品 2.5~5g 或混匀后的液体样品 25~50g,精确至 0.001g,置于 250ml 容量瓶中,加 50ml 水,摇匀后慢慢加入 10ml 碱性酒石酸铜甲液及 4ml 氢氧化钠溶液(40g/L),加水至刻度,混匀。静置 30 分钟,用干燥滤纸过滤,弃去初滤液,取滤液备用。

2)酒精性饮料:称取约 100g 混匀后的样品,精确至 0.01g,置于蒸发皿中,用氢氧化钠溶液(40g/L)中和至中性,在水浴上蒸发至原体积的 25% 后,移入 250ml 容量瓶中,加 50ml 水,摇匀后慢慢加入 10ml 碱性酒石酸铜甲液及 4ml 氢氧化钠溶液(40g/L),加水至刻度,混匀。静置 30 分钟,用干燥滤纸过滤,弃去初滤液,取滤液备用。

3)含大量淀粉的食物:称取 10~20g 粉碎后或混匀后的样品,精确至 0.001g,置于 250ml 容量瓶中,加 200ml 水,在 45℃ 水浴中加热 1 小时,并随时振摇。冷却后加水至刻度,混匀,静置,沉淀。吸取 200ml 上清液于另一 250ml 容量瓶中,加 50ml 水,摇匀后慢慢加入 10ml 碱性酒石酸铜甲液及 4ml 氢氧化钠溶液(40g/L),加水至刻度,混匀。静置 30 分钟,用干燥滤纸过滤,弃去初滤液,取滤液备用。

4)碳酸类饮料:称取 100g 混匀后的样品,精确至 0.01g,置于蒸发皿中,在水浴上除去二氧化碳后,移入 250ml 容量瓶中,并用水洗涤蒸发皿,洗液并入容量瓶中,再加水至刻度,混匀后备用。

(2)样品测定:吸取 50.00ml 处理之后的样品溶液,置于 400ml 烧杯中,加入 25ml 碱性酒石酸铜甲液及 25ml 碱性酒石酸铜乙液,于烧杯上盖一个表面皿,加热,控制在 4 分钟内沸腾,再准确煮沸 2 分钟,趁热用铺好石棉的古氏坩埚或者 G4 垂熔坩埚抽滤,并用 60℃ 热水洗涤烧杯及沉淀,直到洗液不呈碱性为止。将古氏坩埚或者 G4 垂熔坩埚放回原来 400ml 的烧杯中,加入 25ml 硫酸铁溶液及 25ml 水,用玻璃棒搅拌并使氧化亚铜沉淀完全溶解,以高锰酸钾标准溶液 0.1000mol/L 滴定至微红色为终点,记录消耗高锰酸钾标准溶液的体积。

同时吸取 50.00ml 水,加入与测定样品时相同量的碱性酒石酸铜甲液和乙液,硫酸铁溶液和水,按照同一方法做空白试验,记录消耗高锰酸钾标准溶液的体积。

5. 结果计算

$$X_1 = (V_1 - V_0) \times C \times 71.54$$

式中:

X_1:样品中还原糖的含量相当于氧化亚铜的质量,单位为毫克(mg);

V_1:测定样品液消耗的高锰酸钾标准溶液的体积,单位为毫升(ml);

V_0:试剂空白消耗的高锰酸钾标准溶液的体积,单位为毫升(ml);

C:高锰酸钾标准溶液的实际浓度,单位为摩尔每升(mol/L);

71.54:1ml 1.000mol/L 高锰酸钾标准溶液相当于氧化亚铜的质量,单位为毫克(mg)。

根据公式计算所得氧化亚铜质量,查表《相当于氧化亚铜质量的葡萄糖、果糖、乳糖、转化糖质量表》,再计算样品中还原糖含量。

$$X = \frac{m_3}{m_4 \times \dfrac{V_1}{250} \times 1000} \times 100$$

式中:

X:样品中还原糖的含量,单位为克每百克(g/100g);

m_3:查表得到的还原糖质量,单位为毫克(mg);

m_4:样品质量(体积),单位为克或者毫升(g 或者 ml);

V_1:测定样品液消耗的高锰酸钾标准溶液的体积,单位为毫升(ml);若重复测量,需要计算平均消耗的体积;

250:样品处理溶液总体积,单位为毫升(ml)。

还原糖含量≥10g/100g 时,计算结果保留三位有效数字;还原糖含量<10g/100g 时,计算结果保留两位有效数字。

6. 注意事项

(1)在重复性条件下获得的两次独立测定结果,其绝对差值不得超过算术平均值的10%。

(2)本法适用于各类食品中还原糖的测定,有色样品溶液也不受限制,其准确度和重现性都优于前述的直接滴定法,但是本实验操作复杂,费时。

(3)本实验以测定过程中产生的铁离子为计算依据,因此在样品的前处理时,不能用乙酸锌和亚铁氰化钾作澄清剂。

(4)实验中的加热温度、时间及滴定时的条件等对测定结果有很大影响,应该严格遵照实验条件,必须控制好热源强度,保证 4 分钟以内加热至沸腾,否则误差较大。

（5）此方法所使用的碱性酒石酸铜溶液是过量的，即保证把所有的还原糖全部氧化之后，还有过剩的二价铜离子存在。因此，煮沸后的反应液应该呈现蓝色（酒石酸钾钠铜配离子）。如果不呈蓝色，说明样品液含糖浓度过高，应该调整样品浓度。样品液浓度应该在 0.01%～0.45% 范围内，浓度过大或者过小都会带来误差。

（6）在过滤及洗涤氧化亚铜沉淀的过程中，应该使沉淀自始至终在液面以下，以避免氧化亚铜暴露于空气中而被氧化。

7. 思考题

（1）采用什么方法调控好加热源，以保证样品液在 4 分钟内加热至沸腾？

（2）样品液含糖浓度过高或者过低，应该怎样处理，以满足实验需要？

（3）当样品中的还原糖有双糖（例如麦芽糖、乳糖）时，测定结果将会如何？

二、总糖测定

总糖主要指具有还原性的葡萄糖，果糖，乳糖和在测定条件下能水解为还原性单糖的蔗糖（水解后为 1 分子葡萄糖和 1 分子果糖），麦芽糖（水解后为 2 分子葡萄糖）以及可能部分水解的淀粉（水解后为 2 分子葡萄糖）。还原糖类的还原性是由于分子中含有游离的醛基（—CHO）或酮基（＝C＝O）。测定总糖的经典化学方法都是以其能被各种试剂氧化为基础的。本节主要以肉制品和食用菌样品为例，介绍总糖测定的方法。

（一）肉制品总糖含量测定

方法一：分光光度法

1. 实验目的　掌握分光光度法测定肉制品总糖含量的方法，熟悉分光光度法检测总糖的方法原理、操作步骤。了解分光光度法测定总糖在不同食品样品中的应用，了解分光光度计的原理及其使用规则。

2. 实验原理　样品中的糖经过热水提取后，用硫酸脱水，生成糠醛或者糠醛衍生物。生成物与芳香与酚类化合物缩合生成黄色物质，在 470nm 处有最大吸收，在一定范围内，其吸光度值同糖的浓度成正比。据此测定总糖的含量（GB/T9695.31—2008）。

3. 主要仪器和试剂

（1）实验仪器：分光光度计，绞肉机，不同规格容量瓶、烧杯等实验室常规仪器。

（2）水：去离子水或者蒸馏水（符合 GB/T6682—2008 中三级水的要求）。

（3）苯酚溶液：称取 5g 苯酚溶于 100ml 水中。避光贮存。

（4）浓硫酸：$\rho_{20} \approx 1.84g/ml$。

（5）葡萄糖标准溶液：准确称取 1.000g 经过（96±2）℃干燥 2 小时的纯葡萄糖，加水溶解后加入 5ml 盐酸，用水定容至 1000ml。此溶液每毫升相当于 1.0mg 葡萄糖。

(6)淀粉酶溶液:称取 0.5g 淀粉酶溶液 100ml 水中。

(7)碘-碘化钾溶液:称取碘化钾 3.6g、碘 1.3g 溶于水中并稀释至 100ml。

除非另有特殊说明,本方法中所用试剂均为分析纯试剂。

4. 实验步骤

(1)样品前处理:肉制品用绞肉机绞两次混匀,称取样品约 1g(精确至 0.001g)于烧杯中,加入 50ml 水,在沸水浴上加热 30 分钟,冷却后用水定容至 500ml。含淀粉的样品,加热后冷却到 60℃左右,加入淀粉酶溶液 10ml 混匀,在 55~60℃水浴中保温 1 小时。用碘-碘化钾溶液检查酶解是否完全。若显蓝色,再加淀粉酶溶液 10ml 继续保温直到酶解完全。加热至沸腾,冷却后移入 500ml 容量瓶中用水定容至刻度。混匀后过滤,滤液备用。

(2)葡萄糖标准曲线绘制:分别准确吸取葡萄糖标准溶液 0ml、1ml、2ml、3ml、4ml、5ml 分别置于 50ml 容量瓶中,用水定容,摇匀。此浓度梯度为 0μg/ml、20μg/ml、40μg/ml、60μg/ml、80μg/ml、100μg/ml。准确吸取不同浓度的标准溶液 1ml(相当于葡萄糖 0μg、20μg、40μg、60μg、80μg、100μg),加入 20ml 比色管中,加入苯酚溶液 1ml,充分混合,加入浓硫酸 5ml,立即摇匀。室温下放置 20 分钟,在 470nm 波长,以 0 管为参比,测定吸光度值,以葡萄糖质量为横坐标,吸光度为纵坐标,绘制标准曲线。

(3)样品测定:准确吸取样品滤液 1ml,加入 20ml 比色管中,加入苯酚溶液 1ml,充分混合,加入浓硫酸 5ml,立即摇匀。室温下放置 20 分钟,在 470nm 波长测定吸光度值,记录数据。根据标准曲线计算样品葡萄糖含量。

5. 结果计算

$$X = \frac{m_1 \times V_0 \times 10^{-6}}{m_0 \times V_1} \times 100$$

式中:

X:样品中总糖的含量(以葡萄糖计),单位为克每百克(g/100g);

m_1:从标准曲线上查得葡萄糖的含量,单位为微克(μg);

V_0:样品经过前处理后定容的体积,单位为毫升(ml);

m_0:样品质量,单位为克(g);

V_1:测定时吸取滤液的体积,单位为毫升(ml)。

当平行样品符合测定精密度要求,取平行样品的算术平均值作为结果,精确到 0.01%。

6. 注意事项

(1)采集肉制品样品,可以参考 GB/T9695.19—2008 的方法。

(2)取有代表性的样品,质量不少于 200g,用绞肉机绞两次并混匀。

(3)绞好的样品应该尽快分析,若不立即分析,应该密封冷藏贮存,防止变质和成分发生变化。贮存的样品在使用时应该重新混匀。

（4）平行实验的两次独立结果，测定值的绝对差值不得超过1%。

（5）分光光度计使用前应仔细阅读说明，预热，按照实际仪器操作。

（6）比色皿注意清洁，液体量不应超过2/3，也不应该过少。注意区分比色皿的光面和毛面，保护好精密仪器。

（7）标准曲线绘制要准确，决定系数（R^2）不能过低，尽量接近于1。

（8）含淀粉样品酶解要完全，以免影响后续实验。

7. 思考题

（1）样品中含有淀粉，实验结果会受到怎样的影响？

（2）标准曲线绘制时，应该注意什么？

（3）分光光度计使用时，为什么需要调零？

方法二：直接滴定法

1. 实验目的　掌握直接滴定法测定肉制品总糖含量的方法，熟悉直接滴定法检测总糖的方法原理、操作步骤。了解直接滴定法测定总糖在不同样品中的应用及优缺点。

2. 实验原理　待检测的样品除去蛋白质以后，经过盐酸水解，在加热条件下，可溶性糖水解转化成为还原糖，直接滴定标定过的碱性酒石酸铜溶液（用葡萄糖标准溶液标定碱性酒石酸铜溶液）。用亚甲基蓝作指示剂，使样液中的还原糖和酒石酸钾钠铜反应，二价铜被还原糖还原成为一价的红色氧化亚铜沉淀。氧化亚铜沉淀与氧化亚铁氰化钾反应，生成可溶性化合物，达到终点时，稍微过量的还原糖将蓝色的亚甲基蓝还原成无色，表示滴定终点。根据滴定葡萄糖标准溶液计算的总糖质量，测定样品液消耗的碱性酒石酸铜溶液体积，即可计算出样品总糖的含量（GB/T9695.31—2008）。

3. 主要仪器和试剂

（1）实验仪器：25ml酸式滴定管、带石棉板的可调电炉，绞肉机，不同规格容量瓶、烧杯等实验室常规仪器。

（2）水：去离子水或者蒸馏水（符合GB/T6682—2008中三级水的要求）。

（3）甲基红指示剂：称取0.1g甲基红，用少量乙醇（95%）溶解，并且稀释至100ml。

（4）氢氧化钠溶液：称取200g氢氧化钠，加水溶解并稀释至1000ml。

（5）葡萄糖标准溶液：准确称取1.000g经过（96±2）℃干燥2小时的纯葡萄糖，加水溶解后加入5ml盐酸，用水定容至1000ml。此溶液每毫升相当于1.0mg葡萄糖。

（6）其他试剂：盐酸溶液（1+1），碱性酒石酸铜甲液，碱性酒石酸铜乙液，乙酸锌溶液（219g/L），亚铁氰化钾溶液（106g/L），配制方法同本章还原糖测定直接滴定法。

除非另有规定，本方法中所用试剂均为分析纯试剂。

4. 实验步骤

(1)样品前处理:肉制品用绞肉机绞两次混匀,称取样品约 5~10g(精确至 0.001g)于 250ml 容量瓶中,加入 50ml 水在(45±1)℃水浴中加热 1 小时,并且随时振摇。缓慢加入 5ml 乙酸锌溶液及 5ml 亚铁氰化钾溶液,冷却至室温,加水到刻度,混匀,沉淀,静置 30 分钟。用干燥滤纸过滤,弃去初滤液,准确吸取 50ml 滤液于 100ml 容量瓶中,加入 5ml 盐酸溶液,在 68~70℃水浴中加热 15 分钟。冷却后加入两滴甲基红指示剂,用氢氧化钠溶液中和至中性,加水至刻度,混匀,即完成样品溶液准备。

(2)碱性酒石酸铜溶液的标定:吸取 5.0ml 碱性酒石酸铜甲液及 5.0ml 碱性酒石酸铜乙液,置于 150ml 锥形瓶中,加水 10ml,加入玻璃珠 2 粒,从滴定管预加约 9ml 葡萄糖标准溶液,控制在 2 分钟内加热至沸,趁热以 1 滴/2s 的速度继续滴加葡萄糖标准溶液,直至溶液蓝色刚好褪去为终点,记录消耗葡萄糖标准溶液的总体积。同时平行操作三份,取其平均值,计算每 10ml(甲、乙液各 5ml)碱性酒石酸铜溶液相当于葡萄糖的质量(mg)。

(3)样品溶液预测:吸取 5.0ml 碱性酒石酸铜甲液及 5.0ml 乙液,置于 150ml 锥形瓶中,加水 10ml,加入玻璃珠 2 粒,控制在 2 分钟内加热至沸,趁沸腾以先快后慢的速度,从滴定管中滴加样品溶液,并保持溶液沸腾状态,待溶液颜色变浅时,以 1 滴/2s 的速度滴定,直至溶液蓝色刚好褪去为终点,记录样液消耗体积。当样液中还原糖浓度过高,应进行适当稀释,使滴定的体积约在 10ml 左右;而浓度过低则直接加入样品液 10ml,不用加水,再用葡萄糖标准溶液滴定至终点,记录消耗的体积与标定时消耗的葡萄糖标准溶液体积之差,相当于 10ml 样品溶液所含的葡萄糖的量。

(4)样品溶液测定:吸取 5.0ml 碱性酒石酸铜甲液及 5.0ml 乙液,置于 150ml 锥形瓶中,加水 10ml,加入玻璃珠 2 粒,从滴定管滴加比预测体积少 1ml 的样品溶液至锥形瓶中,使其在 2 分钟内加热至沸,保持沸腾继续以 1 滴/2s 的速度滴定,直至蓝色刚好褪去为终点,记录样液消耗体积。同法平行操作三份,得出平均消耗体积。

5. 结果计算

$$X = \frac{A \times V_0}{m \times V_1 \times 1000} \times 2 \times 100$$

式中:

X:样品中总糖的含量(以葡萄糖计),单位为克每百克(g/100g);

A:碱性酒石酸铜溶液(甲、乙液各半)相当于葡萄糖的质量,单位为毫克(mg);

V_0:样品经前处理后定容的体积,单位为毫升(ml);

m:样品的质量,单位为克(g);

V_1:测定时平均消耗样品溶液的体积,单位为毫升(ml);

2：样品水解时稀释的倍数。

当平行样品符合测定精密度要求，取平行样品的算术平均值作为结果，精确到 0.01%。

6. 注意事项

（1）本方法适合不含淀粉的肉制品中总糖含量的测定。前述的分光光度法适合所有肉制品。

（2）采集肉制品样品，可以参考 GB/T9695.19—2008 的方法。取有代表性的样品，质量不少于 200g，用绞肉机绞两次并混匀。

（3）绞好的样品应该尽快分析，若不立即分析，应该密封冷藏贮存，防止变质和成分发生变化。贮存的样品在使用时应该重新混匀。

（4）平行实验的两次独立结果，测定值的绝对差值不得超过 1%。

（5）乙酸锌可使蛋白质、鞣质、树脂等形成沉淀，经过滤除去。若钙离子过多时，易与葡萄糖、果糖生成络合物，使滴定速度缓慢，从而使测定结果偏低。可向样品中加入草酸粉末，与钙结合，形成沉淀并过滤。由于此法是与定量的酒石酸铜作用，铜离子是定量的基础，故样品处理时，不能用铜盐作蛋白质沉淀剂。

（6）实验中的加热温度、时间及滴定时的条件与速度等对测定结果有很大影响，应严格遵守实验条件及操作步骤，力求一致。

（7）碱性酒石酸铜甲液和乙液混合可生成氧化亚铜沉淀，故应分别贮存，使用时再以等量混合。

（8）由于亚甲基蓝变色反应是可逆的，还原型亚甲基蓝暴露在空气中时又会被氧化恢复成原来的蓝色；此外，氧化亚铜也极不稳定，易被空气中氧所氧化。故滴定过程中须保持溶液的沸腾状态，且不可随意摇动锥形瓶，避免空气进入使亚甲基蓝和氧化亚铜被氧化而增加耗氧量。

（9）标定碱性酒石酸铜溶液时，预先加入了 9ml 葡萄糖标准溶液，若继续滴定的总体积小于 0.5ml 或者大于 1ml，需要调整加入葡萄糖标准溶液的量。

7. 思考题

（1）为什么要对样品进行除去蛋白质的处理？

（2）为什么要进行样品溶液预测？

（3）滴定过程中为什么要控制滴定速度在 1 滴/2s？滴定过快或过慢将会如何？

（二）食用菌中总糖含量的测定

1. 实验目的　掌握苯酚-硫酸法测定食用菌中总糖含量的方法，熟悉苯酚-硫酸法检测总糖的方法原理、操作步骤。了解苯酚-硫酸法测定总糖与直接滴定法在不同样品中的应用及优缺点。

2. 实验原理　食用菌中的水溶性糖和水溶性多糖，经过盐酸的水解能够转化成为还原糖。

水解物在硫酸的作用下,迅速脱水生成糖醛衍生物,并与苯酚反应生成橙黄色溶液,反应产物在490nm 处有最大吸收,采用外标法定量(GB/T15672—2009)。

3. 主要仪器和试剂

(1)实验仪器:电热鼓风干燥箱(温度精度±2℃),粉碎机(配备 1mm 孔径的金属筛网),分光光度计,漩涡振荡器,分析天平(感量 0.0001g),恒温水浴(温度精度±1℃),不同规格容量瓶、烧杯、回流冷凝装置等实验室常规仪器。

(2)水:去离子水或者蒸馏水(符合 GB/T6682—2008 规定的三级水)。

(3)浓硫酸:ρ=1.84g/ml。

(4)浓盐酸:ρ=1.18g/ml。

(5)苯酚溶液(50g/L):称取 5g 苯酚溶于 100ml 水中。棕色瓶,4℃避光贮存。

(6)葡萄糖标准溶液(100mg/L):准确称取 0.1g 经过 105℃恒温干燥至恒重的纯葡萄糖,用水定容至 1000ml。4℃避光贮存,两周内有效。

除非另有特殊说明,本方法中所用试剂均为分析纯试剂。

4. 实验步骤

(1)取样方法:样品混匀后平铺成方形,用四分法取样。干样不少于 200g,鲜样不少于1000g;子实体单个质量大于 200g 的样品,取样不应少于 5 个。

(2)样品制备:干样直接用剪刀剪成小块,在 80℃干燥箱内烘至发脆,后置于干燥器内冷却,立即粉碎。粉碎样品过孔径为 0.9mm 的筛。未能过筛的部分再次粉碎或者研磨后再次过筛,直到全部样品过筛为止。过筛后的样品装入清洁的广口瓶密封保存,备用。鲜样用手撕或者刀切成小块,50℃鼓风干燥 6 小时以上,待样品半干之后再逐步提高温度至 80℃,烘至发脆,后置于干燥器内冷却,立即粉碎。粉碎、过筛方法同前述。

(3)样品水解:称取约 0.25g 试样,精确到 0.001g。(按照 GB/5009.3—2016 规定的方法测定样品含水率。将样品小心倒入 250ml 锥形瓶中,加 50ml 水和 15ml 浓盐酸。装上冷凝回流装置,置于 100℃水浴中水解 3 小时。冷却至室温以后,过滤,再用蒸馏水洗涤滤渣,合并滤液及洗液,用水定容至 250ml。此溶液为样品测试液。

(4)葡萄糖标准曲线绘制:分别准确吸取葡萄糖标准溶液 0ml、0.2ml、0.4ml、0.6ml、0.8ml、1.0ml 分别置于 10ml 具塞试管中,用水补齐至 1.0ml。向试管中加入 1.0ml 苯酚溶液,然后快速加入 5.0ml 浓硫酸(与液面垂直加入,不要接触试管壁,以便充分反应),反应液静置 10 分钟。使用漩涡振荡器混合反应液,然后将试管置于 30℃水浴锅中反应 20 分钟。取适量体积的反应液在490nm 处测量吸光度。以葡萄糖质量浓度为横坐标,吸光度为纵坐标,绘制标准曲线。

(5)样品测定:准确吸取样品测试液 0.2ml 于 10ml 具塞试管,用水补齐至 1.0ml。向试管中加入 1.0ml 苯酚溶液,然后快速加入 5.0ml 浓硫酸(与液面垂直加入,不要接触试管壁,以便充分反应），反应液静置 10 分钟。使用漩涡振荡器混合反应液，然后将试管置于 30℃ 水浴锅中反应 20 分钟。取适量体积的反应液在 490nm 处测量吸光度。以空白溶液调零，以标准曲线计算总糖含量。

（6）空白实验：空白实验与测定样品平行进行，同样的方法和试剂，不加入样品而已。

5. 结果计算

$$\omega = \frac{m_1 \times V_1 \times 10^{-6}}{m_2 \times V_2 \times (1-w)} \times 100$$

式中：

ω：样品中总糖的含量以质量分数计，数值以百分率表示（%）；

m_1：从标准曲线上查得样品测定液葡萄糖的含量，单位为微克（μg）；

V_1：样品经过前处理后定容的体积，单位为毫升（ml）；

m_2：样品质量，单位为克（g）；

V_2：比色测定时吸取样品测定液的体积，单位为毫升（ml）；

w：样品含水量，百分率表示（%）。

计算结果以葡萄糖计，精确到小数点后一位。

6. 注意事项

（1）采集食用菌样品，处理样品，要严格按照本实验的方法进行。

（2）平行实验的两次独立结果，测定值的绝对差值不得超过两个测定值的算术平均值的 10%。

（3）分光光度计使用前应仔细阅读说明，预热，按照实际仪器操作。

（4）比色皿注意清洁，液体量不应超过 2/3，也不应该过少。注意区分比色皿的光面和毛面，保护好精密仪器。

（5）标准曲线绘制要准确，决定系数（R^2）不能过低，尽量接近于 1。

（6）使用浓硫酸、浓盐酸要注意安全。

7. 思考题

（1）加入浓硫酸后，可以观察到什么现象？

（2）标准曲线绘制时，应该注意什么？

（3）分光光度计的比色原理是什么？

（毛丽梅）

实验五

食品中主要矿物质含量的测定

一、食品中钙、铁、锌的测定

(一) 实验目的

掌握用湿法或干法消化技术制备食品中钙、铁、锌的分析样品及火焰原子吸收法测定食物中的钙、铁、锌含量。

(二) 实验原理

样品经湿法消化(或干法灰化)处理后,待测液导入原子吸收分光光度计中,经火焰原子化,并在光路中分别测定钙、铁和锌原子对特定波长谱线的吸收,其吸收量与含量成正比,可通过与标准系列比较定量。测定钙时,需用镧做释放剂,以消除磷酸干扰。

(三) 仪器和试剂

1. 仪器

(1)原子吸收分光光度计(钙、铁、锌空心阴极灯)。

(2)马弗炉。

(3)石英坩埚或瓷坩埚。

(4)天平(感量为 0.1mg)。

2. 试剂

(1)盐酸。

(2)硝酸。

(3)高氯酸。

(4)氧化镧(La_2O_3)。

(5)碳酸钙(分子量 100.05,光谱纯)。

(6)纯铁粉(光谱纯)。

(7)纯锌(光谱纯)。

3. 试剂配制

（1）混合酸消化液：硝酸与高氯酸比为 4∶1。

（2）50%硝酸溶液：量取 50ml 硝酸，加水稀释至 100ml。

（3）氧化镧溶液（20g/L）：称取 23.45g 氧化镧（纯度大于 99.99%），加 75ml 盐酸于 1000ml 容量瓶中，加水稀释至刻度。

（4）钙标准溶液（1000μg/ml）：称取 2.4963g 碳酸钙（纯度大于 99.99%），加 20%盐酸 100ml 溶解，并用去离子水定容于 1000ml 容量瓶中。贮存于聚乙烯瓶内，4℃保存。

（5）铁标准溶液（1000μg/ml）：称取金属铁粉 1.0000g，用 50%硝酸溶液 40ml 溶解，并用去离子水定容于 1000ml 容量瓶中。贮存于聚乙烯瓶内，4℃保存。

（6）锌标准溶液（1000μg/ml）：称取金属锌 1.0000g，用 50%硝酸溶液 40ml 溶解，并用去离子水定容于 1000ml 容量瓶中。贮存于聚乙烯瓶内，4℃保存。

注：钙、铁和锌标准溶液可以直接购买相应元素的有证国家标准物质作为标准液。

（7）各元素的标准储备液：准确吸取钙标准液 10ml，用氧化镧溶液（20g/L）定容到 100ml 容量瓶中；准确吸取铁标准液 10ml、锌标准液 10ml 用 2%盐酸分别定容到 100ml 容量瓶中，得到上述各元素的储备液。质量浓度为 100μg/ml。

（四）实验步骤

1. 样品制备　湿样（如蔬菜、水果、鲜鱼、鲜肉等）用水清洗干净后，再用去离子水充分洗净。干粉类样品（如面粉、奶粉等）取样后立即装容器密封保存，防止污染。

2. 样品消化

（1）湿法消化：精确称取均匀样品，干样 0.5~1.5g（湿样 2.0~4.0g，饮料等液体样品取 5.0~10.0g），放入 250ml 高型烧杯内，加混合酸消化液 20~30ml，上盖表皿。置于电热板或电沙浴上加热消化。如未消化好而酸液过少时，再补加几毫升混合酸消化液，继续加热消化，直至无色透明为止。加入几毫升去离子水，加热以除去多余的硝酸。待烧杯中的液体接近 2~3ml 时，取下冷却。测定钙时用去离子水洗并转移入 10ml 刻度试管中，加氧化镧溶液定容至刻度，测定铁和锌时用去离子水洗并转移入 10ml 刻度试管中用去离子水定容。

取与消化样品相同量的混合酸消化液，按上述操作进行试剂空白试验测定。

（2）干法灰化：称取混合的固体试样约 5g 或液体样品约 15g（精确到 0.0001g）于坩埚中，在电炉上小火炭化至无烟后移入马弗炉中，（500±25）℃灰化约 8 小时后。如有黑色碳粒，冷却后，滴加少许硝酸溶液润湿，在电炉上小火蒸干后，再移入（500±25）℃马弗炉中灰化成白色灰烬。冷却至室温后取出，加入 20%盐酸 5ml 使灰烬充分溶解（可在电炉上小火加热）。冷却至室温后，移入 50ml 容量瓶中，用去离子水定容，同时处理两个空白样品。

（3）样品待测液的制备

1）钙待测液：湿法处理的样品液直接上机。从干法处理后样品液中准确吸取 1.0ml 到 100ml

容量瓶中,加 5.0ml 氧化镧溶液,用去离子水定容。同样方法处理空白样品。

2)铁和锌待测液:湿法或干法处理后的样品液均可直接上机测定。

(4)测定

1)标准系列使用曲线的配制:分别准确吸取各元素的标准储备液 2.0ml、4.0ml、6.0ml、8.0ml、10.0ml 于 100ml 容量瓶中,配制铁和锌使用液,用 2% 盐酸定容。配制钙使用液时,在准确吸取标准储备液的同时吸取 5.0ml 氧化镧溶液于各容量瓶,用去离子水定容。各元素标准系列使用液浓度均为 2.0μg/ml、4.0μg/ml、6.0μg/ml、8.0μg/ml、10.0μg/ml。

2)标准曲线的绘制:按照仪器说明书将仪器工作条件调整到测定各元素的最佳状态,选用灵敏吸收线 Ca 422.7nm、Fe 248.3nm、Zn 213.9nm 将仪器调整好并预热后,测定铁和锌时用毛细管吸喷 2% 盐酸调零,测定钙时先吸取氧化镧溶液 5.0ml,用去离子水定容到 100ml,再用毛细管吸喷该溶液调零。分别测定各元素标准工作液的吸光度。以标准系列使用液浓度为横坐标,对应的吸光度为纵坐标绘制标准曲线。

3)样品待测液的测定:调整好仪器最佳状态,按上述方法调零后,分别吸喷样品待测液及空白样液以测定吸光度。查标准曲线得对应的质量浓度。

(五)结果计算

以各浓度标准溶液与对应的吸光度绘制标准曲线,测定用样品液及试剂空白液由标准曲线查出浓度值(C 及 C_0),再按下式计算:

$$X = \frac{(C - C_0) \times V \times f \times 100}{m \times 1000}$$

式中:

X:样品中各元素的含量,mg/100g;

C:测定用样品液中元素的浓度(由标准曲线查出),μg/ml;

C_0:试剂空白液中元素的浓度(由标准曲线查出),μg/ml;

V:样品定容体积,ml;

f:稀释倍数;

m:样品质量,g;

$\dfrac{100}{1000}$:折算成每百克样品中钙的含量,以 mg 计。

以重复条件下获得的两次测定结果的算术平均值表示,结果保留三位有效数字。

(六)注意事项

1. 除非另有注明,本实验所用试剂均为优级纯。

2. 所用玻璃仪器均以硫酸-重铬酸钾洗液浸泡数小时,再用洗衣粉充分洗刷后用水反复冲洗,最后用去离子水冲洗晒干或烘干,方可使用。

3. 样品制备过程中应特别注意防止各种污染。所用设备必须是不锈钢制品,所用容器必须是玻璃或聚乙烯制品。做钙测定的样品不能用石磨研碎。锌测定时避免使用橡皮膏等含锌的用品。

4. 干燥样品在加混合酸消化前先加入少量水湿润,防止混合酸加入后立即炭化结块而延长消化时间。

5. 本方法检出限　钙 1.0mg/100g、铁 0.02mg/100g、锌 0.02mg/100g。

(七)思考题

测定食品中钙铁锌时,选用试剂和器材应注意哪些问题?

二、食品中铬的测定

(一)实验目的

熟悉用微波消解或高压消解的方法制备食品中铬的分析样品,掌握用石墨炉原子吸收光谱法测定食物中铬的含量。

(二)实验原理

试样经消解处理后,采用石墨炉原子吸收光谱法,在 357.9nm 处测定吸收值,在一定浓度范围内其吸收值与标准系列溶液比较定量。

(三)仪器和试剂

1. 仪器

(1)原子吸收光谱仪,配石墨炉原子化器,附铬空心阴极灯。

(2)微波消解系统,配有消解内罐。

(3)可调式电热炉。

(4)可调式电热板。

(5)压力消解器:配有消解内罐。

(6)马弗炉。

(7)恒温干燥箱。

(8)电子天平:感量为 0.1mg 和 1mg。

2. 试剂

(1)硝酸(HNO_3)。

(2)高氯酸($HClO_4$)。

(3)磷酸二氢铵($NH_4H_2PO_4$)。

(4)标准品:重铬酸钾($K_2Cr_2O_7$):纯度>99.5%或经国家认证并授予标准物质证书的标准物质。

3. 试剂配制

(1)硝酸溶液(5+95):量取 50ml 硝酸慢慢倒入 950ml 水中,混匀。

(2)硝酸溶液(1+1):量取 250ml 硝酸慢慢倒入 250ml 水中,混匀。

(3)磷酸二氢铵溶液(20g/L):称取 2.0g 磷酸二氢铵,溶于水中,并定容至 100ml,混匀。

(4)标准溶液配制

1)铬标准储备液:准确称取基准物质重铬酸钾(110℃,烘 2 小时)1.4315g(精确至 0.0001g),溶于水中,移入 500ml 容量瓶中,用硝酸溶液(5+95)稀释至刻度,混匀。此溶液每毫升含 1.000mg 铬。或购置经国家认证并授予标准物质证书的铬标准储备液。

2)铬标准使用液:将铬标准储备液用硝酸溶液(5+95)逐级稀释至每毫升含 100ng 铬。

3)标准系列溶液的配制:分别吸取铬标准使用液(100ng/ml)0ml、0.500ml、1.00ml、2.00ml、3.00ml、4.00ml 于 25ml 容量瓶中,用硝酸溶液(5+95)稀释至刻度,混匀。各容量瓶中每毫升分别含铬 0ng、2.00ng、4.00ng、8.00ng、12.0ng、16.0ng。或采用石墨炉自动进样器自动配制。

(四)实验步骤

1. 试样的预处理

(1)粮食、豆类等去除杂物后,粉碎,装入洁净的容器内,作为试样。密封,并标明标记,试样应于室温下保存。

(2)蔬菜、水果、鱼类、肉类及蛋类等水分含量高的鲜样,直接打成匀浆,装入洁净的容器内,作为试样。密封,并标明标记。试样应于冰箱冷藏室保存。

2. 样品消解

(1)微波消解:准确称取试样 0.2~0.6g(精确至 0.001g)于微波消解罐中,加入 5ml 硝酸,按照微波消解的操作步骤消解试样,参考条件见表 5-1。冷却后取出消解罐,在电热板上于 140~160℃赶酸至 0.5~1.0ml。消解罐放冷后,将消化液转移至 10ml 容量瓶中,用少量水洗涤消解罐 2~3 次,合并洗涤液,用水定容至刻度。同时做试剂空白试验。

表 5-1　微波消解参考条件

步骤	功率(1200W 变化/%)	设定温度/℃	升温时间/min	恒温时间/min
1	0~80	120	5	5
2	0~80	160	5	10
3	0~80	180	5	10

(2)湿法消解:准确称取试样 0.5~3g(精确至 0.001g)于消化管中,加入 10ml 硝酸、0.5ml 高氯酸,在可调式电热炉上消解(参考条件:120℃保持 0.5~1 小时、升温至 180℃ 2~4 小时、升温至 200~220℃)。若消化液呈棕褐色,再加硝酸,消解至冒白烟,消化液呈无色透明或略带黄色,取

出消化管,冷却后用水定容至 10ml。同时做试剂空白试验。

(3)高压消解:准确称取试样 0.3~1g(精确至 0.001g)于消解内罐中,加入 5ml 硝酸。盖好内盖,旋紧不锈钢外套,放入恒温干燥箱,于 140~160℃下保持 4~5 小时。在箱内自然冷却至室温,缓慢旋松外罐,取出消解内罐,放在可调式电热板上于 140~160℃赶酸至 0.5~1.0ml。冷却后将消化液转移至 10ml 容量瓶中,用少量水洗涤内罐和内盖 2~3 次,合并洗涤液于容量瓶中并用水定容至刻度。同时做试剂空白试验。

(4)干法灰化:准确称取试样 0.5~3g(精确至 0.001g)于坩埚中,小火加热,炭化至无烟,转移至马弗炉中,于 550℃恒温 3~4 小时。取出冷却,对于灰化不彻底的试样,加数滴硝酸,小火加热,小心蒸干,再转入 550℃高温炉中,继续灰化 1~2 小时,至试样呈白灰状,从高温炉取出冷却,用硝酸溶液(1+1)溶解并用水定容至 10ml。同时做试剂空白试验。

3. 测定

(1)仪器测试条件:根据各自仪器性能调至最佳状态。石墨炉原子吸收法参考条件:波长:357.9nm、狭缝:0.2nm、灯电流:5mA、干燥:(85~120)℃/(40~50)s、灰化:900℃/(20~30)s、原子化:2700℃/(4~5)s。

(2)标准曲线的制作:将标准系列溶液工作液按浓度由低到高的顺序分别取 10μl(可根据使用仪器选择最佳进样量),注入石墨管,原子化后测其吸光度值,以浓度为横坐标,吸光度值为纵坐标,绘制标准曲线。

(3)试样测定:在与测定标准溶液相同的实验条件下,将空白溶液和样品溶液分别取 10μl(可根据使用仪器选择最佳进样量),注入石墨管,原子化后测其吸光度值,与标准系列溶液比较定量。对有干扰的试样应注入 5μl(可根据使用仪器选择最佳进样量)的磷酸二氢铵溶液(20g/L)。

(五)结果计算

$$X = \frac{(C - C_0) \times V}{m \times 1000}$$

式中:X:样品中铬含量,mg/kg;

C:测定样液中铬的含量,ng/ml;

C_0:空白液中铬的含量,ng/ml;

V:样品消化液的定容总体积,ml;

m:样品称样量,g;

1000:换算系数。

当分析结果≥1mg/kg 时,保留三位有效数字;当分析结果<1mg/kg 时,保留两位有效数字。

(六)注意事项

1. 所用玻璃仪器均需以硝酸溶液(1+4)浸泡 24 小时以上,用水反复冲洗,最后用去离子水冲洗干净。

2. 精密度在重复性条件下获得的两次独立测定结果的绝对差值不得超过算术平均值的 20%。

3. 以称样量 0.5g,定容至 10ml 计算,方法检出限为 0.01mg/kg,定量限为 0.03mg/kg。

（七）思考题

1. 本实验列举了微波消解、湿法消解、高压消解、干法灰化四种样品消解方法,分析其优缺点。

2. 如何确定原子吸收光谱仪的最佳状态?

三、食物中磷的测定

（一）实验目的

掌握用分光光度法测定食物中磷的含量。

（二）实验原理

食物中的有机物经酸氧化分解,使磷在酸性条件下与钼酸铵结合生成磷钼酸铵。此化合物经对苯二酚、亚硫酸钠还原成蓝色化合物—钼蓝。用分光光度计在波长 660nm 处测定钼蓝的吸光值,以测定磷的含量。反应式为:

$$H_3PO_4 + 12(NH_4)_3MoO_4 + 21HNO_3 \rightarrow (NH_4)_3PO_4 \cdot 12MoO_3 + 21NH_4NO_3 + 12H_2O$$

（三）仪器和试剂

1. 仪器 分光光度计。

2. 试剂

（1）硝酸（G. R）。

（2）高氯酸（G. R）。

（3）硫酸（A. R）。

（4）混合酸消化液:硝酸:高氯酸按 4∶1 混合。

（5）15%（体积分数）硫酸溶液:取 15ml 硫酸缓慢加入到 80ml 水中,并定容至 100ml。

（6）50g/L 钼酸铵溶液:取 5g 钼酸铵,用 15%硫酸溶液稀释至 100ml。

（7）对苯二酚溶液:取 0.5g 对苯二酚于 100ml 水中,溶解后加一滴浓硫酸。

（8）200g/L 亚硫酸钠溶液（注意:此溶液需在每次实验前临时配制）:称取一定量的亚硫酸钠,用蒸馏水溶解即可。

（9）标准质控物:猪肝粉（国家标准物质研究中心提供）,质控物需室温干燥保存。

（10）磷标准贮备溶液,浓度为 1000μg/ml,国家标准物质中心提供。

（11）标准中间液的配制:吸取 1ml 磷标准贮备溶液,然后移入 100ml 容量瓶中,用去离子水定容至 100ml,浓度为 10mg/L。

(四)实验步骤

1. **样品消化** 实验操作需在无磷元素污染的环境中进行。准确称取样品干样 0.3~0.7g,湿样 1.0g 左右,饮料等其他液体样品 1.0~2.0g,然后将其放入 50ml 消化管中,加混酸 15ml(注意:油样或含糖量高的食品可多加些酸),过夜。次日,将消化管放入消化炉中,消化开始时可将温度调低(约 130℃左右),然后逐步将温度调高(最终调至 240℃左右)进行消化,一直消化到样品冒白烟,液体变成无色或黄绿色为止。若样品未消化完全可再加几毫升混酸,直到消化完全。消化完后,待凉,再加 5ml 去离子水,继续加热,直到消化管中的液体约剩 2ml 左右,取下,放凉,然后转移至 10ml 试管中,再用去离子水冲洗消化管 2~3 次,并最终定容至 10ml。样品进行消化时,应同时做样品空白消化。

2. **磷标准曲线** 分别吸取标准贮备液 1.0ml、3.0ml、5.0ml 至 20ml 刻度试管中,然后依次加入 2ml 钼酸铵溶液、1ml 亚硫酸钠溶液、1ml 对苯二酚溶液,加蒸馏水定容至 20ml,混匀,静置 30 分钟,在波长 660nm 处测定其吸光度,由此计算出回归系数,利用回归方程计算或绘制成校正曲线。

3. **测定** 取样品及空白液各 2ml 分别至 20ml 试管中,然后依次加入 2ml 钼酸铵溶液、1ml 亚硫酸钠溶液、1ml 对苯二酚溶液,加蒸馏水定容至 20ml,混匀,静置 30 分钟,在波长 660nm 处测定其吸光度,并根据测出的吸光度在标准曲线上算得未知溶液中的磷含量。

(五)结果计算

$$X = \frac{m_1}{m} \times \frac{V_1}{V_2} \times 100$$

式中:

X:样品中磷含量,mg/100g;

m_1:由标准曲线及回归方程算得样品测定液中磷含量,mg;

m:称样量,g;

V_1:消化液定容总体积,ml;

V_2:测定用消化液的体积,ml;

此元素最低检出限为 2μg。

(六)注意事项

亚硫酸钠溶液最好每次实验前临时配制,否则可能会使钼蓝溶液发生浑浊。其次定容完后,静置时间不宜过长,否则溶液颜色将会加深,其结果不准确。

(七)思考题

食品中磷测定的主要影响因素有哪些?

四、食品中碘的测定

（一）实验目的

碘是人体的必需微量元素之一，健康成人体内碘的总量为 20～50mg。机体所需要的碘主要从饮用水、食物及食盐中获取，富含碘的食物来源主要有海带等大型海藻、海产品以及蔬菜，还有强化碘的食品如乳粉、食盐等。不同食物中碘含量需要采用适宜的方法进行测定。通过本实验，熟悉食物中碘测定的方法，掌握添加碘酸盐的加碘食用盐中碘的测定方法。

（二）直接滴定法

1. 实验原理　　直接滴定法适用于添加碘酸盐的加碘食用盐中碘的测定。在酸性介质中，试样中的碘酸根离子氧化碘化钾析出单质碘，用硫代硫酸钠标准溶液滴定，测定碘的含量。

$$IO_3^- + 5I^- + 6H^+ \rightarrow 3I_2 + 3H_2O$$

$$2S_2O_3^{2-} + I_2 \rightarrow 2I^- + S_4O_6^{2-}$$

2. 仪器和试剂

（1）仪器

1）分析天平（感量为 0.1mg）。

2）碘量瓶（250ml）。

3）10ml 棕色酸性滴定管（最小刻度为 0.05ml）。

4）25ml 棕色酸性滴定管（最小刻度为 0.1ml）。

（2）试剂：除非另有说明，本方法所用试剂均为分析纯，水为 GB/T6682 规定的三级水。

1）磷酸（ρ=85%）。

2）碘化钾（KI）：优级纯。

3）碘酸钾（KIO_3）：优级纯。

4）硫代硫酸钠（Na_2S_2O_3·5H_2O）。

5）可溶性淀粉。

（3）试剂配制

1）磷酸溶液（1mol/L）：量取 17ml 85%磷酸，加水稀释至 250ml。

2）碘化钾溶液（50g/L）：称取 25.0g 碘化钾，用水溶解并稀释至 500ml，贮存于棕色瓶中，现用现配。

3）淀粉溶液（5g/L）：称取 0.5g 淀粉放入 200ml 烧杯中，加入少许水调成糊状，倒入 100ml 沸水，搅拌后再煮沸 0.5 分钟，冷却，现用现配。

（4）标准溶液配制

1）碘酸钾标准溶液：准确称取 1.427g 于（110±2）℃干燥至恒重的碘酸钾基准试剂，置于 150ml 烧杯中，加水溶解，移入 1000ml 容量瓶中，加水稀释至刻度，摇匀，将此溶液准确稀释 20 倍，得到浓度为 $C(1/6KIO_3)=2.000×10^{-3}$ mol/L 碘酸钾标准溶液。

2）硫代硫酸钠标准滴定溶液[$C(Na_2S_2O_3)=0.1$ mol/L]：称取 25g 硫代硫酸钠（ $Na_2S_2O_3 \cdot 5H_2O$ ）和 1.0g 氢氧化钠，用 1L 新煮沸冷却的蒸馏水溶解，贮于棕色试剂瓶中。取上层清液稀释 50 倍，贮存于棕色试剂瓶中，备用。或直接购买有标准溶液证书的硫代硫酸钠标准滴定溶液。

3. 实验步骤

（1）硫代硫酸钠标准滴定溶液标定：吸取 10.00ml 浓度为 $2.000×10^{-3}$ mol/L 碘酸钾标准溶液于 250ml 碘量瓶中，加 50ml 水、2ml 磷酸溶液、5ml 碘化钾溶液，立即用硫代硫酸钠标准滴定溶液滴定。滴定至溶液呈浅黄色时，加入 5ml 淀粉溶液，继续滴定至蓝色恰好消失为止，记录硫代硫酸钠标准溶液消耗体积 V。

硫代硫酸钠标准滴定溶液的浓度按以下公式计算：

$$C_1 = \frac{C_0 × 10.00}{V}$$

式中：

C_1：硫代硫酸钠标准滴定溶液的浓度，mol/L；

C_0：碘酸钾标准溶液浓度，mol/L；

10.00：吸取碘酸钾标准溶液的体积，ml；

V：硫代硫酸钠标准滴定溶液的用量，ml。

（2）硫代硫酸钠标准滴定溶液[$C(Na_2S_2O_3)=0.01$ mol/L]：用移液管准确移取 10.00ml 硫代硫酸钠标准滴定溶液于 100ml 容量瓶中，用水定容。

（3）试样中碘的滴定：准确称取试样 10g（精确至 0.1mg），置于 250ml 碘量瓶中，加入 50ml 水溶解后，加入 2ml 磷酸溶液、5ml 碘化钾溶液，立即用 0.01mol/L 硫代硫酸钠标准滴定溶液滴定至溶液呈浅黄色时，加入 5ml 淀粉溶液，继续滴定至蓝色恰好消失为止，记录消耗的硫代硫酸钠标准溶液体积（ V_1 ）。

（4）空白试验：在 250ml 碘量瓶中加入 50ml 水，以下按照试样中碘的滴定步骤操作，记录消耗的硝酸银标准滴定溶液的体积（ V_0 ）。

4. 结果计算

$$X_1 = \frac{(V_1 - V_0) × C_1 × 21.15 × 1000}{m_1}$$

式中：

X_1：试样中碘的含量，mg/kg；

C_1：硫代硫酸钠标准滴定溶液的浓度，mol/L；

V_1：滴定样液消耗硫代硫酸钠标准滴定溶液的体积，ml；

V_0：试剂空白消耗硫代硫酸钠标准滴定溶液的体积，ml；

21.15：与 1.00ml 硫代硫酸钠标准滴定溶液[$C(Na_2S_2O_3)=1.000mol/L$]相当的碘的质量，mg；

1000：单位换算系数；

m_1：称取样品的质量，g。

以重复性条件下获得的两次独立测定结果的算术平均值表示，计算结果保留至小数点后一位。

5. 注意事项

（1）在重复性条件下获得的两次独立测定结果的绝对差值不得超过算术平均值的 10%。

（2）对于加碘盐样品，以称样量 10g 计算，方法检出限（LOD）为 1.0mg/kg，定量限（LOQ）为 1.8mg/kg。

（三）氧化还原滴定法

1. 实验原理　氧化还原滴定法适用于海带、紫菜、裙带菜等富碘食品和加碘食用盐中碘的测定。在酸性介质中，次氯酸钠将碘离子氧化成碘酸根，草酸除去多余的次氯酸钠，碘酸根离子氧化碘化钾析出单质碘，用硫代硫酸钠标准溶液滴定，测定碘含量。

$$3ClO^- + I^- \rightarrow IO_3^- + 3Cl^-$$

$$H_2C_2O_4 + ClO^- \rightarrow Cl^- + 2CO_2 + H_2O$$

$$IO_3^- + 5I^- + 6H^+ \rightarrow 3I_2 + 3H_2O$$

$$2S_2O_3^{2-} + I_2 \rightarrow 2I^- + S_4O_6^{2-}$$

2. 仪器和试剂

（1）仪器

1）组织捣碎机。

2）高速粉碎机。

3）分析天平（感量为 0.1mg）。

4）鼓风干燥箱或烘箱。

5）高温马弗炉（温度≥600℃）。

6）瓷坩埚（50ml）。

7）电炉（温控范围，室温~450℃）。

（2）试剂：除非另有说明，本方法所用试剂均为分析纯，水为 GB/T6682 规定的三级水。

1）次氯酸钠（NaClO）：有效氯 10%。

2)磷酸(ρ=85%)。

3)草酸($C_2H_2O_4$)。

4)硫代硫酸钠($Na_2S_2O_3 \cdot 5H_2O$)。

5)氢氧化钠(NaOH)。

6)碘化钾(KI):优级纯。

7)碘酸钾(KIO_3):优级纯。

8)碳酸钠(Na_2CO_3)。

试剂配制

1)碳酸钠溶液(5%):称取 5g 碳酸钠,加入 100ml 水,摇匀。

2)草酸-磷酸混合液:称取 15g 草酸,加水溶解,加入 34ml 磷酸(ρ=85%)用水稀释至 500ml。

3)次氯酸钠溶液(有效氯约 3%):量取 10ml 次氯酸钠试剂溶液(有效氯 10%)加入 30ml 水,摇匀,贮存于棕色瓶中。

4)甲基橙溶液(0.1%):溶解甲基橙粉末 0.1g 于 100ml 水中。

5)碘化钾溶液(50g/L):同直接滴定法。

6)淀粉溶液(5g/L):同直接滴定法。

7)硫代硫酸钠标准滴定溶液[$c(Na_2S_2O_3)$ = 0.1mol/L]:同直接滴定法。

8)硫代硫酸钠标准滴定溶液[$c(Na_2S_2O_3)$ = 0.01mol/L]:同直接滴定法。

3. 实验步骤

(1)硫代硫酸钠标准滴定溶液标定:同直接滴定法。

(2)试样制备:①粮食作物:稻谷去壳,其他粮食除去可见杂质,经高速粉碎机粉碎,过 40 目筛;②蔬菜、水果:洗净,晾干,取可食部分切碎、混匀,制备成匀浆或经 105℃ 干燥 5 小时,粉碎,过 40 目筛,制备成干样;③肉、鱼、禽、蛋类试样,取可食部分制备成匀浆;④奶粉、面粉等固态粉状样品和加碘食盐等的样品,直接称取;⑤液态样品:牛奶、软饮料等样品摇匀后,直接称取;⑥半固态样品:必要时需制备成匀浆或搅拌均匀;⑦如需将湿样的碘含量换算成干样的碘含量,应先测定食品中的水分含量。

(3)试样溶液制备

1)海带、紫菜等基质复杂的水不溶性富碘食品:准确称取固体干样 2~5g 或湿样 2~10g(精确至 0.0001g,具体称样量根据碘含量多少适当调整),置于 50ml 瓷坩埚中,加入 5%碳酸钠溶液 5~10ml,使试样充分润湿,置于 105℃烘箱中干燥 3 小时。

在电炉上炭化至无烟(在通风橱内进行),然后加盖放入 550~600℃高温马弗炉中灼烧 40 分钟取出(注:严格按要求操作,灼烧时间过长,可能会使碘损失,造成结果偏低),冷却。

在坩埚中加入少许水研磨搅动,将溶液及残渣全部转入 250ml 烧杯中,坩埚用水冲洗数次并入烧杯中,烧杯中溶液总量约为150ml,煮沸5分钟,将上述溶液及残渣趁热用滤纸过滤至250ml容量瓶中,烧杯及漏斗内残渣用热水反复冲洗,放冷后定容(V_2)。(注:对于碘含量较低的样品,可全部过滤至250ml碘量瓶中。)

2)加碘盐、奶粉等水溶性食品:加碘盐、奶粉等样品不必灰化,直接称取10g样品放入250ml碘量瓶中,加入50ml水溶解。

(4)试样溶液制备碘含量测定

1)海带、紫菜等基质复杂的水不溶性富碘食品:准确移取适量滤液(V_3)或全部试液于250ml碘量瓶中,加入0.1%甲基橙溶液2~3滴,用约5~10ml草酸-磷酸混合液调至红色,加入1.0ml次氯酸钠溶液,用水冲洗瓶壁,放在电炉上加热至溶液刚刚沸腾时立即取下,水浴冷却至30℃以下,加入5ml碘化钾溶液,立即用硫代硫酸钠标准滴定溶液滴定至溶液呈浅黄色时,加入5ml淀粉溶液,继续滴定至蓝色恰好消失为止,记录消耗的硫代硫酸钠标准溶液体积(V_4)。

2)加碘盐、奶粉等水溶性食品:在试液中加入0.1%甲基橙溶液2~3滴,加入2ml草酸-磷酸混合液调至红色,加入1.0ml次氯酸钠溶液,用水冲洗瓶壁,以下按照上述1)步骤操作,记录消耗的硫代硫酸钠标准溶液体积(V_4)。

3)空白试验:用50ml水代替滤液,加入0.1%甲基橙溶液2~3滴,加入2ml草酸-磷酸混合液调至红色,加入1.0ml次氯酸钠溶液,用水冲洗瓶壁,以下按照上述1)步骤操作,记录消耗的硫代硫酸钠标准滴定溶液的体积(V_0')。

4. 结果计算

试样中碘的含量以质量分数 X_2 计,数值以毫克每千克(mg/kg)表示,按以下公式计算:

$$X_2 = \frac{(V_4 - V_0') \times C_1 \times 21.15 \times V_2 \times 1000}{m_2 \times V_3}$$

式中:

X_2:试液中碘的含量,mg/kg;

C_1:硫代硫酸钠标准滴定溶液的浓度,mol/L;

V_4:滴定样液消耗硫代硫酸钠标准溶液的体积,ml;

V_0':试剂空白消耗硫代硫酸钠标准溶液的体积,ml;

V_2:样液定容的总体积,ml;

V_3:移取滤液的体积,ml;

21.15:与1.00ml硫代硫酸钠标准滴定溶液[c($Na_2S_2O_3$) = 1.000mol/L]相当的碘的质量,mg;

1000:单位换算系数;

m_2:称取样品的质量,g。

以重复性条件下获得的两次独立测定结果的算术平均值表示,计算结果保留至小数点后一位。

5. 注意事项

(1)在重复性条件下获得的两次独立测定结果的绝对差值不得超过算术平均值的10%。

(2)对于海带等基质复杂的富碘样品,以称样量5g计算,方法检出限(LOD)为20mg/kg,定量限(LOQ)为35mg/kg。

(3)对于加碘盐、奶粉等水溶性样品,以称样量10g计算,方法检出限(LOD)为1.0mg/kg,定量限(LOQ)为1.8mg/kg。

(四)气相色谱法

1. 实验原理　气相色谱法适用于婴幼儿食品和乳品中碘的测定。试样中的碘在硫酸条件下与丁酮反应生成丁酮与碘的衍生物,经气相色谱分离,电子捕获检测器检测,外标法定量。

2. 仪器和试剂

(1)仪器

1)分析天平(感量为0.1mg)。

2)气相色谱仪(带电子捕获检测器)。

(2)试剂:除非另有说明,本方法所有试剂所用试剂均为分析纯。水为GB/T6682规定的一级水。

1)高峰氏(Taka-Diastase)淀粉酶:酶活力≥1.5U/mg。

2)碘化钾(KI):优级纯。

3)碘酸钾(KIO_3):优级纯。

4)丁酮(C_4H_8O):色谱纯。

5)硫酸(H_2SO_4):优级纯。

6)正己烷(C_6H_{14})。

7)无水硫酸钠(Na_2SO_4)。

(3)试剂配制

1)双氧水(3.5%):吸取11.7ml体积分数为30%的双氧水稀释至100ml。

2)亚铁氰化钾溶液(109g/L):称取109g亚铁氰化钾,用水定容至1000ml容量瓶中。

3)乙酸锌溶液(219g/L):称取219g乙酸锌,用水定容至1000ml容量瓶中。

4)碘标准贮备液(1.0mg/ml):称取131mg碘化钾(精确至0.1mg)或168.5mg碘酸钾(精确至0.1mg),用水溶解并定容至100ml,(5±1)℃冷藏保存,一个星期内有效。

5)碘标准工作液(1.0μg/ml):准确移取10.0ml碘标准贮备液,用水定容至100ml混匀,再移取1.0ml,用水定容至100ml混匀,临用前配制。

3. 实验步骤

(1)试样制备

1)不含淀粉的试样:称取混合均匀的固体试样 5g,液体试样 20g(精确至 0.0001g)于 150ml 三角瓶中,固体试样用 25ml 约 40℃热水溶解。

2)不含淀粉的试样:称取混合均匀的固体试样 5g,液体试样 20g(精确至 0.0001g)于 150ml 三角瓶中,加入 0.2g 高峰氏淀粉酶,固体试样用 25ml 约 40℃热水充分溶解,置于 50~60℃恒温箱中酶解 30 分钟,取出冷却。

(2)试样溶液制备

1)沉淀:将上述处理过的试样溶液转入 100ml 容量瓶中,加入 5ml 亚铁氰化钾溶液(17.2.2)和 5ml 乙酸锌溶液,用水定容,充分振摇后静置 10 分钟,过滤,吸取滤液 10ml 于 100ml 分液漏斗中,加入 10ml 水。

2)衍生与提取:向分液漏斗中加入 0.7ml 硫酸、0.5ml 丁酮、2.0ml 双氧水,充分混匀,室温下保持 20 分钟后,加入 20ml 正己烷,震荡萃取 2 分钟。静置分层后,将水相移入另一分液漏斗中,再进行第二次萃取。合并有机相,用水洗涤两至三次。通过无水硫酸钠过滤脱水后移入 50ml 容量瓶中,用正己烷定容,此为试样测定液。

(3)碘标准测定液的制备:分别移取 1.0ml、2.0ml、4.0ml、8.0ml、12.0ml 碘标准工作液 (17.2.5),相当于 1.0μg、2.0μg、4.0μg、8.0μg、12.0μg 的碘,其他分析步骤同试样溶液制备。

(4)测定

1)参考色谱条件

色谱柱:填料为 5% 氰丙基-甲基聚硅氧烷的毛细管柱(柱长 30m,内径 0.25mm,膜厚 0.25μm)或具同等性能的色谱柱。

进样口温度:260℃

ECD 检测器温度:300℃

分流比:1∶1

进样量:1.0μl

程序升温:见表 5-2。

表 5-2　程序升温

升温速率(℃/min)	温度(℃)	持续时间(min)
	50	9
30	220	3

2)标准曲线的制作:将碘标准测定液分别注入到气相色谱仪中得到标准测定液的峰面积

（或峰高）。以标准测定液的峰面积（或峰高）为纵坐标，以碘标准工作液中碘的质量为横坐标制作标准曲线。

3）试样溶液的测定：将试样测定液注入气相色谱仪中得到峰面积（或峰高），从标准曲线中获得试样中碘的含量（μg）。

4. 结果计算

$$X_3 = w/m_3$$

式中：

X_3：试样中碘含量，mg/kg；

w：从标准曲线中查得试样中碘的含量，μg；

m_3：试样的质量，g。

以重复性条件下获得的两次独立测定结果的算术平均值表示，结果保留至小数点后一位。

5. 注意事项

（1）精密度：在重复性条件下获得的两次独立测定结果的绝对差值不超过算术平均值的10%。

（2）方法检出限为0.02mg/kg。

（3）碘标准衍生物气相色谱图见图5-1。

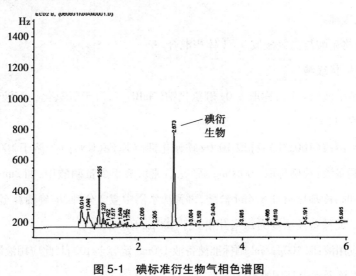

图5-1　碘标准衍生物气相色谱图

五、食品中硒的测定

（一）实验目的

掌握用氢化物原子荧光光谱法测定食物中硒的含量。

（二）实验原理

试样经酸加热消化后，在 6mol/L 盐酸介质中，将试样中的六价硒还原成四价硒，用硼氢化钠或硼氢化钾作还原剂，将四价硒在盐酸介质中还原成硒化氢（H_2Se），由载气（氩气）带入原子化器中进行原子化，在硒空心阴极灯照射下，基态硒原子被激发至高能态，在去活化回到基态时，发射出特征波长的荧光，其荧光强度与硒含量成正比。与标准系列比较定量。

（三）仪器和试剂

1. 仪器

（1）原子荧光光谱仪（带硒空心阴极灯）。

（2）电热板。

（3）微波消解系统。

（4）天平（感量为 1mg）。

（5）粉碎机。

（6）烘箱。

2. 试剂　除非另有规定，本方法所使用试剂均为分析纯，水为 GB/T6682 规定的三级水。

（1）硝酸：优级纯。

（2）高氯酸：优级纯。

（3）盐酸：优级纯。

（4）混合酸：将硝酸与高氯酸按 9∶1 体积混合。

（5）氢氧化钠：优级纯。

（6）硼氢化钠溶液（8g/L）：称取 8.0g 硼氢化钠（$NaBH_4$），溶于氢氧化钠溶液（5g/L）中，然后定容至 1000ml，混匀。

（7）铁氰化钾溶液（100g/L）：称取 10.0g 铁氰化钾［（$K_3Fe(CN)_6$）］，溶于 100ml 水中，混匀。

（8）硒标准储备液：精确称取 100.0mg 硒（光谱纯），溶于少量硝酸中，加 2ml 高氯酸，置沸水浴中加热 3~4 小时，冷却后再加 8.4ml 盐酸，再置沸水浴中煮 2 分钟，准确稀释至 1000ml，其盐酸浓度为 0.1mol/L，此储备液浓度为每毫升相当于 100μg 硒。

（9）硒标准应用液：取 100μg/ml 硒标准储备液 1.0ml，定容至 100ml，此应用液浓度为 1μg/ml。

注：也可购买该元素有证国家标准溶液。

（10）盐酸（6mol/L）：量取 50ml 盐酸缓慢加入 40ml 水中，冷却后定容至 100ml。

（11）过氧化氢（30%）。

（四）实验步骤

1. 试样制备

（1）粮食：试样用水洗三次，于 60℃烘干，粉碎，储于塑料瓶内，备用。

（2）蔬菜及其他植物性食物：取可食部用水洗净后用纱布吸去水滴，打成匀浆后备用。

（3）其他固体试样：粉碎，混匀，备用。

（4）液体试样：混匀，备用。

（5）试样消解：①电热板加热消解：称取 0.5~2g（精确至 0.001g）试样，液体试样吸取 1.00~10.00ml，置于消化瓶中，加 10.0ml 混合酸及几粒玻璃珠，盖上表面皿冷消化过夜。次日于电热板上加热，并及时补加硝酸。当溶液变为清亮无色并伴有白烟时，再继续加热至剩余体积2ml 左右，切不可蒸干。冷却，再加 5.0ml 盐酸（6mol/L），继续加热至溶液变为清亮无色并伴有白烟出现，将六价硒还原成四价硒。冷却，转移至 50ml 容量瓶中定容，混匀备用。同时做空白试验。
②微波消解：称取 0.5~2g（精确至 0.001g）试样于消化管中，加 10ml 硝酸、2ml 过氧化氢，振摇混合均匀，于微波消化仪中消化，其消化推荐条件见表 5-3（可根据不同的仪器自行设定消解条件）：冷却后转入三角瓶中，加几粒玻璃珠，在电热板上继续加热至近干，切不可蒸干。再加 5.0ml 盐酸，继续加热至溶液变为清亮无色并伴有白烟出现，将六价硒还原成四价硒。冷却，转移试样消化液于 25ml 容量瓶中定容，混匀备用。同时做空白试验。

吸取 10.0ml 试样消化液于 15ml 离心管中，加盐酸 2.0ml，铁氰化钾溶液 1.0ml，混匀待测。

表 5-3　微波消解参考条件

步骤	功率（1600W/%）	设定温度/℃	升温时间/min	恒温时间/min
1	100	120	6	1
2	100	150	3	5
3	100	200	5	10

2. 标准曲线的配制　分别取 0.00ml，0.10ml，0.20ml，0.30ml，0.40ml，0.50ml 标准应用液于 15ml 离心管中用去离子水定容至 10ml，再分别加盐酸（6mol/L）2ml，铁氰化钾溶液 1.0ml，混匀，制成标准工作曲线。

3. 测定

（1）仪器参考条件：负高压：340V；灯电流：100mA；原子化温度：800℃；炉高：8mm；载气流速：500ml/min；屏蔽气流速：1000ml/min；测量方式：标准曲线法；读数方式：峰面积；延迟时间：1 秒；读数时间：15 秒；加液时间：8 秒；进样体积：2ml。

（2）测定：设定好仪器最佳条件，逐步将炉温升至所需温度后，稳定 10~20 分钟后开始测量。连续用标准系列的零管进样，待读数稳定之后，转入标准系列测量，绘制标准曲线。转入试样测量，分别测定试样空白和试样消化液，每测不同的试样前都应清洗进样器。

（五）结果计算

$$X = \frac{(C-C_0) \times V \times 1000}{m \times 1000 \times 1000}$$

式中：

X：试样中硒的含量，单位为毫克每千克或毫克每升（mg/kg 或 mg/l）；

C：试样消化液测定浓度，单位为纳克每毫升（ng/ml）；

C_0：试样空白消化液测定浓度，单位为纳克每毫升（ng/ml）；

m：试样质量（体积），单位为克或毫升（g 或 ml）；

V：试样消化液总体积，单位为毫升（ml）。

以重复性条件下获得的两次独立测定结果的算术平均值表示，结果保留三位有效数字。

此法的检出限为 3ng，线性范围为 $0.01 \sim 0.2\mu g$。

（六）注意事项

1. 精密度　在重复性条件下获得的两次独立测定结果的绝对差值不得超过算术平均值的 10%。

2. 食品中含有各种形态硒，样品消化可将食品中有机物破坏及将有机硒转化为无机硒。氢化物原子荧光光谱法测定硒时只有四价硒参与反应，因此需将其他价态的硒转化为四价硒，用硝酸-高氯酸或硫酸-硝酸-高氯酸等缓和酸进行消化只能将样品中低于四价的硒转化为四价硒，六价硒则一般采用 4~6mol/L 盐酸加热进行还原，加热温度不宜过高，通常控制在 120℃ 以下，如不进行还原反应，测定结果偏低。

（七）思考题

1. 试样制备时加入铁氰化钾的作用是什么？

2. 用含硫酸的混合酸消化样品时，若硫酸含硒量高，如何进行除硒？

（周　波）

食品中主要维生素含量的测定

一、食品中维生素 B_1（硫胺素）含量的测定

（一）实验目的

硫胺素是机体代谢中不可缺少的物质,通过测定食品中硫胺素含量,可以判定食品的营养价值,同时也可以了解人体硫胺素摄入情况。

（二）实验原理

硫胺素在碱性铁氰化钾溶液中被氧化成噻嘧色素,在紫外线照射下,噻嘧色素发出荧光。在给定的条件下,以及没有其他荧光物质干扰时,此荧光的强度与噻嘧色素量成正比,即与溶液中硫胺素含量成正比。如试样中含杂质过多,应经过离子交换剂处理,使硫胺素与杂质分离,然后以所得溶液作测定。

（三）主要仪器和试剂

1. 主要仪器

电热恒温培养箱;荧光分光光度计;Maizel-Gerson 反应瓶;盐基交换管(图 6-1、图 6-2)。

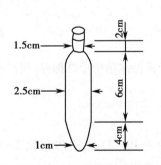

图 6-1　Maizel-Gerson 反应瓶

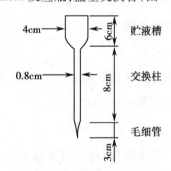

图 6-2　盐基交换管

2. 主要试剂

(1)正丁醇:需经重蒸馏后使用。

(2)无水硫酸钠。

(3)淀粉酶和蛋白酶。

(4)0.1mol/L 盐酸:8.5ml 浓盐酸(相对密度 1.19 或 1.20)用水稀释至 1000ml。

(5)0.3mol/L 盐酸:25.5ml 浓盐酸用水稀释至 1000ml。

(6)2mol/L 乙酸钠溶液:164g 无水乙酸钠溶于水中稀释至 1000ml。

(7)氯化钾溶液(250g/L):250g 氯化钾溶于水中稀释至 1000ml。

(8)酸性氯化钾溶液(250g/L):8.5ml 浓盐酸用 25%氯化钾溶液稀释至 1000ml。

(9)氢氧化钠溶液(150g/L):15g 氢氧化钠溶于水中稀释至 100ml。

(10)1%铁氰化钾溶液(10g/L):1g 铁氰化钾溶于水中稀释至 100ml。放于棕色瓶内保存。

(11)碱性铁氰化钾溶液:取 4ml 10g/L 铁氰化钾溶液,用 150g/L 氢氧化钠溶液稀释至 60ml。用时现配,避光使用。

(12)乙酸溶液:30ml 冰乙酸用水稀释至 1000ml。

(13)活性人造浮石:称取 200g 40~60 目的人造浮石,以 10 倍于其容积的热乙酸溶液搅洗 2 次,每次 10 分钟;再用 5 倍于其容积的 250g/L 热氯化钾溶液搅洗 15 分钟;然后再用稀乙酸溶液搅洗 10 分钟;最后用热蒸馏水洗至没有氯离子。于蒸馏水中保存。

(14)硫胺素标准储备液(0.1mg/ml):准确称取 100mg 经氯化钙干燥 24 小时的硫胺素,溶于 0.01mol/L 盐酸中,并稀释至 1000ml。于冰箱中避光保存。

(15)硫胺素标准中间液(10μg/ml):将硫胺素标准贮备液用 0.01mol/L 盐酸稀释 10 倍。于冰箱中避光保存。

(16)硫胺素标准使用液(0.1μg/ml):将硫胺素标准中间液用水稀释 100 倍,用时现配。

(17)溴甲酚绿溶液(0.4g/L):称取 0.1g 溴甲酚绿,置于小研钵中,加入 1.4ml 0.1mol/L 氢氧化钠研磨片刻,再加入少许水继续研磨至完全溶解,用水稀释至 250ml。

（四）主要实验步骤

1. 试样制备

(1)试样准备:试样采集后用匀浆机打成匀浆于低温冰箱中冷冻保存,用时将其解冻后混匀使用。干燥试样要将其尽量粉碎后备用。

(2)提取

1)准确称取一定量试样(估计其硫胺素含量约为 10~30μg,一般称取 2~10g 试样),置于 100ml 三角瓶中,加入 50ml 0.1mol/L 或 0.3mol/L 盐酸使其溶解,放入高压锅中加热水解,121℃ 30 分钟,凉后取出。

2)用 2mol/L 乙酸钠调其 pH 为 4.5(以 0.4g/L 溴甲酚绿为外指示剂)。

3)按 1g 试样加入 20mg 淀粉酶和 40mg 蛋白酶的比例加入淀粉酶和蛋白酶。于 45~50℃温箱过夜保温(约 16 小时)。

4)凉至室温,定容至 100ml,然后混匀过滤,即为提取液。

（3）净化

1)用少许脱脂棉铺于盐基交换管的交换柱底部,加水将棉纤维中气泡排出,再加约 1g 活性人造浮石使之达到交换柱的三分之一高度。保持盐基交换管中液面始终高于活性人造浮石。

2)用移液管加入提取液 20~60ml(使通过活性人造浮石的硫胺素总量约为 2~5μg)。

3)加入约 10ml 热蒸馏水冲洗交换柱,弃去洗液。如此重复三次。

4)加入 20ml 250g/L 酸性氯化钾(温度为 90℃左右),收集此液于 25ml 刻度试管内,凉至室温,用 250g/L 酸性氯化钾定容至 25ml,即为试样净化液。

5)重复上述操作,将 20ml 硫胺素标准使用液加入盐基交换管以代替试样提取液,即得到标准净化液。

（4）氧化

1)将 5ml 试样净化液分别加入 A、B 两个反应瓶。

2)在避光条件下将 3ml 150g/L 氢氧化钠加入反应瓶 A,将 3ml 碱性铁氰化钾溶液加入反应瓶 B,振摇约 15 秒,然后加入 10ml 正丁醇;将 A、B 两个反应瓶同时用力振摇 1.5 分钟。

3)重复上述操作,用标准净化液代替试样净化液。

4)静置分层后吸去下层碱性溶液,加入 2~3g 无水硫酸钠使溶液脱水。

2. 测定

(1)荧光测定条件:激发波长 365nm;发射波长 435nm;激发波狭缝 5nm;发射波狭缝 5nm。

(2)依次测定下列荧光强度:

1)试样空白荧光强度(试样反应瓶 A);

2)标准空白荧光强度(标准反应瓶 A);

3)试样荧光强度(试样反应瓶 B);

4)标准荧光强度(标准反应瓶 B)。

（五）结果计算

$$X = (U - U_b) \times \frac{c \times V}{S - S_b} \times \frac{V_1}{V_2} \times \frac{1}{m} \times \frac{100}{1000}$$

式中:

X:试样中硫胺素含量,单位为,mg/100g;

U:试样荧光强度;

U_b:试样空白荧光强度;

S:标准荧光强度;

S_b:标准空白荧光强度;

c：硫胺素标准使用液浓度，单位为，$\mu g/ml$；

V：用于净化的硫胺素标准使用液体积，单位为，ml；

V_1：试样水解后定容之体积，单位为，ml；

V_2：试样用于净化的提取液体积，单位为，ml；

m：试样质量，单位为，g；

$\dfrac{100}{1000}$：试样含量由 $\mu g/g$ 换算成 $mg/100g$ 的系数；

计算结果保留两位有效数字。

（六）注意事项

在重复性条件下获得的两次独立测定结果的绝对差值不得超过算术平均值的10%。

（七）思考题

1. 氧化操作时碱性铁氰化钾溶液加入反应瓶后，为何振摇时间要控制在约15秒？

2. 使用盐基交换管净化时，使用酸性氯化钾的作用是什么？

二、食品中维生素 B_2（核黄素）含量的测定

（一）实验目的

核黄素是机体的物质代谢和能量代谢中不可缺少的物质。通过测定食品中核黄素含量，可以了解人体核黄素摄入情况。

（二）实验原理

核黄素受到波长为440~500nm 的光照射后能产生光黄素（lumiflavin），此物质能产生较强的荧光。在稀溶液中其荧光强度与核黄素浓度成正比。

试液中再加入低亚硫酸钠（$Na_2S_2O_4$），将荧光素还原为无荧光物质。然后再测定试液中残余荧光物质的荧光强度，两者之差即为食品中核黄素所产生的荧光强度。与标准比较定量。

（三）主要仪器和试剂

1. 主要仪器　荧光光度计；高压消毒锅；锥形烧瓶；核黄素吸附柱（图6-3）。

2. 主要试剂

（1）1.0mol/L 盐酸溶液：吸取分析纯浓盐酸83.3ml 于 1L 容量瓶中，加蒸馏水稀释至刻度。

（2）0.1mol/L 盐酸溶液：将上液按1：10 稀释。

（3）4% 氢氧化钠溶液：0.4% 氢氧化钠溶液。

（4）3% 高锰酸钾溶液。

（5）3% 过氧化氢溶液。

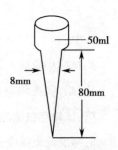

图6-3　核黄素吸附柱

（6）核黄素储备液（25μg/ml）：精确称取已干燥过的核黄素（在干燥器中放置 24 小时）25mg，加少量蒸馏水溶解后倒入 1L 容量瓶，加蒸馏水 500ml，加入 2.4ml 冰醋酸，将其放在温水中摇动使颗粒完全溶解，冷却后稀释至刻度，加入少量甲苯，避光冷藏备用。

（7）核黄素工作液（0.1μg/ml）：吸取储备液 1.0ml，加水稀释至 250ml。

（8）20%低亚硫酸钠溶液：用时现配，保存在冰水浴中，4 小时内有效。

（9）0.04%溴甲酚绿指示剂：称取 0.1g 溴甲酚绿于小研钵中，加 1.4ml 0.4%氢氧化钠溶液研磨，加少许水继续研磨直至完全溶解，加水稀释至 250ml。

（10）2.5mol/L 无水乙酸钠溶液：使用时现配制。

（11）10%木瓜蛋白酶溶液：使用前用 2.5mol/L 无水乙酸钠溶液配制。

（12）10%淀粉酶溶液：使用前用 2.5mol/L 无水乙酸钠溶液配制。

（13）洗脱液：丙酮：冰醋酸：水（5：2：9）。

（四）主要实验步骤

1. 样品前处理　称取 2~10g 样品（含 10~200μg 核黄素）于 100ml 锥形瓶中，加入 50ml 0.1mol/L 盐酸，搅拌使样品颗粒分散均匀后，置于高压锅内，在 6.8kg（15 磅）高压下水解样品 30 分钟。水解液冷却后，加入 4%氢氧化钠调 pH 至 4.5（取少许水解液用溴甲酚绿检验呈草绿色，pH 即为 4.5）。

2. 酶解

（1）含有淀粉样品的水解液加入 3ml 10%淀粉酶溶液，于 37~40℃保温约 16 小时。

（2）含有高蛋白样品的水解液加入 3ml 10%木瓜蛋白酶溶液，于 37~40℃保温约 16 小时。

上述酶水解液用蒸馏水定容至 100ml，过滤。滤液在 4℃冰箱可保存 1 周。

（3）氧化去杂质：取试管 2 支分别编号 A 和 B，按表 6-1 操作。

表 6-1　氧化去杂质操作

管号	A	B
滤液（ml）	10.0	–
核黄素工作液（ml）	–	1.0
蒸馏水（ml）	1.0	–
冰醋酸（ml）	1.0	1.0
	混匀	
3%高锰酸钾溶液（ml）	0.5	0.5

混匀后放置 2 分钟以氧化样品中的杂质与色素，再滴加 3%过氧化氢至溶液退色，以还原高锰酸钾。剧烈摇动试管，使多余氧气逸出。

（4）核黄素的吸附与洗脱：吸附柱下端用一小团脱脂棉垫上，然后称取 1g 硅镁吸附剂湿法装柱(约5cm高)。勿使柱内产生气泡,调节流速为60滴/分钟左右。将A和B管内氧化后的液体通过吸附柱后,用约20ml热蒸馏水洗脱样品中的杂质,再用5.0ml洗脱液将核黄素洗脱,用具塞试管收集洗脱液,再用蒸馏水洗脱吸附柱,收集洗出的液体合并于具塞试管中,定容至10ml,混匀后留待测荧光强度。

(5)测定荧光强度:选择激发波长为420nm,发射波长为520nm,测定样品管及标准管的荧光强度。然后,在各管的剩余液中加0.1ml 20%低亚硫酸钠溶液,立即混匀,在20秒内测出各管的荧光值,作为各自的空白值。

（五）结果计算

$$样品中的核黄素（mg/100g）= \frac{(A-B) \times S}{(C-D) \times W} \times F \times \frac{100}{1000}$$

式中:

A:样品管荧光值;

B:样品管空白荧光值;

C:标准管荧光值;

D:标准管空白荧光值;

F:稀释倍数;

W:样品重量,g;

S:标准管中核黄素含量,μg;

（六）注意事项

1. 加入低亚硫酸钠的量不能过多以免影响荧光强度,加入后必须立即读数,否则核黄素又会被空气氧化为荧光型。

2. 过氧化氢不宜多加,因会产生气泡而影响比色。

3. 如加入高锰酸钾后有氧化锰细微褐色溶液混浊,可离心使之澄清。

4. 不能用皂粉洗涤玻璃器材,应用硫酸-重铬酸钾洗液浸洗,再以清水洗净,继以蒸馏水冲洗。

5. 整个操作过程需避光进行。

（七）思考题

1. 操作时,为什么硅镁吸附剂要湿法装柱?

2. 样品核黄素测定操作过程中影响实验结果准确性的因素有哪些?

三、食品中维生素C（抗坏血酸）含量的测定

（一）2,4-二硝基苯肼比色法测定总抗坏血酸

1. 实验目的　食品中的总抗坏血酸包括还原型和脱氢型两种形式。当食品放置时间较长

或经过烹调处理后,其中有相当一部分抗坏血酸转变为脱氢型,脱氢型的抗坏血酸仍有85%左右的维生素 C 活性,因此对这类食品常常测定总抗坏血酸。

2. 实验原理　样品中还原性抗坏血酸经活性炭氧化为脱氢型抗坏血酸。在一定条件下,脱氢型抗坏血酸与2,4-二硝基苯肼作用生成红色的脎,脎的生成量与总抗坏血酸含量成正比,将脎溶解在硫酸中后可进行比色定量。

3. 仪器与试剂

(1)恒温水浴(37±0.5)℃箱。

(2)可见紫外分光光度计。

(3)捣碎机。

(4)4.5mol/L 硫酸:250ml 浓硫酸(比重1.84)缓缓加入 700ml 蒸馏水中,冷却后用水稀释至 1000ml。

(5)85%硫酸:850ml 浓硫酸(比重1.84)缓慢加入 150ml 蒸馏水中,放冷,备用。

(6)2% 2,4-二硝基苯肼溶液:溶解 2g 2,4-二硝基苯肼于 100ml 1%草酸中。

(7)2%草酸溶液。

(8)1%硫脲:称取 5g 硫脲溶解在 500ml 1%草酸溶液中。

(9)2%硫脲:称取 10g 硫脲溶解在 500ml 1%草酸溶液中。

(10)活性炭:取 100g 活性炭用 10%盐酸 1000ml 煮沸 1 小时,煮沸时搅动。煮后用蒸馏水洗至滤液中无 Fe^{3+}(以 1%硫氰酸钾检验不呈红色)。110℃烘箱干燥过夜,取出置于干燥器备用。

(11)抗坏血酸标准溶液(1mg/ml):称取 100mg 纯抗坏血酸溶解在 100ml 1%草酸溶液中。

4. 实验步骤

(1)样品提取:均匀取样 100g,剪碎置捣碎机中,加 100ml 2%草酸,制成匀浆。取 10~40g 匀浆(含 1~2mg 抗坏血酸)倒入 100ml 容量瓶中,用 1%草酸溶液稀释至刻度,混匀,过滤,滤液备用。

(2)氧化:取上述滤液 25ml 加入 2g 活性炭,振摇 1 分钟,过滤,弃去最初数毫升滤液。取 10ml 滤液,加入 10ml 2%硫脲溶液,混匀,备用。

(3)脎的形成:取 3 个试管,A 为空白管,B、C 为样品管。三支试管内分别加入 4ml 上述氧化后的样品液,B、C 管各再加入 1.0ml 2% 2,4-二硝基苯肼溶液。将所有试管放入(37±0.5)℃恒温水浴保温 3 小时。取出置室温下,A 管加 2%2,4-二硝基苯肼溶液 1.0ml,放置 10~15 分钟。

(4)脎的溶解:各管置冰水浴中缓慢加入 85%硫酸 5ml,滴加时间至少需要 1 分钟,边加边摇动试管。取出试管,室温下放置 30 分钟后比色。

(5)比色:用 1cm 比色杯,以空白液调零点,于 540nm 波长测吸光度。

(6)标准曲线绘制:取 50ml 标准液于锥形瓶中,加 2g 活性炭,振摇 1 分钟,过滤,取滤液 10ml 于 500ml 容量瓶中,加 5.0g 硫脲,用 1%草酸溶液稀释至刻度,抗坏血酸浓度为 20μg/ml。取 5ml、10ml、

20ml、25ml、40ml、50ml、60ml 稀释液,分别放入 7 个 100ml 容量瓶中,用 1%硫脲稀释至刻度,使最后稀释液中抗坏血酸的浓度分别为 $1\mu g/ml$、$2\mu g/ml$、$4\mu g/ml$、$5\mu g/ml$、$8\mu g/ml$、$10\mu g/ml$、$12\mu g/ml$。按样品测定步骤形成脎并比色,以抗坏血酸浓度($\mu g/ml$)为横坐标绘制标准曲线。

5. 结果计算

$$抗坏血酸含量(mg/100g)=\frac{C\times V}{W}\times F\times\frac{100}{1000}$$

式中:

C:由标准曲线查得或由回归方程计算得出的"样品氧化液"中抗坏血酸浓度,$\mu g/ml$;

V:样品用 1%草酸溶液定容后的容积,ml;

F:样品氧化过程中的稀释倍数;

W:样品重量,g。

6. 注意事项

(1)加 85%的硫酸溶解形成的脎时应边加边振摇试管,防止样品中糖类成分炭化而使溶液变黑。

(2)加入硫酸 30 分钟后必须立刻比色,因为颜色会继续加深。

(3)硫脲可防治抗坏血酸被氧化,并有助于脎的形成。

7. 思考题

(1)测定食物中还原型抗坏血酸时,为什么在脎的形成时要保温 3 小时,少或多于 3 小时为什么不行?

(2)测定食物中还原型抗坏血酸时,活性炭为什么要经过处理?

(二)还原型抗坏血酸测定(2,6-二氯酚靛酚滴定法)

1. 实验目的　新鲜食品中的抗坏血酸主要以还原型的形式存在,测定还原型抗坏血酸可粗略了解该食品中抗坏血酸浓度的高低。

2. 实验原理　还原型抗坏血酸可将染料 2,6-二氯酚靛酚还原。用标准碘酸钾溶液标定抗坏血酸溶液,然后以标定的抗坏血酸溶液标定 2,6-二氯酚靛酚染料溶液,再用此染料滴定样品中的抗坏血酸。2,6-二氯酚靛酚在酸性溶液中呈红色,被还原后红色褪去。当被测溶液过量 1 滴染料时即显红色,以示终点。在无杂质干扰时,被测溶液还原染料的量与其中所含抗坏血酸浓度成正比。

3. 仪器与试剂

(1)组织捣碎机。

(2)微量滴定管、锥形烧瓶。

(3)100ml 具塞量筒。

（4）1%草酸。

（5）2%草酸。

（6）白陶土。

（7）0.0100mol/L碘酸钾标准储备液：精密称取干燥的碘酸钾（GR或AR级）2.1400g，用蒸馏水溶解于100ml容量瓶中并定容至刻度。

（8）0.0010mol/L碘酸钾标准应用液：取碘酸钾标准储备液1.0ml稀释至100ml。此液1.0ml相当于抗坏血酸0.088mg。

（9）1%淀粉溶液：称取可溶性淀粉0.5g，加水1滴，搅拌成糊状以后倒入50ml沸水中，混匀，冷藏待用。

（10）6%碘酸钾溶液：称取碘酸钾0.6g溶解于10ml蒸馏水中。临用前配制。

（11）抗坏血酸溶液：称取纯抗坏血酸粉末20mg，用1%草酸溶解于100ml容量瓶中并稀释至刻度，摇匀。冷藏保存。

（12）碳酸氢钠溶液：称取碳酸氢钠40.2g，溶解在200ml沸水中。

（13）0.02% 2,6-二氯酚靛酚：称取2,6-二氯酚靛酚50mg溶解在上述碳酸氢钠热溶液中，冷后放冰箱中，过夜，次日过滤在250ml容量瓶中，用蒸馏水稀释至刻度，摇匀。贮于棕色瓶中，冷藏保存。

4. 实验步骤

（1）2,6-二氯酚靛酚溶液的标定

1）抗坏血酸标准溶液的标定：吸取抗坏血酸溶液2ml于锥形瓶中，再加入1%草酸5ml、6%碘化钾溶液0.5ml、1%淀粉溶液2滴，再以0.0010mol/L碘酸钾标准液滴定至终点为淡蓝色。

计算方法：

$$抗坏血酸浓度（mg/ml）=\frac{消耗0.0010mol/L碘酸钾溶液ml数×0.088}{所取抗坏血酸ml数}$$

2）2,6-二氯酚靛酚溶液的标定：吸取已标定过的抗坏血酸溶液5ml及1%草酸溶液5ml于锥形瓶中，以待标定的2,6-二氯酚靛酚溶液滴定至溶液呈淡红色，在15秒内不褪色为止。

$$1ml染料相当于抗坏血酸的mg数=\frac{抗坏血酸浓度（mg/ml）×抗坏血酸溶液的ml数}{滴定消耗染料的ml数}$$

（2）样品测定

1）取样品100g稍加切碎后置捣碎机中，加入等量的2%草酸溶液，制成匀浆。

2）称取10g匀浆于小烧杯中，小心地以1%草酸将样品洗入100ml量筒内，稀释至刻度，摇匀，静止。

3）取上层液滤过。吸取滤液5ml于锥形瓶中，以标定过的2,6-二氯酚靛酚溶液滴定至溶液呈淡红色，15秒内不褪色为止。

4)用蒸馏水作空白滴定,如染料浓度过高,应适当稀释。

5. 结果计算

$$还原性抗坏血酸(mg/100g) = \frac{(V_1 - V_2) \times T}{W} \times 100$$

式中:

V_1:样品滴定时所用染料量,ml;

V_2:空白滴定时所用的染料量,ml;

W:滴定时所用样品稀释液中含样品的量,g;

T:1ml 染料相当于抗坏血酸,mg。

6. 注意事项

(1)操作过程要迅速,因还原型抗坏血酸易被氧化,一般不超过 2 分钟。

(2)生食物匀浆在量筒内振摇可能会产生泡沫,加数滴异戊醇可除去。

(3)如样品有色应把样品上层液 20ml 导入锥形瓶中,加入一勺白陶土,振摇数次,使充分脱色。静止后在取上层液测定。同时,取一锥形瓶,加入 1% 草酸 20ml,加入一勺白陶土,振摇数次,作为空白。

(4)应选择脱色力强、不吸附抗坏血酸的白陶土,每批新的白陶土要测定回收率。

(5)样品如不易过滤,可离心取上清液测定。

(6)样品中可能有其他杂质也能还原 2,6-二氯酚靛酚的,但还原染料的速度较抗坏血酸慢,所以滴定时以 15 秒粉红色不褪去为止。

7. 思考题

(1)2,6-二氯酚靛酚溶液为什么要贮存在棕色瓶中冷藏保存?

(2)实验操作过程中有哪些因素会影响实验结果的准确性?

四、食品中维生素 A、维生素 E 含量的测定

(一)实验目的

通过测定食品中维生素 A、维生素 E 含量,可以评价食品中该种维生素的营养价值,同时也可了解人体维生素 A、维生素 E 的摄入情况。

(二)实验原理

试样中的维生素 A、维生素 E 经皂化提取处理后,将其从不可皂化部分提取至有机溶剂中,用高效液相色谱 C_{18} 反相柱将维生素 A 分离,经紫外检测器检测,并用内标法定量测定。

(三)主要仪器和试剂

1. 主要仪器、设备　高效液相色谱仪带紫外分光检测器;旋转蒸发器;高速离心机;1.5~

3.0ml塑料离心管(与高速离心机配套);高纯氮气;恒温水浴锅;紫外分光光度计。

2. 主要试剂

(1)无水乙醚:不含有过氧化物;过氧化物检查方法如下,用5ml乙醚加1ml 10%碘化钾溶液,振摇1分钟,如有过氧化物则放出游离碘,水层呈黄色或加4滴0.5%淀粉溶液,水层呈蓝色,该乙醚需处理后使用。

(2)去除过氧化物的方法:重蒸乙醚时,瓶中放入纯铁丝或铁末少许,弃去10%初馏液和10%残馏液。

(3)无水乙醇:不得含有醛类物质。

1)检查方法:取2ml银氨溶液于试管中,加入少量乙醇,摇匀,再加入氢氧化钠溶液,加热,放置冷却后,若有银镜反应则表示乙醇中有醛。

2)脱醛方法:取2g硝酸银溶于少量水中,取4g氢氧化钠溶于温乙醇中,将两者倾入1L乙醇中,振摇后,放置暗处两天(不时摇动,促进反应),经过滤,置蒸馏瓶中蒸馏,弃去初蒸出的50ml,当乙醇中含醛较多时,硝酸银用量适当增加。

(4)无水硫酸钠;甲醇:重蒸后使用;重蒸水:水中加少量高锰酸钾,临用前蒸馏。

(5)抗坏血酸溶液(100g/L):临用前配制。

(6)氢氧化钾溶液(1+1):100g氢氧化钾溶解在100ml水中。

(7)氢氧化钠溶液(100g/L):100g氢氧化钠溶解在1000ml水中。

(8)硝酸银溶液(50g/L):50g硝酸银溶解在1000ml水中。

(9)银氨溶液:加氨水至上述硝酸银溶液中,直至生成的沉淀重新溶解为止,再加氢氧化钠溶液(100g/L)数滴,如发生沉淀,再加氨水直至溶解。

(10)维生素A标准液:视黄醇(纯度85%)或视黄醇乙酸酯(纯度90%)经皂化处理后使用,用脱醛乙醇分别溶解维生素A标准品,使其浓度大约为1ml相当于1mg,临用前用紫外分光光度计分别标定其准确浓度。

(11)维生素E标准液:α-生育酚(纯度95%),β-生育酚(纯度95%),δ-生育酚(纯度95%),用脱醛乙醇分别溶解以上三种维生素E标准品,使其浓度大约为1ml相当于1mg,临用前用紫外分光光度计分别标定此三种维生素E的准确浓度。

(12)内标溶液:称取苯并〔e〕芘(纯度98%),用脱醛乙醇配制成每1ml相当10μg苯并〔e〕芘的内标溶液;pH 1~14试纸。

(四)主要实验步骤

1. 试样处理

(1)皂化:称取1~10g试样(含维生素A约3μg,维生素E异构体约40μg)于皂化瓶中,加30ml无水乙醇,进行搅拌,直到颗粒物分散均匀为止。加5ml 10%抗坏血酸,苯并〔e〕芘标准液 2.00ml,混匀。10ml 氢氧化钾(1+1),混匀。于沸水浴回流 30 分钟使皂化完全。皂化后立即放入冰水中冷却。

(2)提取:将皂化后的试样移入分液漏斗中,用 50ml 水分 2~3 次洗皂化瓶,洗液并入分液漏斗中。用约 100ml 乙醚分两次洗皂化瓶及其残渣,乙醚液并入分液漏斗中。如有残渣,可将此液通过有少许脱脂棉的漏斗滤入分液漏斗。轻轻振摇分液漏斗 2 分钟,静置分层,弃去水层。

(3)洗涤:用约 50ml 水洗分液漏斗中的乙醚层,用 pH 试纸检验直至水层不显碱性(最初水洗轻摇,逐次振摇强度可增加)。

(4)浓缩:将乙醚提取液经过无水硫酸钠(约 5g)滤入与旋转蒸发器配套的 250~300ml 球形蒸发瓶内,用约 100ml 乙醚冲洗分液漏斗及无水硫酸钠 3 次,并入蒸发瓶内,并将其接至旋转蒸发器上,于 55℃水浴中减压蒸馏并回收乙醚,待瓶中剩下约 2ml 乙醚时,取下蒸发瓶,立即用氮气吹掉乙醚,立即加入 2.00ml 乙醇,充分混合,溶解提取物。

(5)将乙醇液移入一小塑料离心管中,离心 5 分钟(5000r/min)。上清液供色谱分析。如果试样中维生素含量过少,可用氮气将乙醇液吹干后,再用乙醇重新定容。并记下体积比。

2. 标准曲线的制备

(1)维生素 A 和维生素 E 标准浓度的标定:取维生素 A 和各维生素 E 标准液若干微升,分别稀释至 3.00ml 乙醇中,并分别按给定波长测定各维生素的吸光值。用比吸光系数计算出该维生素的浓度。测定条件如表 6-2 所示。

表 6-2　维生素 E 标准浓度的标定

标准	加入标准液的量($V/\mu l$)	比吸光系数($E^{1\%}$)	波长(λ/nm)
视黄醇	10.00	1835	325
α-生育酚	100.0	71	294
β-生育酚	100.0	92.8	298
δ-生育酚	100.0	91.2	298

浓度按照下式计算:

$$C_1 = \frac{A}{E} \times \frac{1}{100} \times \frac{3.00}{V \times 10^{-3}}$$

式中:

C_1:维生素浓度,单位为,g/ml;

A:维生素的平均紫外线吸光度值;

V:加入标准液的量,单位为,μl;

E:某种维生素 1%比吸光系数;

$\dfrac{3.00}{V \times 10^{-3}}$：标准液稀释倍数。

（2）标准曲线的制备：本标准采用内标法定量。把一定量的维生素 A、α-生育酚、β-生育酚、δ-生育酚及内标苯并〔e〕芘液混合均匀。选择合适灵敏度，使上述物质的各峰高度约为满量程 70%，为高浓度点。高浓度的 1/2 为低浓度点（其内标苯并〔e〕芘的浓度值不变），用此种浓度的混合标准进行色谱分析。维生素标准曲线绘制是以维生素峰面积与内标物峰面积之比为纵坐标，维生素浓度为横坐标绘制，或计算直线回归方程。如有微处理机装置，则按照仪器说明用两点内标法进行定量。

3. 高效液相色谱分析

（1）预柱：UltrasphereODS 10μm，4mm×4.5cm。

（2）分析柱：UltrasphereODS 5μm，4.6mm×25cm。

（3）流动相：甲醇+水＝98+2。混匀。临用前脱气。

（4）紫外检测器波长：300nm。量程 0.02。

（5）进样量：20μl。

（6）流速：1.7ml/min。

4. 试样分析　取试样浓缩液 20μl，绘制出色谱图及色谱参数后，再进行定性和定量。

（1）定性：用标准物色谱峰的保留时间定性。

（2）定量：根据色谱图求出某种维生素峰面积与内标物峰面积的比值，以此值在标准曲线上查到其含量，或用回归方程求出其含量。

（五）结果计算

$$X = \dfrac{C}{m} \times V \times \dfrac{100}{1000}$$

式中：

X：维生素含量，单位为，mg/100g；

C：由标准曲线上查到某种维生素含量，单位为，μg/ml；

V：试样浓缩定容体积，单位为，ml；

m：试样质量，单位为，g。

计算结果保留三位有效数字。

（六）注意事项

在重复性条件下获得的两次独立测定结果的绝对值不得超过算术平均值的 10%。

（七）思考题

1. 测定食品中维生素 A、维生素 E 含量时，为什么要在皂化步骤加入抗坏血酸？

2. 测定中所用的无水乙醇试剂为什么不得含有醛类物质？

五、食品中维生素 D 含量的测定

（一）实验目的

通过测定食品中维生素 D 含量，可以评价食品中该种维生素的营养价值，同时也可了解人体维生素 A 的摄入情况。

（二）实验原理

试样中的维生素 D 经皂化提取处理后，经石油醚萃取，维生素 D 用正相色谱法净化后，反相色谱法分离，外标法定量。

（三）主要仪器和试剂

1. 主要仪器、设备　高效液相色谱仪带紫外分光检测器；旋转蒸发器；恒温磁力搅拌器：20～80℃；氮吹仪；高速离心机转速≥5000 转/分钟；1.5～3.0ml 塑料离心管（与高速离心机配套）；培养箱：(60±2)℃；天平：感量为 0.1mg。

2. 主要试剂

（1）α-淀粉酶：酶活力≥1.5U/mg。

（2）无水硫酸钠。

（3）异丙醇：色谱纯。

（4）乙醇：色谱纯。

（5）氢氧化钾水溶液：称取固体氢氧化钾 250g，加入 200ml 水溶解。

（6）石油醚：沸程 30～60℃。

（7）甲醇：色谱纯。

（8）正己烷：色谱纯。

（9）环己烷：色谱纯。

（10）维生素 C 的乙醇溶液(15g/L)。

（11）维生素 D 标准溶液

1）维生素 D_2 标准储备液($100\mu g/ml$)：精确称取 10mg 的维生素 D_2 标准品，用乙醇溶解并定容于 100ml 棕色容量瓶中。

2）维生素 D_3 标准储备液($100\mu g/ml$)：精确称取 10mg 的维生素 D_3 标准品，用乙醇溶解并定容于 100ml 棕色容量瓶中。

（12）维生素 D 标准浓度校正：维生素 D 标准储备液配制后需要进行校正，具体操作如下：

分别取维生素 D 标准储备液若干微升，分别注入含有 3.00ml 乙醇的比色皿中，根据给定波长测定各维生素的吸光值，按表 6-3 给定的条件进行测定，通过下列公式计算出该维生素的浓度。

表 6-3　各维生素吸光值的测定条件

标准品	加入标准液储备液的量(μl)	比吸光系数($E^{1\%}$)	波长 λ(nm)
麦角钙化甾醇(维生素 D_2)	V	485	264
胆钙化醇(维生素 D_3)	V	462	264

浓度计算按下式:

$$C = \frac{A}{E} \times \frac{1}{100} \times \frac{3.00}{V \times 10^{-3}}$$

式中:

C:维生素 D 浓度,单位为克每毫升(g/ml);

A:维生素 D 的平均紫外吸光值;

V:加入标准储备液的量,单位为微升(μl);

E:维生素 D 1%比色光系数;

$\frac{3.00}{V \times 10^{-3}}$:标准液稀释倍数。

(四)主要实验步骤

1. 试样处理

(1)含淀粉的试样:称取混合均匀的固体试样约 5g 或液体试样约 50g(精确到 0.1mg)于 250ml 三角瓶中,加入 1g α-淀粉酶,固体试样需用约 50ml 45~50℃的水使其溶解,混合均匀后充氮,盖上瓶塞,置于(60±2)℃培养箱内培养 30 分钟。

(2)不含淀粉的试样:称取混合均匀的固体试样约 10g 或液体试样约 50g(精确到 0.1mg)于 250ml 三角瓶中,固体试样需用约 50ml 45~50℃水使其溶解,混合均匀。

2. 待测液的制备

(1)皂化:于上述处理的试样溶液中加入约 100ml 维生素 C 的乙醇溶液,充分混匀后加 25ml 氢氧化钾水溶液混匀,放入磁力搅拌棒,充氮排出空气,盖上胶塞。1000ml 的烧杯中加入约 300ml 的水,将烧杯放在恒温磁力搅拌器上,当水温控制在(53±2)℃时,将三角瓶放入烧杯中,磁力搅拌皂化约 45 分钟后,取出立刻冷却到室温。

(2)提取:用少量的水将皂化液全部转入 500ml 分液漏斗中,加入 100ml 石油醚,轻轻摇动,排气后盖好瓶塞,室温下振荡约 10 分钟后静置分层,将水相转入另一 500ml 分液漏斗中,按上述方法进行第二次萃取。合并醚液,用水洗至近中性。醚液通过无水硫酸钠过滤脱水,滤液收入 500ml 圆底烧瓶中,于旋转蒸发器上在(40±2)℃充氮条件下蒸至近干(绝不允许蒸干)。残渣用石油醚转移至 10ml 容量瓶中,定容。

（3）待测液测定:从上述容量瓶中准确移取 7.0ml 石油醚溶液放入试管中,将试管置于(40±2)℃的氮吹仪中,向试管中加 2.0ml 正己烷,振荡溶解残渣。再将试管以不低于 5000 转/分钟的速度离心 10 分钟,取出静置至室温后待测。

3. 测定

（1）维生素 D 待测液的净化

1）色谱参考条件

色谱柱:硅胶柱,150mm×4.6mm,或具同等性能的色谱柱。

流动相:环己烷与正己烷按体积比 1∶1 混合,并按体积分数 0.8% 加入异丙醇。

流速:1ml/min。

波长:264nm。

柱温:(35±1)℃。

进样体积:500μl。

2）取约 0.5ml 维生素 D 标准储备液于 10ml 具塞试管中,在(40±2)℃的氮吹仪上吹干。残渣用 5ml 正己烷振荡溶解。取该溶液 50μl 注入液相色谱仪中测定,确定维生素 D 保留时间。然后将 500μl 待测液 B 管注入液相色谱仪中,根据维生素 D 标准溶液保留时间收集维生素 D 馏分于试管 C 中。将试管 C 置于(40±2)℃条件下的氮吹仪中吹干,取出准确加入 1.0ml 甲醇,残渣振荡溶解,即为维生素 D 测定液。

（2）维生素 D 测定液的测定

1）参考色谱条件

色谱柱:C_{18}柱,250mm×4.6mm,5μm,或具同等性能的色谱柱。

流动相:甲醇(4.7)。

流速:1ml/min。

检测波长:264nm。

柱温:(35±1)℃。

进样量:100μl。

2）标准曲线的绘制

分别准确吸取维生素 D_2(或 D_3)标准储备液 0.20ml、0.40ml、0.60ml、0.80ml、1.00ml 于 100ml 棕色容量瓶中,用乙醇定容至刻度混匀。此标准系列工作液浓度分别为 0.200μg/ml、0.400μg/ml、0.600μg/ml、0.800μg/ml、1.000μg/ml。

分别将维生素 D_2(或 D_3)标准工作液注入液相色谱仪中,得到峰高(或峰面积)。以峰高(或峰面积)为纵坐标,以维生素 D_2(或 D_3)标准工作液浓度为横坐标分别绘制标准曲线。

3）维生素 D 试样的测定

吸取维生素 D 测定液 C 管 $100\mu l$ 注入液相色谱仪中,得到峰高(或峰面积),根据标准曲线得到维生素 D 测定液中维生素 D_2(或 D_3)的浓度。

维生素 D 回收率测定结果记为回收率校正因子 f,代入下面的测定结果计算公式,对维生素 D 含量测定结果进行校正。

4. 结果计算分析　维生素 D 含量按下式计算:

$$X = \frac{C_S \times 10 \div 7 \times 2 \times 2 \times 100}{m \times f}$$

式中:

X:试样中维生素 D_2(或 D_3)的含量,单位为微克每百克($\mu g/100g$);

C_s:从标线得到的维生素 D_2(或 D_3)待测液的浓度,单位为微克每毫升($\mu g/ml$);

m:试样的质量,单位为克(g);

f:回收率校正因子。

（五）注意事项

1. 试样中维生素 D 的含量以维生素 D_2 和 D_3 的含量总和计。

2. 以重复性条件下获得的两次独立测定结果的算术平均值表示,结果保留三位有效数字,两次独立测定结果的绝对值不得超过算术平均值的 10%。

3. 维生素 D 标准储备液均须-10℃以下避光储存。

4. 标准工作液临用前配制。标准储备溶液用前需校正测定维生素 D 的试样需要同时做回收率实验。

5. 本标准检出限　维生素 D 为 $0.20\mu g/100g$。

（六）思考题

1. 测定食品中维生素 D 含量时,为什么标准储备溶液用前需校正?

2. 测定维生素 D 的试样为什么需要同时做回收率实验。

（王晓波）

食品中膳食纤维的测定

膳食纤维(dietary fiber,DF)是指不能被人体小肠消化吸收但具有健康意义的、植物中天然存在或通过提取/合成的、聚合度 DP≥3 的碳水化合物聚合物,包括纤维素、半纤维素、果胶及其他单体成分等。膳食纤维(总膳食纤维 total dietary fiber,TDF)根据其水溶性分为不溶性膳食纤维(insoluble dietary fiber,IDF)和可溶性纤维(soluble dietary fiber,SDF)。不溶性膳食纤维是不能溶于水的膳食纤维部分,包括纤维素、半纤维素和木质素等。可溶性膳食纤维是能溶于水的膳食纤维部分,包括果胶、树胶及粘胶、低聚糖和部分不能消化的多聚糖。

一、实验目的

在理解食物中膳食纤维概念和食物来源的基础上,掌握食物中膳食纤维的测定原理和方法,进一步了解食物中膳食纤维的分类和性质,能够正确地测定食品中的膳食纤维的含量,并能据此评价该食品的膳食纤维的营养价值。

二、实验原理

干燥的样品经热稳定 α-淀粉酶、蛋白酶和葡萄糖苷酶酶解消化去除蛋白质和淀粉后,经乙醇沉淀、抽滤,残渣用乙醇和丙酮洗涤,干燥称量,即为总膳食纤维残渣。另取试样同样酶解,直接抽滤并用热水洗涤,残渣干燥称量,即得不溶性膳食纤维残渣;滤液用4倍体积的乙醇沉淀、抽滤、干燥称量,得可溶性膳食纤维残渣。扣除各类膳食纤维残渣中相应的蛋白质、灰分和试剂空白含量,即可计算出试样中总的膳食纤维、不溶性膳食纤维和可溶性膳食纤维含量。

本方法测定的总膳食纤维为不能被 α-淀粉酶、蛋白酶和葡萄糖苷酶酶解的碳水化合物聚合物,包括不溶性膳食纤维和能被乙醇沉淀的高分子质量可溶性膳食纤维,如纤维素、半纤维素、木质素、果胶、部分回生淀粉,及其他非淀粉多糖和美拉德反应产物等;不包括低分子质量(聚合度3~12)的可溶性膳食纤维,如低聚果糖、低聚半乳糖、聚葡萄糖、抗性麦芽糊精,以及抗性淀粉等。

三、仪器和试剂

（一）仪器

1. 高型无导流口烧杯　400ml 或 600ml。

2. 坩埚　具粗面烧结玻璃板，孔径 40～60μm。清洗后的坩埚在马弗炉中（525±5）℃灰化 6 小时，炉温降至 130℃以下取出，于重铬酸钾洗液中室温浸泡 2 小时，用水冲洗干净，再用 15ml 丙酮冲洗后风干。用前加入约 1.0g 硅藻土，130℃烘干，取出坩埚，在干燥器中冷却约 1 小时，称量，记录处理后坩埚质量（mg），精确到 0.1mg。

3. 真空抽滤装置　真空泵或有调节装置的抽吸器。备 1L 抽滤瓶，侧壁有抽滤口，带与抽滤瓶配套的橡胶塞，用于酶解液抽滤。

4. 恒温振荡水浴箱　带自动计时器，控温范围室温 5～100℃，温度波动±1℃。

5. 分析天平　感量 0.1mg 和 1mg。

6. 马弗炉　（525±5）℃。

7. 烘箱　（130±3）℃。

8. 干燥器　二氧化硅或同等的干燥剂，干燥剂每两周（130±3）℃烘干过夜一次。

9. pH 计　具有温度补偿功能，精度±0.1。用前用 pH 4.0、7.0 和 10.0 标准缓冲液校正。

10. 真空干燥箱　（70±1）℃。

11. 筛　筛板孔径 0.3～0.5mm。

（二）试剂

1. 主要试剂

（1）95%乙醇（CH_3CH_2OH）。

（2）丙酮（CH_3COCH_3）。

（3）石油醚：沸程 30～60℃。

（4）氢氧化钠（NaOH）。

（5）重铬酸钾（$K_2Cr_2O_7$）。

（6）三羟甲基氨基甲烷（$C_4H_{11}NO_3$，TRIS）。

（7）2-（N-吗啉代）乙烷磺酸（$C_6H_{13}NO_4S \cdot H_2O$，MES）。

（8）冰乙酸（$C_2H_4O_2$）。

（9）盐酸（HCl）。

（10）硫酸（H_2SO_4）。

（11）热稳定 α-淀粉酶液：CAS 9000-85-5，IUB 3.2.1.1，（10000±1000）U/ml 不得含丙三醇稳定剂，于 0～5℃冰箱储存，酶的活性测定及判定标准应符合附录 A 的要求。

(12)蛋白酶液:CAS 9014-01-1,IUB 3.2.21.14,300~400U/ml,不得含丙三醇稳定剂,于 0~5℃冰箱储存,酶的活性测定及判定标准应符合附录 A 的要求。

(13)淀粉葡萄糖苷酶液:CAS 9032-08-0,IUB3 3.2.1.3,2000~3300U/ml,于 0~5℃冰箱储存,酶的活性测定及判定标准应符合附录 A 的要求。

(14)硅藻土:CAS 688 55-54-9。

2. 试剂配制

(1)乙醇溶液(85%,体积分数):取 895ml 95%乙醇,用水稀释并定容至 1L,混匀。

(2)乙醇溶液(78%,体积分数):取 821ml 95%乙醇,用水稀释并定容至 1L,混匀。

(3)氢氧化钠溶液(6mol/L):称取 24g 氢氧化钠,用水溶解至 100ml,混匀。

(4)氢氧化钠溶液(1mol/L):称取 4g 氢氧化钠,用水溶解至 100ml,混匀。

(5)盐酸溶液(1mol/L):取 8.33ml 盐酸,用水稀释至 100ml,混匀。

(6)盐酸溶液(2mol/L):取 167ml 盐酸,用水稀释至 1L,混匀。

(7)MES-TRIS 缓冲液(0.05mol/L):称取 19.52g 2-(N-吗啉代)乙烷磺酸和 12.2g 三羟甲基氨基甲烷,用 1.7L 水溶解,根据室温用 6mol/L 氢氧化钠溶液调 pH,20℃ 时调 pH 为 8.3,24℃ 时调 pH 为 8.2,28℃ 时调 pH 为 8.1;20~28℃ 之间其他室温用插入法校正 pH。加水稀释至 2L。

(8)蛋白酶溶液:用 0.05mol/L MES-TRIS 缓冲液配成浓度为 50mg/ml 的蛋白酶溶液,使用前现配并在 0~5℃ 环境中暂存。

(9)酸洗硅藻土:取 200g 硅藻土于 600ml 的 2mol/L 盐酸溶液中,浸泡过夜,过滤,用水洗至滤液为中性,置于(525±5)℃马弗炉中灼烧灰分后备用。

(10)重铬酸钾洗液:称取 100g 重铬酸钾,用 200ml 水溶解,加入 1800ml 浓硫酸混合。

(11)乙酸溶液(3mol/L):取 172ml 乙酸,加入 700ml 水,混匀后用水定容至 1L。

以上所有试剂均为分析纯,所用水为蒸馏水或更高纯度的水。

四、实验步骤

1. 样品制备 称取捣碎的样品 20~50g,根据样品的水分含量、脂肪含量和糖类量进行研究适当的处理及干燥,并粉碎、混匀,过 20 目筛后称取 5.0g。

(1)脂肪含量<10%的样品:若样品水分含量较低(<10%),取样品直接反复粉碎,至完全过筛。混匀,待用。

若样品水分含量较高(≥10%),试样品混匀后,称取适量试样(m_c,不少于 50g),置于(70±1)℃真空干燥箱内干燥至恒重。将干燥后样品转至干燥器中,待试样温度降到室温后称量(m_D)。根据干燥前后样品质量,计算样品质量损失因子(f)。干燥后样品反复粉碎至完全过筛,置于干燥器中待用。如果样品不宜加热,也可采取冷冻干燥法。

(2)脂肪含量≥10%的样品:样品需经脱脂处理。称取适量样品(m_c,不少于50g)置于漏斗中,按每克样品25ml的比例加入石油醚进行冲洗,连续3次。脱脂后将试样混匀再按上述(1)进行干燥、称量(m_D),记录脱脂、干燥后样品质量损失因子(f)。样品反复粉碎至完全过筛,置于干燥器中待用。如果样品脂肪含量未知,按先脱脂再干燥粉碎方法处理。

(3)糖含量≥5%的样品:样品需经脱糖处理。称取适量样品(m_c,不少于50g)置于漏斗中,按每克样品10ml的比例用85%乙醇溶液冲洗,弃乙醇溶液,连续3次。脱糖后将样品置于40℃烘箱内干燥过夜,称量(m_D),记录脱糖、干燥后样品质量损失因子(f)。干样反复粉碎至完全过筛,置于干燥器中待用。

2. 酶解

(1)确称取双份样品(m),约1g(精确至0.1mg),双份样品质量差<0.005g。将样品转置于400~600ml高脚烧杯中,加入0.05mol/L MES-TRIS缓冲液40ml,用磁力搅拌直至试样完全分散在缓冲液中。同时制备两个空白样液与样品液进行同步操作,用于校正试剂对测定的影响。要搅拌均匀,避免试样结成团块,以防止样品酶解过程中不能与酶充分接触。

(2)热稳定α-淀粉酶酶解:向试样液中分别加入50μl热稳定α-淀粉酶液缓慢搅拌,加盖铝箔,置于95~100℃恒温振荡水浴箱中持续振摇,当温度升至95℃开始计时,通常反应35分钟。将烧杯取出,冷却至60℃,打开铝箔盖,用刮勺轻轻将附着于烧杯内壁的环状物以及烧杯底部的胶状物刮下10ml水冲洗烧杯壁和刮勺。

如样品中抗性淀粉含量较高(>40%),可延长热稳定α-淀粉酶酶解时间至90分钟,如必要也可另加入10ml二甲基亚砜帮助淀粉分散。

(3)蛋白酶酶解:将试样液置于(60±1)℃水浴中,向每个烧杯加入100μl蛋白酶溶液,盖上铝箔,开始计时,持续振摇,反应30分钟。打开铝箔盖,边搅拌边加入5ml 3mol/L乙酸溶液,控制试样温度保持在(60±1)℃。用1mol/L氢氧化钠溶液或1mol/L盐酸溶液调节试样液pH至4.5±0.2。另外,应在(60±1)℃时调pH,因为温度降低会使pH升高。同时注意进行空白样液的pH测定,保证空白样和样品液的pH一致。

(4)淀粉葡糖苷酶酶解:边搅拌边加入100μl淀粉葡萄糖苷酶液,盖上铝箔,继续于(60±1)℃水浴中持续振摇,反应30分钟。

3. 测定

(1)总膳食纤(TDF)测定

1)沉淀:向每份样品酶解液中,按乙醇与试样液体积比4:1的比例加入预热至(60±1)℃的95%乙醇(预热后体积约为225ml)取出烧杯,盖上铝箔,于室温条件下沉淀1小时。

2)抽滤:取已加入硅藻土并干燥称量的坩埚,用15ml 78%乙醇润湿硅藻土并展平,接上真空抽滤装置,抽去乙醇使坩埚中硅藻土平铺于滤板上。将样品乙醇沉淀液转移入坩埚中抽滤,用刮勺和78%乙醇将高脚烧杯中所有残渣转至坩埚中。

3)洗涤:分别用78%乙醇15ml洗涤残渣2次,用95%乙醇15ml洗涤残渣2次,丙酮15ml洗涤残渣2次,抽滤去除洗涤液后,将坩埚连同残渣在105℃烘干过夜。将坩埚置干燥器中冷却1小时,称量(m_{GR},包括处理后坩埚质量及残渣质量),精确至0.1mg。减去处理后坩埚质量,计算试样残渣质量(m_R)。

4)蛋白质和灰分的测定:取2份样品残渣中的1份按《食品中蛋白质的测定》GB 5009.5—2010,测定氮(N)含量,以6.25为换算系数,计算蛋白质质量(m_p),另1份试样测定灰分,即在525℃灰化5小时,于干燥器中冷却,精确称量坩埚总质量(精确至0.1mg),减去处理后坩埚质量,计算灰分质量(m_A、m_p)。

(2)不溶性膳食纤维(IDF)测定

1)按前面第1部分和第2部分,称取样品、酶解。

抽滤洗涤:取已处理的坩埚,用3ml水润湿硅藻土并展平,抽去水分使坩埚中的硅藻土平铺于滤板上。将样品酶解液全部转移至坩埚中抽滤,残渣用70℃热水10ml洗涤2次,收集并合并滤液,转移至另一600ml高脚烧杯中,备测可溶性膳食纤维。残渣按前面所述洗涤、干燥、称量,记录残渣重量。

2)按前面第3部分的4)部分测定蛋白质和灰分。

(3)可溶性膳食纤维(SDF)测定

1)计算滤液体积:收集不溶性膳食纤维抽滤产生的滤液,至已预先称量的600ml高脚烧杯中,通过称量"烧杯+滤液"总质重,扣除烧杯质量的方法估算滤液体积。

2)沉淀:按滤液体积加入4倍量预热至60℃的95%乙醇,室温下沉淀1小时。以下测定按总膳食纤维测定步骤相关部分进行。

4. 结果   总膳食纤维、可溶性膳食纤维、不可溶性膳食纤维可按式(7-1)~式(7-4)计算。试剂空白质量按式(7-1)计算。

$$m_B = \overline{m}_{BR} - m_{BP} - m_{BA} \qquad \qquad 式(7-1)$$

式中:

m_B:试剂空白质量,单位为克(g);

$\overline{m}_{BR}$:双份试剂空白残渣质量均值,单位为克(g);

m_{BP}:试剂空白残渣中蛋白质质量,单位为克(g);

m_{BA}:试剂空白残渣中灰分质量,单位为克(g)。

$$m_R = m_{GR} - m_G \qquad \qquad 式(7-2)$$

$$X=\frac{\overline{m}_R-m_P-m_A-m_B}{\overline{m}_R\times f\times 100} \qquad\qquad 式（7-3）$$

$$f=\frac{m_C}{m_D} \qquad\qquad 式（7-4）$$

式中：

m_R：样品残渣质量，单位为克（g）；

m_{GR}：处理后坩埚质量及残渣质量，单位为克（g）；

m_C：处理后坩埚质量，单位为克（g）；

X：样品中膳食纤维的含量，单位为克每百克（g/100g）；

$\overline{m}_R$：双份样品残渣质量均值，单位为克（g）；

m_P：样品残渣中蛋白质质量，单位为克（g）；

m_A：样品残渣中灰分质量，单位为克（g）；

m_B：试剂空白质量，单位为克（g）；

$\overline{m}$：双份样品取样质量均值，单位为克（g）；

f：样品制备时因干燥、脱脂、脱糖导致质量变化的校正因子；

m_C：样品制备前质量，单位为克（g）；

m_D：样品制备后质量，单位为克（g）。

说明：

（1）如果样品没有经过干燥、脱脂、脱糖等处理，$f=1$。

（2）当 TDF 的测定可以按照总膳食纤维测量方法进行独立检测，也可分别按照可溶性膳食纤维和不可溶性膳食纤维的测定方法进行测定，根据公式计算，TDF＝IDF+SDF。

（3）当样品中添加了抗性淀粉、抗性麦芽糊精、低聚果糖、低聚半乳糖、聚葡萄糖等符合膳食纤维定义却无法通过酶重量法检出的成分时，宜采用适宜方法测定相应的单体成分，总膳食纤维可采用如下公式计算：

总膳食纤维＝TDF（酶重量法）+单体成分

（4）以重复性条件下获得的两次独立测定结果的算术平均值表示，结果保留三位有效数字。

（5）精密度在重复性条件下获得的两次独立测定结果的绝对差值不得超过算术平均值的 10%。

五、思考题

1. 总膳食纤维（TDF）和粗纤维的区别是什么？测定方法有什么不同？

2. 按本实验步骤所测得的总膳食纤维量与真实值相比是偏高还是偏低？影响测定结果的

可能原因是什么？

附A   热稳定淀粉酶、蛋白酶、淀粉葡萄糖苷酶的活性要求及判定标准

A.1   酶活性要求

A.1.1   热稳定淀粉酶

A.1.1.1   以淀粉为底物用 Nelson/solson/Somogyi 还原糖测试的淀粉酶活性：10 000U/ml+1000U/ml。1U 表示在 40℃，pH 6.5 环境下，每分钟释放 1μmol 还原糖所需要的酶量。

A.1.1.2   以对硝基苯基麦芽糖为底物测试的淀粉酶活性：3000 Ceralpha U/ml+300 Ceralpha U/ml。1 Ceralpha U 表示在 40℃，pH 6.5 环境下，每分钟释放 1μmol 对硝基苯基所需要的酶量。

A.1.2   蛋白酶

A.1.2.1   以酪蛋白为底物测试的蛋白酶活性：300~400U/ml。1U 表示在 40℃，pH 8.0 环境下，每分钟从可溶性酪蛋白中水解出可溶于三氯乙酸的 1μmol 酪氨酸所需要的酶量。

A.1.2.2   以酪蛋白为底物采用 Folin-Ciocalteau 显色法测试的蛋白酶活性：7~15U/mg。1U 表示在 37℃，pH7.5 环境下，每分钟从酪蛋白中水解得到相当于 1.0μmol 酪氨酸在显色反应中所引起的颜色变化所需要的酶量。

A.1.2.3   以偶氮-酪蛋白测试的内肽酶活性：300~400U/ml。1U 表示在 40℃，pH 8.0 环境下，每分钟从可溶性酪蛋白中水解出 1μmol 酪氨酸所需要的酶量。

A.1.3   淀粉葡萄糖苷酶

A.1.3.1   以淀粉/葡萄糖氧化酶-过氧化物酶法测试的淀粉葡萄糖苷酶活性：2000~3300U/ml。1U 表示在 40℃，pH 4.5 环境下，每分钟释放 1μmol 葡萄糖所需要的酶量。

A.1.3.2   以对-硝基苯基-β-麦芽糖苷（PNPBM）法测试的淀粉葡萄糖苷酶活性：130~200PNP U/ml。1PNPU 表示在 40℃ 且有过量 β-葡萄糖苷酶存在的环境下，每分钟从对-硝基苯基-β-麦芽糖苷释放 1μmol 对-硝基苯基所需要的酶量。

A.2   酶干扰

市售热稳定淀粉酶、蛋白酶一般不易受到其他酶的干扰，蛋白酶制备时可能会混入极低含量的 β-葡聚糖酶，但不会影响总膳食纤维测定。本方法中淀粉葡萄糖苷酶易受污染，是活性易受干扰的酶。淀粉葡萄糖苷酶的主要污染物为内纤维素酶，能够导致燕麦或大麦中 β-葡聚糖内部混合键解聚。淀粉葡萄糖苷酶是否受内纤维素酶的污染很容易检测。

A.3   判定标准

当酶的生产批次改变或最长使用间隔超过 6 个月时，应按表 A.1 所列标准物进行校准，以确保所使用的酶达到预期的活性，不受其他酶的干扰。

表 A.1 酶活性测定标准

底物标准	测试活性	标准质量 g	预期回收率%
柑橘果胶	果胶酶	0.1~0.2	95~100
阿拉伯半乳聚糖	半纤维素酶	0.1~0.2	95~100
β-葡聚糖	β-葡聚糖酶	0.1~0.2	95~100
小麦淀粉	α-淀粉酶+淀粉葡萄糖苷酶	1.0	<1
玉米淀粉	α-淀粉酶+淀粉葡萄糖苷酶	1.0	<1
酪蛋白	蛋白酶	0.3	<1

（赖亚辉）

食品中合成着色剂的测定

一、高效液相色谱法

(一)实验目的

人工合成着色剂多属于偶氮类化合物,多具有致癌性。本实验通过对食品中合成着色剂的测定,一方面掌握食品中合成着色剂测定的基本方法,进一步熟悉高效液相色谱仪的检测原理和操作;另一方面熟悉食品中人工合成着色剂国家食品安全标准的规定。

(二)实验原理

用聚酰胺吸附法或液-液分配法提取食品中的人工合成着色剂,制成水溶液,注入高效液相色谱仪,经反相色谱分离,根据保留时间定性和与峰面积比较进行定量。最小检出量:新红 5ng、柠檬黄 4ng、苋菜红 6ng、胭脂红 8ng、日落黄 7ng、赤藓红 18ng、亮蓝 26ng,当进样量相当 0.025g 时最低检出浓度分别为 0.2mg/kg、0.16mg/kg、0.24mg/kg、0.32mg/kg、0.28mg/kg、0.72mg/kg、1.04mg/kg。

(三)仪器和试剂

1. 高效液相色谱仪,配紫外检测器。

2. 正己烷　分析纯。

3. 盐酸　分析纯。

4. 乙酸　分析纯。

5. 甲醇　分析纯,经滤膜(FH0.5μm)过滤。

6. 聚酰胺粉(尼龙6)　过 200 目筛。

7. 0.02mol/L 乙酸铵溶液　称取 1.54g 乙酸铵,加水至 1000ml,溶解,经滤膜(HA0.45μm)过滤。

8. 2% 氨水　量取氨水 2ml,加水定容至 100ml,混匀。

9. 氨水(2%)-乙酸铵溶液(0.02mol/L)　量取 2% 氨水 0.5ml,加乙酸铵溶液(0.02mol/L)定容至 1000ml,混匀。

10. 甲醇-甲酸(6:4)溶液　量取甲醇 60ml,甲酸 40ml,混匀。

11. 200g/L 柠檬酸溶液　称取 20g 柠檬酸($C_6H_8O_7 \cdot H_2O$)，加水定容至 100ml，混匀。

12. 无水乙醇-氨水-水(7:2:1)溶液　量取无水乙醇 70ml、氨水 20ml、水 10ml，混匀。

13. 5% 三正辛胺正丁醇溶液　量取三正辛胺 5ml，加正丁醇定容至 100ml，混匀。

14. 饱和硫酸钠溶液。

15. 2g/L 硫酸钠溶液。

16. pH 6 的水　水加柠檬酸溶液调 pH 到 6。

17. 合成着色剂标准溶液　准确称取按其纯度折算为 100% 质量的柠檬黄、日落黄、苋菜红、胭脂红、新红、赤藓红、亮蓝、靛蓝各 0.100g，置 100ml 容量瓶中，加 pH 6 水定容，配成 1.00mg/ml 的水溶液。

18. 合成着色剂标准使用液　临用时取合成着色剂标准溶液加水稀释 20 倍，经滤膜(0.45μm)过滤，配成每毫升相当 50.0μg 的合成着色剂。

（四）实验步骤

1. 样品处理

(1)橘子汁、果味水、果子露汽水等：称取 20.0~40.0g，放入 100ml 烧杯中，含二氧化碳样品加热驱除二氧化碳。

(2)配制酒类：称取 20.0~40.0g，放 100ml 烧杯中，加小碎瓷片数片，加热驱除乙醇。

(3)硬糖、蜜饯类、淀粉软糖等：称取 5.0~10.0g 粉碎样品，放入 100ml 小烧杯中，加水 30ml，温热溶解，若样品溶液 pH 较高，用柠檬酸溶液调 pH 到 6 左右。

(4)巧克力豆及着色糖衣制品：称取 5.0~10.0g，放入 100ml 小烧杯中，用水反复洗涤色素，到巧克力豆无色素为止，合并色素漂洗液为样品溶液。

2. 色素提取

(1)聚酰胺吸附法：样品溶液加柠檬酸溶液调 pH 到 6，加热至 60℃；将 1g 聚酰胺粉加少许水调成粥状，倒入样品溶液中，搅拌片刻，以 G3 垂熔漏斗抽滤；用 60℃ pH 4 的水洗涤 3~5 次，然后用甲醇-甲酸混合溶液洗涤 3~5 次(含赤藓红的样品用(2)中的方法处理)，再用水洗至中性，用乙醇-氨水-水混合溶液解洗涤 3~5 次，每次 5ml 收集解吸液；加乙酸中和，蒸发至近干，加水溶解，定容至 5ml 经滤膜(0.45μm)过滤；取 10μl 进高效液相色谱仪。

(2)液-液分配法(适用于含赤藓红的样品)：将制备好的样品溶液放入分液漏斗中，加盐酸 2ml、5% 三正辛胺正丁醇溶液 10~20ml，振摇提取，分取有机相；重复提取，直到有机相无色，合并有机相；用饱和硫酸钠溶液洗两次，每次 10ml；分取有机相，放蒸发皿中，水浴加热浓缩至 10ml；转移至分液漏斗中，加 60ml 正己烷，混匀；加氨水提取 2~3 次，每次 5ml；合并氨水溶液层(含水溶性酸性色素)，用正己烷洗两次；氨水层加乙酸调成中性，水浴加热蒸发至近干；加水定容至 5ml，经滤膜(0.45μm)过滤；取 10μl 进高效液相色谱仪。

3. 高效液相色谱参考条件

（1）色谱柱：μBONDAPAK C18,8mm×10cm;或国产 YWG-Cl810μm 不锈钢柱,4.6mm×250mm。

（2）流动相:甲醇:乙酸铵溶液(0.02mol/L,pH=4)。

（3）梯度洗脱:甲醇:20%~35%,3%/min;35%~98%,9%/min;98%继续洗脱 6 分钟。

（4）流速:1ml/min。

（5）检测器:紫外检测器,波长 254nm。

4. 测定取相同体积样品液和合成着色剂标准使用液,分别注入高效液相色谱仪,根据保留时间定性,外标峰面积法定量。同一试样平行做两次测定。

（五）结果计算

$$X = \frac{A}{m \times V_2 / V_1 \times 1000}$$

式中:

X:样品中着色剂的含量,g/kg;

A:样液中着色剂的质量,μg;

V_1:样品稀释体积,ml;

V_2:进样体积,ml;

m:取样品质量,g。

取两次测定的算术平均值作为测定结果,报告算术平均值的二位有效数。

（六）注意事项

1. 在重复条件下获得的两次独立测定结果的绝对差值不得超过算术平均值的10%。

2. 本方法在样品着色剂含量 0.02~0.20g/kg 范围内,线性方程相关系数均大于 0.999。

3. 标准品若纯度不足 100%,称重量以折算为 100% 纯品相应的样品量称取。

4. 参考谱图(图 8-1)

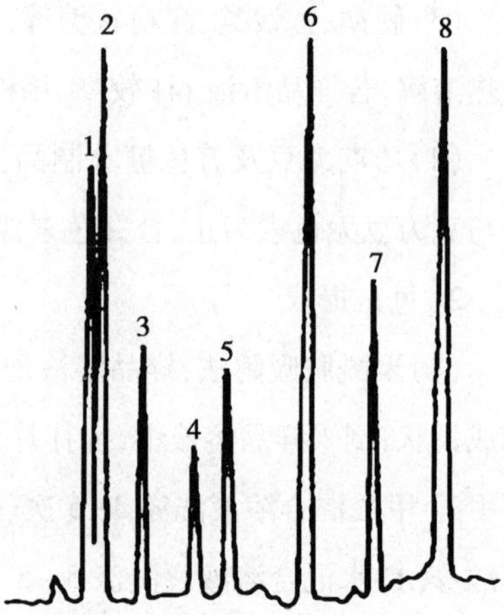

图 8-1   八种着色剂的色谱分离图

1-新红;2-柠檬黄;3-苋菜红;4-靛蓝;

5-胭脂红;6-日落黄;7-亮蓝;8-赤藓红

二、薄层色谱法

（一）实验目的

人工合成着色剂多属于偶氮类化合物,多具有致癌性。本实验通过对食品中合成着色剂的测定,一方面掌握食品中合成着色剂测定的基本方法,进一步熟悉薄层色谱法的检测原理和操作;另一方面熟悉食品中人工合成着色剂国家食品安全标准的规定。

（二）实验原理

水溶性酸性合成着色剂在酸性条件下被聚酰胺吸附,而在碱性条件下解吸附,再用纸色谱法或薄层色谱法进行分离后,与标准品比较定性、定量。最低检出量为 50μg,点样量为 1g,样品最低检出浓度约为 50mg/kg。

（三）主要仪器和试剂

1. 分光光度计。

2. 微量注射器或血色素吸管。

3. 展开槽　25cm×6cm×4cm,层析缸。

4. 滤纸　中速滤纸,纸色谱用。

5. 薄层板　5cm×20cm。

6. 电吹风机。

7. 水泵。

8. 具塞刻度试管、量筒、吸管、研钵、白瓷蒸发皿。

9. G3 耐酸漏斗或普通漏斗。

10. 恒温水浴箱。

11. 石油醚　沸程 60~90℃。

12. 甲醇　分析纯。

13. 酰胺粉(尼龙 6)　200 目。

14. 硅胶 G。

15. 1∶10 硫酸　取分析纯硫酸 10ml,缓慢加入 100ml 蒸馏水中,自然冷却备用。

16. 甲醇-甲酸溶液(6∶4)。

17. 5%氢氧化钠溶液(50g/L)。

18. 海沙　先用盐酸(1∶10)煮沸 15 分钟,用水洗至中性,再用氢氧化钠溶液(50g/L)煮沸 15 分钟,用水洗至中性,再于 105℃ 干燥,贮于具玻璃塞的瓶中,备用。

19. 50%乙醇。

20. 乙醇-氨水溶液　取 1ml 氨水,加 70%乙醇至 100ml。

21. pH 6 的水　用 20%柠檬酸溶液调节至 pH 6。

22. 10%盐酸　取盐酸 10ml,加蒸馏水稀释至 100ml。

23. 20%柠檬酸溶液　取分析纯柠檬酸 20g 加蒸馏水溶解,并稀释定容至 100ml。

24. 10%钨酸钠溶液　取分析纯钨酸钠 10g 加蒸馏水溶解,并稀释定容至 100ml。

26. 碎瓷片　处理方法同海沙。

27. 展开剂

(1)正丁醇：无水乙醇：1%氨水(6：2：3)；

(2)正丁醇：吡啶：1%氨水(6：3：4)；

(3)甲乙酮：丙酮：水(7：3：3)；

(4)甲醇：乙二胺：氨水(10：3：2)；

(5)甲醇：氨水：乙醇(5：1：10)；

(6)25g/L柠檬酸钠溶液：氨水：乙醇(8：1：2)。

28. 0.1%合成着色剂标准贮备溶液(1mg/ml)　精确称取各合成着色剂0.1000g,用pH 6的水溶解,并稀释定容至100ml。

29. 0.01%合成着色剂标准应用液(0.1mg/ml)　临用时吸取标准贮备液10.0ml,置于100ml容量瓶中,用pH 6的水溶解,并稀释定容至100ml。

(四)主要实验步骤

1. 样品处理

(1)橘子汁、果味水、果于露汽水等:称取20.0~40.0g,放入100ml烧杯中,含二氧化碳样品加热驱除二氧化碳。

(2)配制酒类:称取20.0~40.0g,放100ml烧杯中,加小碎瓷片数片,加热驱除乙醇。

(3)硬糖、蜜饯类、淀粉软糖等:精确称取粉碎均匀样品10g,加水30ml温热溶解,若样品液pH较高,则用20%柠檬酸溶液调节至pH 4左右。

(4)奶糖:称取10.0g粉碎均匀的样品,加30ml乙醇-氨溶液溶解,置水浴上浓缩至约20ml,立即用硫酸溶液(1：10)调至微酸性,再加1.0ml硫酸(1：10),加1ml钨酸钠溶液(100g/L),使蛋白质沉淀、过滤,用少量水洗涤,收集滤液。

(5)蛋糕类:称取10.0g粉碎均匀的样品,加海沙少许,混匀,用热风吹干样品(用手摸已干燥即可),加入30ml石油醚搅拌;放置片刻,倾出石油醚,如此重复处理三次,以除去脂肪;吹干后研细,全部倒入G3漏斗或普通漏斗中,用乙醇-氨溶液提取色素,直至着色剂全部提完;置水浴上浓缩至约20ml,立即用硫酸溶液(1：10)调至微酸性,再加1.0ml硫酸(1：10),加1ml钨酸钠溶液(100g/L),使蛋白质沉淀、过滤,用少量水洗涤,收集滤液。

2. 吸附分离　将处理后所得的溶液加热至70℃,加入0.5~1.0g聚酰胺粉充分搅拌,用20%柠檬酸溶液调pH至4,使着色剂完全被吸附,如溶液还有颜色,可以再加一些聚酰胺粉。将吸附着色剂的聚酰胺全部转入G3漏斗中过滤,可以用水泵慢慢地抽滤。用pH 4的70℃水反复洗涤,每次20ml,边洗边搅拌。若含有天然着色剂,再用甲醇-甲酸溶液洗涤1~3次,每次20ml,至洗液无色为止,再用70℃水多次洗涤至流出的溶液为中性。

洗涤过程中必须充分搅拌,然后用乙醇-氨溶液分次解吸全部着色剂,收集全部解吸液,于水浴上驱氨。如果为单色,则用水准确稀释至50ml,用分光光度法进行测定。如果为多种着色剂混合液,则进行纸色谱或薄层色谱法分离后测定,即将上述溶液置水浴上浓缩至2ml后移入5ml容量瓶中,用乙醇(50%)洗涤容器,洗液并入容量瓶中并稀释至刻度。

3. 定性分析

(1)纸色谱法:取色谱用纸,在距底边2cm的起始线上分别点3~10μl样品溶液、1~2μl着色剂标准溶液,挂于分别盛有(1)、(2)的展开剂的层析缸中,用上行法展开,待溶剂前沿展至15cm处,将滤纸取出于空气中晾干,与标准斑比较定性。

也可取0.5ml样液,在起始线上从左到右点成条状,纸的左边点着色剂标准溶液,依次展开,晾干后先定性后再供定量用。靛蓝在碱性条件下易褪色,可用(3)展开剂。

(2)薄层色谱法

1)硅胶薄层板的制备:称取1.6g聚酰胺粉、0.4g可溶性淀粉及2g硅胶G,置于合适的研钵中,加15ml水研磨均匀后,立即置涂布器中铺成厚度为0.3mm的板。在室温晾干后,于80℃干燥1小时,置干燥器中备用。

2)点样:用微量注射器或血色素吸管于离板底边2cm处将0.5ml样液从左到右点成与底边平行的条状,板的左边点2μl色素标准溶液,点样时边点边吹干。

3)展开:苋菜红与胭脂红用(4)展开剂,靛蓝与亮蓝用(5)展开剂,柠檬黄与其他着色剂用(6)展开剂。取适量展开剂倒入展开槽中,将薄层板放入展开,勿使展开剂接触点样斑点,待着色剂明显分开后取出,晾干,与标准斑比较,计算各色素斑点的 R_f 值,如 R_f 值相同即为同一色素。

4. 定量分析

(1)样品色素的分离:将纸色谱的条状色斑剪下,用少量热水洗涤数次,洗液移入10ml比色管中,并加水稀释至刻度,作比色测定用。

将薄层色谱的条状色斑包括有扩散的部分,分别用刮刀刮下,移入漏斗中,用乙醇-氨溶液解吸着色剂,少量反复多次至解吸液于蒸发皿中,于水浴上挥去氨,移入10ml比色管中,加水至刻度,作比色测定用。

(2)标准曲线制备:分别吸取0ml、0.50ml、1.0ml、2.0ml、3.0ml、4.0ml胭脂红、苋菜红、柠檬黄、日落黄色素标准使用溶液,或0ml、0.2ml、0.4ml、0.6ml、0.8ml、1.0ml亮蓝、靛蓝色素标准使用溶液,分别置于10ml比色管中,各加水稀释至刻度。

(3)样品测定:上述样品与标准管分别用1cm比色杯,以0管调节零点,于一定波长下(胭脂红510nm,苋菜红520nm,柠檬黄430nm,日落黄482nm,亮蓝627nm,靛蓝620nm)测定吸光度,并分别绘制标准曲线,查出测定样液中色素的含量,计算样品色素含量。

(4)同一试样平行做两次测定。

（五）结果计算

$$X = \frac{m_1}{m \times V_2 / V_1 \times 1000}$$

式中：

X：样品中色素的含量，g/kg 或 g/L；

m_1：测定样液中色素的含量，mg；

m_2：样品质量或体积，g 或 ml；

V_1：样品解吸后总体积，ml；

V_2：样液点样体积，ml。

取两次测定的算术平均值作为测定结果，报告算术平均值的二位有效数。

（六）注意事项

1. 聚酰胺吸附酸性色素的条件是温度 70~80℃，pH 4 左右，作用时间 5~10 分钟。聚酰胺粉在样品中吸附色素后需 70~80℃热蒸馏水洗涤，以除去可溶性杂质，蒸馏水保持酸性（pH 为 4）防止部分色素解吸附。

2. 样品前处理及提纯过程应充分去除杂质，如油脂、蛋白、糖、酸类（脂酸）、醇类（乙醇、甘油等），以免影响吸附及层析分离效果。如水溶性成分（糖、盐、甜味剂、香精等）可以在吸附色素后抽滤时，用酸性热水洗涤去除，明胶、果胶也可通过大量热水洗去，油脂类用丙酮或石油醚冲洗脱脂，油脂含量高者，可在研钵中加丙酮等研磨或用索氏脂肪抽提器除去，蛋白质及淀粉可用 10% 钨酸钠及淀粉酶水解后除去，天然色素可用甲醇-甲酸洗去。

（七）思考题

1. 哪些实验操作步骤可以去除样品中的天然色素？

2. 在上述两种检测方法中，哪些样品处理步骤会影响检测结果的准确性？

3. 如果某产品人工合成着色剂含量检测结果超过相应标准规定的限定值，能否认定该产品不安全？

（李红卫）

食品中苯甲酸及其钠盐的测定

一、高效液相色谱法

(一)实验目的

1. 掌握高效液相色谱法测定各类食品中的苯甲酸(钠)的基本原理和各类样品的前处理方法。

2. 熟悉高效液相色谱仪的原理及使用方法。

(二)实验原理

不同样品经提取后,将提取液过滤,经反相高效液相色谱分离测定,根据保留时间定性,外标峰面积定量。

(三)仪器和试剂

1. 仪器

(1)高效液相色谱仪(附紫外光度检测器)。

(2)分析天平。

(3)离心机(不低于4000r/min)。

(4)恒温水浴锅。

(5)旋涡混匀器。

(6)超声波水浴振荡器。

2. 试剂　除另有规定,本实验所用试剂均为分析纯,用水均为一级水。

(1)甲醇(色谱纯)。

(2)乙酸铵溶液(0.02mol/L):称取1.54g乙酸铵,加水至1000ml,溶解,经0.45μm滤膜过滤。

(3)乙酸锌溶液:称取21.9g乙酸锌,加3ml冰乙酸,加水溶解并稀释至100ml。

(4)亚铁氰化钾溶液:称取10.6g亚铁氰化钾,加水溶解并稀释至100ml。

(5)氨水(1+1)。

（6）正己烷。

（7）pH 4.4 乙酸盐缓冲液

1）乙酸钠溶液：称取 6.80g 乙酸钠（$CH_3COONa \cdot 3H_2O$），用水溶解定容至 1000ml。

2）乙酸溶液：取 4.3ml 冰乙酸，用水稀释至 1000ml。

将上述（1）和（2）两种溶液按体积比 37：63 混合，即得 pH 4.4 乙酸盐缓冲液。

（8）pH 7.2 磷酸盐缓冲液

1）称取 23.88g 磷酸氢二钠（$Na_2HPO_4 \cdot 12H_2O$），用水溶解定容至 1000ml。

2）称取 9.07g 磷酸二氢钾（KH_2PO_4），用水溶解定容至 1000ml。

将上述（1）和（2）两种溶液按体积比 7：3 混合，即得 pH 7.2 磷酸盐缓冲液。

（9）苯甲酸标准贮备液（1.0mg/ml）：精密称取 0.2360g 苯甲酸钠，加水溶解，移入 200ml 容量瓶中，加水至刻度，混匀。

（10）苯甲酸标准使用液：精密吸取不同体积苯甲酸标准贮备液，稀释成浓度分别为 0.000mg/ml、0.020mg/ml、0.040mg/ml、0.080mg/ml、0.160mg/ml、0.320mg/ml 的标准使用液。

（四）实验步骤

1. 样品处理

（1）碳酸饮料、果酒、葡萄酒等液体样品：称取 10g 样品（精确至 1mg）（含乙醇需水浴加热除乙醇后加水至原体积）于 25ml 容量瓶中，用氨水（1+1）调 pH 近中性，纯水定容，0.45μm 滤膜过滤，滤液待上机。

（2）乳饮料、植物蛋白饮料等含蛋白较多液体样品：称取 10g 样品（精确至 1mg）于 25ml 容量瓶中，加 2ml 亚铁氰化钾溶液，摇匀，再加 2ml 乙酸锌溶液，摇匀，加水定容。4000r/min 离心 10 分钟，上清液经 0.45μm 滤膜过滤，滤液待上机。

（3）含胶基的果冻及凝胶糖果、胶基糖果样品：称取 0.5~1.0g 样品（精确至 1mg）加水适量转移至 25ml 容量瓶中，加水至约 20ml，置 60~70℃ 水浴中加热片刻使分散均匀，用氨水（1+1）调 pH 近中性，加塞，剧烈振摇，使在水中分散均匀，置 60~70℃ 水浴中加热 30 分钟，取出后趁热超声 5 分钟，冷却后水定容，经 0.45μm 滤膜过滤，滤液待上机。

（4）油脂、奶油类样品：称取 2~3g 样品（精确至 1mg）于 50ml 具塞离心管中，加 10ml 正己烷，用旋涡混匀器使充分溶解，4000r/min 离心 3 分钟，吸出正己烷提取液于 250ml 分液漏斗中，再加 10ml 正己烷于离心管中，用旋涡混匀器使充分溶解，4000r/min 离心 3 分钟，合并正己烷提取液于 250ml 分液漏斗中，分液漏斗中加入 20ml pH 4.4 乙酸盐缓冲溶液，加塞剧烈振摇约 30 秒后静置分层，水层移至 50ml 容量瓶中，分液漏斗中再加 20ml pH 4.4 乙酸盐缓冲溶液重复操作，合并水层用乙酸盐缓冲液定容，经 0.45μm 滤膜过滤，滤液待上机。

（5）肉制品、饼干、糕点：称取粉碎均匀样品 2~3g（精确至 1mg）于小烧杯中，用 20ml 纯水分次洗入25ml容量瓶中,超声振荡提取5分钟,加2ml亚铁氰化钾溶液,摇匀,再加2ml乙酸锌溶液,摇匀,加水定容。4000r/min离心10分钟,上清液经0.45μm滤膜过滤,滤液待上机。

(6)油脂含量高的火锅底料、调料等样品:称取2~3g样品(精确至1mg)于50ml具塞离心管中,加10ml pH 7.2磷酸盐缓冲液,用旋涡混匀器使充分溶解,4000r/min离心5分钟,小心吸出水层移至25ml容量瓶中,再加10ml pH 7.2磷酸盐缓冲溶液于离心管中重复操作,合并水层用磷酸盐缓冲液定容,经0.45μm滤膜过滤,滤液待上机。

2. 色谱参考条件

预柱:ODS柱,10μm,4mm×4.5cm,或性能相当者。

分析柱:ODS柱,5μm,4.6mm×25cm,或性能相当者。

流动相:甲醇+0.02mol/L乙酸铵(5+95)。

紫外检测波长:230nm。

进样量:10μl。

流速:1ml/min。

3. 测定　取各标准使用液各10μl注入HPLC分离,以测得峰高或峰面积为纵坐标,浓度为横坐标,绘制标准曲线。

取样品处理液10μl注入HPLC分离,保留时间定性,峰高或峰面积与标准曲线比较定量。

(五)结果计算

$$X = \frac{A \times 1000}{m \times \dfrac{V_2}{V_1} \times 1000}$$

式中:

X:样品中苯甲酸含量,g/kg;

A:进样体积中苯甲酸含量,mg;

m:试样质量,g;

V_2:进样体积,ml;

V_1:试样稀释液总体积,ml。

计算结果保留两位有效数字。

(六)注意事项

1. 样品处理液及标准应用液上机前必须经0.45μm水系滤膜过滤。

2. 被测溶液pH对测定和色谱柱使用寿命均有影响,pH>8或pH<2时影响组分的保留时间,对仪器有腐蚀作用。因此,被测溶液需调节pH近中性,方可进样分析。

3. 此方法可以同时测定食品中的山梨酸(钾)和糖精钠含量。

（七）思考题

测定食品中的苯甲酸为什么用苯甲酸钠配制标准溶液？

二、气相色谱法

（一）实验目的

通过实验掌握气相色谱法的原理，熟悉气相色谱仪的操作方法，进一步了解苯甲酸的性质及其在食品中的使用标准。

（二）实验原理

样品酸化后，用乙醚提取苯甲酸，用附氢火焰离子化检测器的气相色谱仪进行分离测定，并与标准系列比较定量。测出苯甲酸的含量后，再乘以适当的相对分子质量比，计算出其钠盐的含量。

（三）仪器和试剂

1. 仪器

（1）气相色谱仪（具有氢火焰离子化检测器）。

（2）10ml、25ml 具塞刻度试管。

（3）容量瓶。

2. 试剂 除另有规定，本实验所用试剂均为分析纯。

（1）石油醚（沸程 30~60℃）。

（2）乙醚（不含过氧化物）。

（3）无水硫酸钠。

（4）50%盐酸：取盐酸 100ml，加水稀释至 200ml。

（5）4%氯化钠酸性溶液：在 4%氯化钠溶液中加少量 50%盐酸进行酸化。

（6）苯甲酸标准溶液（2.0mg/ml）：准确称取 0.2000g 苯甲酸，加石油醚-乙醚（3+1）混合溶剂溶解后，移入 100ml 容量瓶中并定容至刻度。

（7）苯甲酸标准应用溶液：吸取适量的苯甲酸标准溶液，用石油醚-乙醚（3+1）混合溶剂稀释至每毫升溶液中相当于 50μg、100μg、150μg、200μg、250μg 苯甲酸。

（四）实验步骤

1. 样品处理 称取均匀混合样品 2.50g，放置于 25ml 具塞刻度试管中，加 50%盐酸 0.5ml 进行酸化。酸化后分别用 15ml、10ml 乙醚提取 2 次，且每次振摇 1 分钟，并将上层乙醚提取液移入另一个 25ml 具塞刻度试管，合并乙醚提取液。然后用 3ml 4%氯化钠酸性溶液洗涤 2 次，静止 15 分钟，再用滴管将乙醚层通过无水硫酸钠滤入 25ml 容量瓶中，用乙醚稀释至刻度，混匀。最后吸取 5ml 乙醚提取液，置于 10ml 具塞刻度试管，在约 40℃的水浴上挥干，再加入 2.0ml 石油醚-乙醚（3+1）

混合溶剂溶解残渣,备用。

2. 色谱参考条件

(1)色谱柱:玻璃柱(内径 3mm、长 2m),内装涂以 5%(m/m)DEGS+1%(m/m)H_3PO_4 固定液的 60~80 目 ChromosorbWAW。

(2)气流速度:载气为氮气,流速为 50ml/min(氮气和空气、氢气之比按各仪器型号不同选择各自的最佳比例条件)。

(3)温度:进样口 230℃,柱温 170℃。

3. 测定

(1)进样:2μl 标准系列中各浓度标准使用液应用于气相色谱仪中,可测得不同浓度苯甲酸的峰高,以浓度为横坐标,相应的峰高值为纵坐标,绘制标准曲线。

(2)同时进样 2μl 样品溶液,测得峰高与标准曲线比较定量。

(五)结果计算

$$X = \frac{m_1 \times 1000}{m_2 \times \frac{5}{25} \times \frac{V_2}{V_1} \times 1000}$$

式中:

X:样品中苯甲酸的含量,g/kg;

m_1:测定用样品液中苯甲酸的质量,μg;

m_2:样品质量,g;

V_1:加入石油醚-乙醚(3+1)的体积,ml;

V_2:测定时进样的体积,μl;

5:测定时吸取乙醚提取液的体积,ml;

25:试样乙醚提取液的总体积,ml。

(六)注意事项

1. 本方法适用于果酱、果汁、酱油等食品中苯甲酸(钠)的测定,也可同时测定其中的山梨酸(钾)的含量。同时测定苯甲酸和山梨酸时,互不干扰。灵敏度高,最低检出量苯甲酸为 5μg,山梨酸为 10μg。出峰顺序是乙醚、石油醚、山梨酸、苯甲酸。

2. 样品处理时,用 4%氯化钠酸性溶液洗涤醚层后,应充分静止分层,以免醚层含有水分。

3. 将测得的苯甲酸含量乘以 1.18,即可得苯甲酸钠的含量。

4. 标准溶液易降解,因此使用液最好要新配,不能放置太久。

5. 精密度在重复条件下获得两次独立测定结果的绝对差值不得超过算术平均值的 10%。

（李　李　陈文军）

白酒中甲醇和杂醇油的测定

一、气相色谱法

（一）实验目的

本实验通过对白酒中甲醇和高级醇的测定，掌握白酒中甲醇和高级醇测定的气相色谱法，熟悉食品安全标准，进一步学习白酒中甲醛和高级醇的来源和危害。

（二）实验原理

利用不同醇类在氢火焰中的化学电离反应进行检测，根据样品色谱峰的保留时间与标准品相比较定性，以峰高相比较定量。检出限：正丁醇 0.20ng、正丙醇 0.20ng、异戊醇 0.15ng、正戊醇 0.15ng、仲丁醇 0.22ng、异丁醇 0.22ng。

（三）仪器和试剂

1. 气相色谱仪　具有氢火焰离子化检测器。

2. 微量进样注射器　1μl、50μl，或配置自动进样器的气相色谱仪。

3. 载体　GDX-102（60~80 目），气相色谱用。

4. 标准物　甲醇、正丙醇、仲丁醇、异丁醇、正丁醇、异戊醇、乙酸乙酯，以上均为色谱纯试剂。

5. 60%乙醇（无甲醇、无杂醇油）　取 0.5μl 进样气相色谱仪，无杂峰出现即可。

6. 标准溶液　分别准确称取甲醇、正丙醇、仲丁醇、异丁醇、正丁醇、异戊醇各 600mg 及 800mg 乙酸乙酯，以少量蒸馏水洗入 100ml 容量瓶中，并加水稀释至刻度，置冰箱保存。

7. 标准使用液　吸取 10.0ml 标准溶液于 100ml 容量瓶中，加入 60%乙醇（无甲醇、无杂醇油），定容。此溶液含甲醇、正丙醇、仲丁醇、异丁醇、正丁醇、异戊醇各 600μg/ml，乙酸乙酯 800μg/ml。置于冰箱保存备用。

（四）实验步骤

1. 色谱参考条件

（1）色谱柱：长 2m，内径 4mm，玻璃柱或不锈钢柱。

（2）固定相:GDX-102,60~80目。

（3）汽化室温度:190℃。

（4）检测器温度:190℃。

（5）柱温:170℃。

（6）载气(N$_2$)流速:40ml/min。

（7）氢气(H$_2$)流速:40ml/min。

（8）空气流速:450ml/min。

（9）进样量:0.5μl。

2. 样品测定

（1）定性测定:以各组分保留时间定性,进标准使用液和样液各0.5μl,分别测得保留时间,样品与标准出峰时间对照而定性。

（2）定量测定:进0.5μl标准使用液,制得色谱图,分别量取各组分峰高;进0.5μl样品,制得色谱图,分别量取峰高,与标准峰高比较计算定量。

（3）同一试样平行做两次测定。

（五）结果计算

$$X = \frac{h_x \times V_s \times c_s}{h_s \times V_x \times 1000} \times 100$$

式中:

X:样品中某组分的含量,g/100ml;

h_x:样品中某组分的峰高;

h_s:标准品中某组分的峰高;

V_x:样品溶液进样体积,μl;

V_s:标准品溶液进样体积,μl;

c_s:注入标准使用液的浓度,mg/ml。

取两次测定的算术平均值作为测定结果,报告算术平均值的二位有效数字。在重复性条件下获得的两次独立测定结果的绝对差值不得超过算术平均值的20%。

二、白酒中甲醇的测定（品红-亚硫酸比色法）

（一）实验目的

白酒中的甲醇来自酿酒原辅料(薯干、马铃薯、水果、糠麸等)中的果胶,在蒸煮过程中果胶中的半乳糖醛酸甲酯分子中的甲氧基分解成甲醇。本实验通过对白酒中甲醇的测定,掌握白酒中甲醇测定的基本方法,熟悉白酒中甲醇的卫生标准,进一步学习白酒中甲醇的来源和危害。

（二）实验原理

酒中的甲醇在磷酸溶液中被高锰酸钾氧化成甲醛,过量的高锰酸钾及在反应中产生的二氧化锰用草酸-硫酸溶液除去,甲醛与品红-亚硫酸作用生成蓝紫色醌型色素,与标准系列比较定量。

1. 氧化

$$5CH_3OH+2KMnO_4+4H_3PO_4 = 5HCHO+2KH_2PO_4+2MnHPO_4+8H_2O$$

2. 去除有色物质

$$5H_2C_2O_4+2KMnO_4+3H_2SO_4 = 2MnSO_4+K_2SO_4+10CO_2 \uparrow +8H_2O$$

$$H_2C_2O_4+MnO_2+H_2SO_4 = MnSO_4+2CO_2 \uparrow +2H_2O$$

3. 显色反应　品红与亚硫酸加成后形成非醌型无色化合物,即品红-亚硫酸。品红-亚硫酸与甲醛作用后,生成无色的中间产物,中间产物不稳定,失去硫黄基后形成醌型结构的化合物,呈蓝紫色。

（三）仪器和试剂

1. 仪器　分光光度计。

2. 试剂

（1）高锰酸钾-磷酸溶液:称取 3g 高锰酸钾,加入 15ml 85%磷酸与 70ml 水的混合液中,溶解后加水至 100ml。贮于棕色瓶内,防止氧化力下降,保存时间不宜过长。

（2）草酸-硫酸溶液:称取 5g 无水草酸或 7g 含 2 个结晶水的草酸,溶于 1∶1 冷硫酸中,并用 1∶1 冷硫酸定容至 100ml,混匀后贮于棕色瓶中备用。

（3）品红-亚硫酸溶液:称取 0.1g 碱性品红研细后,分次加入共 60ml 80℃的水,边加入水边研磨使其溶解,用滴管吸取上层溶液滤于 100ml 容量瓶中,冷却后加 10ml 100g/L 的亚硫酸钠溶液、1ml 盐酸,再加水至刻度,充分混匀,放置过夜,如溶液有颜色,可加少量活性炭搅拌后过滤,贮于棕色瓶中,置暗处保存。溶液呈红色时应弃去重新配制。

（4）甲醇标准溶液:准确称取 1.000g 甲醇（相当于 1.27ml）置于预先装有少量蒸馏水的 100ml 容量瓶中,加水稀释至刻度,混匀。此溶液甲醇浓度 10mg/ml,置低温保存。

（5）甲醇标准使用液:吸取 10.0ml 甲醇标准溶液,置于 100ml 容量瓶中,加水稀释至刻度。再取 25.0ml 稀释液置于 50ml 容量瓶中,加水至刻度,该溶液甲醇浓度 0.5mg/ml。

（6）60%无甲醇的乙醇溶液:取 300ml 无水乙醇,加水稀释至 500ml。吸取 0.3ml 此溶液,按下述“（四）实验步骤”检查,不应显色。如显色需进行处理。取 300ml 无水乙醇,加高锰酸钾少许,振摇后放置 24 小时后蒸馏。弃去最初 50ml 馏出液,收集中间馏出液约 200ml,用酒精比重计测其浓度,然后加水配成 60%无甲醇的乙醇溶液。

（7）100g/L 亚硫酸钠溶液,存于冰箱中,一周内可用。

（四）实验步骤

1. 根据待测白酒中含乙醇浓度适当取样（含乙醇 30% 取 1.0ml；40% 取 0.8ml；50% 取 0.6ml；60% 取 0.5ml）于 25ml 具塞比色管中。

2. 吸取 0ml、0.10ml、0.20ml、0.40ml、0.60ml、0.80ml、1.00ml 甲醇标准使用液（相当 0mg、0.05mg、0.10mg、0.20mg、0.30mg、0.40mg、0.50mg 甲醇）分别置于 25ml 具塞比色管中，并加入 0.5ml 无甲醇的乙醇（体积分数为 60%）。

3. 于样品管及标准管中各加水至 5ml，混匀，各管加入 2ml 高锰酸钾-磷酸溶液，混匀，放置 10 分钟。

4. 各管加 2ml 草酸-硫酸溶液，混匀后静置，使溶液退色。然后各管再加入 5ml 品红亚-硫酸溶液，混匀，于 20~30℃ 静置 30 分钟。

5. 用 2cm 比色杯以 0 管调零点，于 590nm 波长处测各管吸光度，以标准管吸光度值绘制标注曲线，样品管吸光度值与标准曲线比较定量。

6. 同一试样平行做两次测定。

（五）结果计算

$$X = \frac{m}{V \times 1000} \times 100$$

式中：

X：样品中甲醇的含量，g/100ml；

m：测定样品中所含的甲醇相当于标准的毫克数，mg；

V：样品取样体积，ml。

取两次测定的算术平均值作为测定结果，报告算术平均值的二位有效数字。在含量 ≥ 0.10g/100ml 时，重复性条件下获得的两次独立测定结果的绝对差值不得超过算术平均值的 15%；含量 <0.10g/100ml 时，在重复性条件下获得的两次独立测定结果的绝对差值不得超过算术平均值的 20%。

（六）注意事项

1. 品红-亚硫酸溶液呈红色时应重新配制，新配制的品红-亚硫酸溶液放冰箱中 24~48 小时后再用为好。

2. 甲醇显色反应的灵敏度与溶液中乙醇的浓度相关，以 4%~5% 为宜，测定时样品与标准管中乙醇浓度要保持相近。

3. 白酒中其他醛类以及经高锰酸钾氧化后由醇类变成的醛类（如乙醛、丙醛等），与品红亚硫酸作用也显色，但在一定浓度的硫酸酸性溶液中，除甲醛可形成经久不褪的紫色外，其他醛类则历时不久即行消退或不显色，故无干扰。因此操作中时间条件必须严格控制。

4. 加入草酸-硫酸溶液后,溶液中产生热量,此时应适当冷却,待溶液降温后再加入品红-亚硫酸溶液,以免显色剂分解。

5. 硫酸的保质期。

三、白酒中杂醇油的测定(变色酸法)

(一)实验目的

杂醇油是酒的芳香成分之一,当过量时则对机体产生毒害作用,其毒害和麻醉作用比乙醇强,其毒性随醇类分子量的增大而加剧。酒中的杂醇油成分复杂,是一组混合物的总称,主要成分是异戊醇、戊醇、异丁醇、丁醇、己醇、丙醇等高级醇类,其中以异戊醇、异丁醇的毒性较大。

本实验通过对白酒中杂醇油的测定,掌握白酒中杂醇油测定的基本方法,熟悉白酒中杂醇油的卫生标准,进一步学习白酒中杂醇油的来源和危害。

(二)实验原理

本测定方法以异戊醇和异丁醇表示,异戊醇和异丁醇在浓硫酸作用下脱水生成戊烯和丁烯,再与对二甲氨基苯甲醛作用显橙黄色,与标准系列比较定量。

(三)仪器和试剂

1. 仪器　分光光度计。

2. 试剂

(1)0.5%对二甲氨基苯甲醛-硫酸溶液:称取 0.5g 对二甲氨基苯甲醛,加浓硫酸溶解至100ml,贮于棕色瓶中,如有色应重新配制。

(2)无杂醇油的乙醇:取 0.1ml 分析纯无水乙醇,按"白酒中甲醇的测定(四)的主要实验步骤"检查,不得显色。如显色取分析纯无水乙醇 200ml,加 0.25g 盐酸间苯二胺,加热回流 2 小时,蒸馏,收集中间馏出液 100ml。再取 0.1ml 馏出液按本操作方法测定不显色即可使用。

(3)杂醇油(异戊醇、异丁醇)标准溶液:准确称取 0.080g 异戊醇和 0.020g 异丁醇加入 100ml容量瓶中,加无杂醇油乙醇 50ml,再加水稀释至刻度。此溶液每毫升相当于 1mg 杂醇油,置低温保存。

(4)杂醇油(异戊醇、异丁醇)标准使用液:吸取杂醇油标准溶液 5.0ml 于 50ml 容量瓶中,加水稀释至刻度。此使用液即为每毫升相当于杂醇油 0.10mg 的标准溶液。

(四)实验步骤

1. 将样品酒稀释 10 倍后再准确吸取 0.30ml 置于 10ml 比色管中,若酒中含糖色、沉淀、混浊,应先取样品 50ml,加水 10ml,进行蒸馏,收集馏出液 50ml,取蒸馏液作为样品。

2. 准确吸取 0ml、0.10ml、0.20ml、0.30ml、0.40ml、0.50ml 杂醇油标准使用液(相当于 0mg、0.01mg、0.02mg、0.03mg、0.04mg、0.05mg 杂醇油)于 10ml 比色管中。

3. 于样品管和标准管中准确加水至 1ml,混匀后放入冰水浴中。

4. 沿管壁各加入 2ml 0.5% 对二甲氨基苯甲醛-硫酸溶液,使其流至管底,再将各管同时摇匀,置于沸水浴中加热 15 分钟,取出,立即放入冰水中冷却,并立即各加 2ml 水,混匀,冷却,放置 10 分钟。

5. 以 0 管调零点,于 520nm 波长处测各管吸光度,以标准管吸光度值绘制标注曲线,样品管吸光度值与标准曲线比较定量。

6. 同一试样平行做两次测定。

（五）结果计算

$$X = \frac{m}{V_1/10 \times V_2 \times 1000} \times 100$$

式中:

X:样品中杂醇油的含量,g/100ml;

m:测定样品管中杂醇油的质量,mg;

V_1:样品体积,ml;

V_2:测定用样品稀释体积。

取两次测定的算术平均值作为测定结果,报告算术平均值的二位有效数字。

（六）注意事项

1. 对二甲氨基苯甲醛显色剂应临用前新配,放置时间不宜过久,如变为杏黄色即不可使用。

2. 加试剂时,宜缓慢沿壁加入,否则产热太快,影响显色。加入显色剂后应摇匀,若不经摇匀久置于水浴中显色,其结果偏低。

3. 如样品有色,则精密称取样品 50ml,加蒸馏水 10ml,进行蒸馏,收集馏出液 50ml,取蒸馏液作为样品。

4. 对某些含糖等有机物而又无色的酒样品,本法测定时显色较深或与标准色调不一致,杂醇油的测定结果偏高,此时可用浓硫酸检验是否有糖比色干扰,如有则应进行蒸馏再测定。

四、思考题

1. 各检测管加入品红-亚硫酸溶液后,为何要静置 30 分钟?

2. 如何消除个别酒类样品中糖类物质对检测结果的影响?

3. 采用气相色谱法检测白酒中甲醇、杂醇油,是否有必要对样品进行蒸馏处理?

（杨建军）

第二篇

第二篇

综合性实验

食物蛋白质营养学评价

一、背景资料

蛋白质是一切生命的物质基础。各种食物的蛋白质含量、氨基酸模式等都不一样,人体对不同蛋白质的消化、吸收和利用程度也存在差异,所以营养学上,主要是从食物的蛋白质含量、消化吸收程度和被人体利用程度三方面来全面地评价食品蛋白质的营养价值。

为了满足人类营养和预防某些疾病的需要,某食品企业研制出一种大豆蛋白制品,即浓缩大豆蛋白。为了确定其产品质量及营养价值,拟对该产品进行营养学评价。

二、蛋白质的营养学评价

(一)蛋白质含量测定

首先对上述浓缩大豆蛋白样品的营养成分进行了初步分析,除蛋白质外,其余营养成分分析结果如表11-1。

表 11-1　大豆蛋白营养成分分析结果

样品	蛋白质(%)	脂肪(%)	碳水化合物(%)	水分(%)	灰分(%)
浓缩大豆蛋白		0.38	20.02	8.54	3.12
脱脂大豆蛋白		5.08	34.99	6.59	6.05
酪蛋白(参考)		0.12	0	10.44	1.11

食物蛋白质含量是评价食物蛋白质营养价值的一个重要方面。虽然食物蛋白质含量不等于质量,但是没有一定的数量,再好的食物蛋白质其营养价值也有限,所以食物蛋白质含量是食物蛋白质营养价值的基础。食物中蛋白质含量测定,一般采用凯氏(Kjedahl)定氮法测定食物中的氮含量,再乘以蛋白质的换算系数得出蛋白质含量。

1. 实验原理　食品样品与硫酸和硫酸铜、硫酸钾一同加热消化,使蛋白质分解,分解的氨与硫酸结合生成硫酸铵。然后碱化蒸馏使氨游离,用硼酸吸收后以硫酸或盐酸标准滴定溶液滴定,根据酸的消耗量乘以换算系数,即为蛋白质的含量。

反应过程分为三个阶段：

（1）消化：$2NH_2(CH_2)_2COOH+13H_2SO_4\rightarrow(NH_4)_2SO_4+6CO_2+12SO_2+16H_2O$

（2）蒸馏：$(NH_4)_2SO_4+2NaOH\rightarrow2NH_3\uparrow+Na_2SO_4+2H_2O$

　　　　$2NH_3+4H_3BO_3\rightarrow(NH_4)_2B_4O_7+5H_2O$

（3）滴定：$(NH_4)_2B_4O_7+2HCl+5H_2O\rightarrow2NH_4Cl+4H_3BO_3$

2. 仪器和试剂

（1）定氮蒸馏装置：如图 11-1 所示。

（2）25ml 酸式滴定管。

（3）试剂：硫酸铜（$CuSO_4\cdot5H_2O$）；硫酸钾；浓硫酸；2% 硼酸溶液；20% 氢氧化钠溶液；0.01mol/L 盐酸标准溶液；混合指示液（0.2% 甲基红乙醇溶液与 0.1% 次甲基蓝-乙醇溶液）。

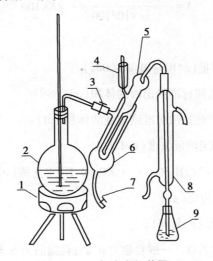

图 11-1　凯式定氮装置

1. 电炉；2. 水蒸气发生瓶；3. 橡皮管；4. 进样口；5. 反应室；
6. 反应室外层；7. 橡皮管；8. 冷凝管；9. 吸收瓶

3. 实验步骤

（1）消化：称取 0.5~5g 样品，移入定氮瓶中，加入 0.2g 硫酸铜，0.3g 硫酸钾及 5ml 浓硫酸，稍摇匀后于瓶口放一小漏斗，将瓶以 45 度角斜支于有小孔的石棉网上。小火加热，待内容物全部炭化，泡沫完全停止后，逐步加大火力，并保持瓶内液体微沸，至瓶内液体呈蓝绿色澄清透明后，再继续加热 0.5~1 小时。

取下烧瓶，放冷后，小心加水。然后移入容量瓶中，并用少量水将定氮瓶洗涤干净，洗液并入容量瓶中，定容，混匀备用。同时做试剂空白试验。

（2）蒸馏：按图 11-1 连接好定氮装置，于水蒸气发生瓶内装水至三分之二处，加入数粒玻璃珠以防暴沸，加甲基红指示液数滴及数毫升硫酸，以保持水呈酸性，用调压器控制，加热煮沸水蒸气发生瓶内的水。

　　向接收瓶内加入 10ml 硼酸溶液及 1~2 滴混合指示液,并使冷凝管的下端插入液面下,准确吸取 10ml 试样处理液由小漏斗流入反应室,并以 10ml 水洗涤小烧杯使流入反应室内,棒状玻塞塞紧。将 10ml 氢氧化钠溶液(400g/L)倒入小玻杯,提起玻塞使其缓缓流入反应室,立即将玻塞盖紧,并加水于小玻杯以防漏气。夹紧螺旋夹,开始蒸馏。蒸馏 5min。移动接收瓶,液面离开冷凝管下端,再蒸馏 1 分钟。然后用少量水冲洗冷凝管下端外部。取下接收瓶。

　　(3)滴定:以盐酸标准滴定溶液(0.01mol/L)滴定至灰色或蓝紫色为终点。同时准确吸取试剂空白消化液,操作同样品滴定。

　　4. 结果计算　样品中蛋白质的含量按下式进行计算:

$$X = \frac{(V_1 - V_2) \times C \times 0.0140}{m \times 10/100} \times F \times 100$$

式中:

X——样品中蛋白质的含量(g/100g 或 g/100ml);

V_1——样品消耗硫酸或盐酸标准滴定液的体积(ml);

V_2——试剂空白消耗硫酸或盐酸标准滴定液的体积(ml);

C——硫酸或盐酸标准滴定溶液浓度(mol/L);

0.0140——1.0ml 硫酸[$c(1/2H_2SO_4) = 1.000mol/L$]或盐酸[$c(HCl) = 1.000mol/L$]标准滴定溶液相当的氮的质量,单位为克(g);

m——样品的质量或体积,(g 或 ml);

F——氮换算为蛋白质的系数。一般食物为 6.25;乳制品为 6.38;面粉为 5.70。

　　5. 注意事项

　　(1)本法也适用于半固体及液体样品检测。半固体样品一般取样范围为 2.00~5.00g;液体样品取样 10.0~25.0ml(相当于氮 30~40mg)。若检测液体样品,结果以每百毫升样品中蛋白质的克数表示。

　　(2)消化时,若样品含糖高或含脂肪较多时,注意控制加热温度,以免大量泡沫喷出凯式烧瓶,造成样品损失。可加入少量辛醇、液体石蜡或硅消泡剂减少泡沫产生。

　　(3)消化时应注意旋转凯氏烧瓶,将附着瓶壁上的炭粒冲下,使样品彻底消化。若样品不易消化至澄清透明,可将凯氏烧瓶中溶液冷却,加入数滴过氧化氢后,再继续加热消化至完全。

　　(4)硼酸吸收液的温度不应超过 40℃,否则氨吸收减弱,造成检测结果偏低。可把接收瓶置于冷水浴中。

　　(5)现在已经有凯氏定氮仪测定蛋白质的方法。自动凯氏定氮仪更节能、环保、节省空间及实验成本。仪器可对多个样品同时进行消化,并自动完成加酸、加碱、蒸馏、滴定、结果计算和输出打印等程序,无须人工干预。对实验过程和分析时间可进行预编程以保证获得准确一致的结果,而不受人为影响。

(二)蛋白质消化率

食物蛋白质消化率是指在消化道内被吸收的蛋白质占摄入蛋白质的百分数。不仅反映了蛋白质在消化道内被分解的程度,同时还反映消化后的氨基酸和肽被吸收的程度。是评价食物蛋白质营养价值的生物学方法之一,一般采用动物或人体实验测定,根据是否考虑内源粪代谢氮因素,可分为表观真消化率和真消化率两种。

1. 蛋白质的真消化率 动物单笼饲养,分别喂饲各自的实验饲料。动物自由摄食和饮水。在实验期间尽可能保持实验组动物与参考(标准)酪蛋白组动物的全部环境条件一致。检测实验期内摄入的摄入氮、粪氮和粪代谢氮(肠道内源性氮),按下式计算蛋白质真消化率。

$$蛋白质真消化率(\%)=[食物氮-(粪氮-粪代谢氮)]/食物氮×100\%$$

2. 蛋白质的表观消化率 在实际工作中,往往不考虑粪代谢氮,这种消化率为表观消化率。

$$蛋白质表观消化率(\%)=(食物氮-粪氮)/食物氮×100\%$$

浓缩大豆蛋白的表观消化率、真消化率如表 11-2。

表 11-2 浓缩大豆蛋白的表观消化率和真消化率

	表观消化率(%)	真消化率(%)
浓缩大豆蛋白	77.54[*]	84.33[*]
脱脂大豆蛋白	68.62	75.42
酪蛋白(参考)	83.87[*]	91.22[*]

注:※表示与对照产品比,差异显著,$P<0.05$

(三)蛋白质利用率

食物蛋白质利用率是指食物蛋白质消化吸收后被机体利用的程度。食物蛋白质利用率的指标主要有:生物价(BV);蛋白质净利用率(NPU);蛋白质功效比值(PER);氨基酸评分(AAS)等。

1. 生物价 生物价(BV)是反映食物蛋白质消化吸收后,被机体利用程度的指标。生物价是评价食物蛋白质营养价值较常用的方法。

(1)实验动物及分组:要求用同一来源、同一品系、鼠龄相近的成年健康雄性大鼠(鼠龄 100天)。各组动物数量应相等,一般 10~20 只,每只动物单笼饲养,分别喂各组实验饲料。

(2)动物饲料配方

1)无氮饲料:纯淀粉 70%,蔗糖 10%,植物油 14%(葵花油、芝麻油各半),鱼肝油 2%,混合无机盐以及混合维生素制剂(其种类、用量与配制方法见蛋白质功效比值测定)。

2)实验饲料:在无氮饲料的基础上,实验饲料含蛋白质 10%,方法是用实验食物的量取代纯淀粉量(如实验食物 20%,纯淀粉 50%),其他成分不变。

（3）实验分期

1）无氮饲料饲养期（实验第一阶段）：饲喂无氮饲料，前两天为适应期，不进行任何处理，第3天进入正式实验阶段，共5~7天，每天称量饲料消耗量、收集尿液、分离粪便。

2）实验饲料饲养期（实验第二阶段）：此阶段的适应期及正式实验阶段的天数、处理与实验第一阶段完全相同。

在实验期间，动物自由摄食和饮水，每天称量体重并进行记录。

（4）样品收集

1）粪便收集法：为标识与收集粪便，需在每个正式实验阶段的第一天和下一阶段的第一天饲喂混有洋红的饲料（每克食物中混有20mg洋红，按此比例混合全天的饲料）。以无氮饲料饲养期为例，在两天适应期之后正式实验的第一天（即饲喂无氮饲料的第三天和进入实验饲料饲养期的第一天）的饲料中混有洋红，此后每天观察每只动物所排出粪便，直至见到深红色粪便时开始收集，收集的粪便放于盛有10ml 0.1%硫酸溶液的50ml称量瓶内（用无勾镊子选取粪便）。加盖后贮存于冰箱中。在出现红色粪便之后的数日内是无红色的粪便，仍然如此法收集与处理，直至收集到再次出现红色粪便为止（第二次的红色粪便不予收集）。实验第二阶段收集粪便的处理，与前一阶段完全相同。每实验阶段的粪便，最后以0.1%硫酸溶液搅成均匀稀便作为定氮分析用的粪样。

2）尿收集法：收集正式实验的尿液。在饲喂正式试验用饲料时，即开始收集尿液，直到该实验阶段结束的最后一天为止。在此期内每天定时收集一次，用0.1%硫酸溶液冲洗代谢笼下部的收尿漏斗（每次冲洗酸液用量控制在10ml左右）到尿液收集瓶（50ml三角瓶）中，转倾入相应编号的100ml具塞量筒中，再加入5滴甲苯后加塞存放于冰箱中。最后，以0.1%硫酸溶液稀释至100ml。经混合后作为分析尿样。各实验阶段的尿液，必须分别处理与存放，不得相混。

（5）样品测定：测定无氮饲料与实验饲料实验期的粪便、尿液中氮含量。按下式计算生物价：

$$生物价\% = \frac{储留氮}{吸收氮} \times 100\%$$

$$储留氮 = 吸收氮 - (尿氮 - 尿内源性氮)$$

$$吸收氮 = 食物氮 - (粪氮 - 粪代谢氮)$$

2. 蛋白质净利用率　蛋白质净利用率（NPU）是指摄入氮在体内存留的百分数，故其表示如下：

$$NPU(\%) = 消化率 \times 生物价$$

$$= \frac{储留氮}{食物氮} \times 100\%$$

3. 蛋白质功效比值（PER）　蛋白质功效比值（PER）是测定蛋白质生物利用率最常用的方法，是指在严格规定的条件下，处于生长发育期的幼龄动物每摄入1g待测蛋白质所增加的体重克数。本方法是美国公职分析化学协会（AOAC）推荐的测定食物蛋白质营养效应的官方标准之一,国际上广泛应用。本方法方便、具体,但由于没有考虑维持生命所需蛋白质的量,因此所得值不成比例,例如 PER 值为 2 的食物中蛋白质并不是 PER 值为 1 的食物蛋白质功效的 2 倍。(动物摄入的蛋白质克数与体重增加之间并不成线性关系),因此常用已经标定的酪蛋白(标准参照蛋白)的 PER 值为 2.5,以此校正测得的 PER 值。本方法适用于含氮量高于 1.8% 的物质。

(1)实验动物及分组:要求用同一来源、同一品系、年龄相近、刚断奶(出生 21~28 天)的雄性大鼠。实验室应保持各种环境条件适宜于大鼠的正常生长发育(室温 22~24℃,相对湿度 50%~65%,室内空气要流通)。动物在实验室适应 3~7 天才能投入实验使用。

每一种待测样品设一个实验组,外加一个参考(标准)酪蛋白组(阳性对照组)。大鼠按体重随机分组,每组动物不少于 10 只,每组动物数相同。各组动物平均体重组间差不大于 5g,组内个体差不大于 10g。

(2)动物饲料配方:PER 实验用合成饲料,基础饲料中各种成分用量如下:

1)样品量 X(g):9.09×100/样品蛋白质含量(%)。

2)植物油(棉籽油或豆油)(g):8-X×样品乙醚浸出物(%)。

3)混合无机盐(g):5-X×样品灰分(%)。

4)混合维生素:1g。

5)纤维素(g):1-X×样品粗纤维(%)。

6)水分(g):5-X×样品水分(%)。

7)最后加玉米淀粉或蔗糖至100g,充分混匀。

在配制饲料前,应先测定样品中各种营养素的含量(蛋白质、脂肪、水分、纤维素和灰分),以使各组实验饲料及参考酪蛋白组饲料间各种营养素相等(达到 AOAC 标准),其中蛋白质含量控制在 9.09%,使之相互之间具有可比性。实验组蛋白质来源为待测样品,对照组(参考酪蛋白)的蛋白质来自参考酪蛋白。

参考酪蛋白:国外用 ANRC(商品名称)酪蛋白,此物已经标化,其 PER = 2.50。如无 ANRC 酪蛋白,也可用经过标准化的酪蛋白作为参考蛋白。

混合盐(美国药典,USP):称取 NaCl 139.3g,取其一部分置乳钵中,加入 0.79g KI,研磨,过 60 目筛,放入棕色瓶中。将余下的 NaCl 及下列成分置乳钵中研磨:①$KH_2PO_4$389.0g;②$CaCO_3$381.4g;③$MgSO_4$(无水)57.3g;④$FeSO_4 \cdot 7H_2O$ 27.0g;⑤$MnSO_4 \cdot H_2O$ 4.01g;⑥$CuSO_4 \cdot 5H_2O$ 0.447g;⑦$ZnSO_4 \cdot 7H_2O$ 0.54g;⑧$CoCl_2 \cdot 6H_2O$ 0.023g。研匀后过 60 目筛,与已制备的 NaCl-KI 混合,棕色瓶储存备用。

混合维生素:维生素 A(干燥稳定)2000IU;维生素 D(干燥稳定)200IU;维生素 E(干燥稳定)10IU;维生素 K 0.5mg;胆碱 200mg;对氨基苯甲酸 10mg;肌醇 10mg;烟酸 4mg;维生素 B_2 0.8mg;维生素 B_1 0.5mg;泛酸钙 4mg;维生素 B_6 0.5mg;叶酸 0.2mg;生物素 0.04mg;维生素 B_{12} 0.003mg;

加葡萄糖或淀粉至 1000mg。

（3）实验步骤：实验期为 28 天，在此期间，动物单笼饲养，分别喂各组实验饲料。动物自由摄食和饮水。在实验期间尽可能保持实验组动物与参考（标准）酪蛋白组动物的全部环境条件一致。实验期间应记录：实验开始时每只大鼠的体重（精确至 0.1g）；每天各只大鼠的饲料摄取量；定期（最多 4 天）称量每只大鼠的体重；实验最后一天记录大鼠的体重和摄食量。

（4）实验结果处理及 PER 值计算

1）计算每只动物 28 天内体重增长值，g。

2）计算每只动物 28 天内蛋白质摄入量，g。

3）计算 PER。

$$直观 PER = 体重增长值(g)/蛋白质摄入量(g)$$

$$相对 PER\% = 直观 PER \times 100/本实验参考酪蛋白 PER$$

$$校正 PER = 直观 PER \times 2.5/本实验参考酪蛋白 PER$$

浓缩大豆蛋白样品的利用率见表 11-3。

表 11-3   浓缩大豆蛋白样品的利用率

	生物学价值(%)	蛋白质净利用率(%)	PER
浓缩大豆蛋白	79.80[※]	67.39[※]	2.00[※]
脱脂大豆蛋白	70.99	53.55	1.72
酪蛋白(参考)	84.28[※]	76.33[※]	2.60[※]

注：※表示与对照产品比，差异显著，$P<0.05$

三、实习要求

1. 请测定实验样品与酪蛋白的蛋白质含量。

2. 请写出 PER 实验的实验设计（包括饲料配方）。

3. 请根据提供的浓缩大豆蛋白与脱脂大豆蛋白的实验数据，对其进行综合营养评价。

（赵秀娟）

人体营养状况评价

　　人体通过利用食物中的营养素和能量来满足自身的生理需要,即营养素和能量供给以及消耗、排出之间处于动态平衡之中,人体营养状况评价可以了解这种动态关系是否达到保障人体的健康的要求。

　　营养调查(nutritional survey)是运用科学手段来了解某一人群或个体的膳食状况和营养水平,以此判断其膳食结构是否合理和营养状况是否良好的重要手段,是评价人体营养状况的方法。营养调查的内容通常包括:膳食调查、人体营养水平的生化检验、营养不足或缺乏的临床检查、人体测量资料分析,对被调查者进行营养状况综合判定,发现存在问题,提出改进措施与建议。

　　营养调查的意义在于可了解不同地区或不同年龄人群或个体的膳食结构和营养状况,发现膳食中存在的问题,为查找其原因或下一步的营养监测提供依据,为改善人们营养状况、设计合理膳食方案提供依据;也可了解人们的食物摄入、饮食习惯、疾病发生等相关问题,为诊断、治疗和预防营养失调所引起的疾病提供依据;也可为相关的科学研究提供基础性材料,为制定或修订膳食营养素参考摄入量提供依据;通过评价居民的膳食结构和营养状况发展,可预测未来的发展趋势,为国家制定政策和社会发展规划提供科学依据。

一、膳食调查

(一)概述

　　膳食调查是了解某群体或个体在一定时间内由膳食所摄取的能量和各种营养素的数量和质量,以此来评定该调查对象正常营养需要能得到满足的程度的一种方法。即通过对每人每天各种食物摄入量的调查,计算出其能量和各种营养素的摄入量、各种营养素之间的相互比例关系,分析能量和营养素的食物来源等,并根据合理营养的要求,进行分析、评价的方法。

　　膳食调查是营养调查的基础,通常包括询问法、称重法、记账法、化学分析法和食物频率法。这些方法可单独进行,也可联合进行。不同的膳食调查方法有各自的特点,可根据具体情况进行选择。通常情况下,采用 24 小时膳食回顾法,再结合称重法和(或)食物频率法,以提高膳食调查的准确性。膳食调查要求在每年四季或二季(冬春、夏秋)分别进行调查,每次 3~5 天以上,包括一个休息日;记录的被调查者每天摄入的所有食物,可依据食物成分表,计算出其中所提供的能量和营养素的含量,然后进行分析和评价。

(二)膳食调查结果的评价

通过膳食调查可得到被调查者每人每天的各类食物及营养素的摄入情况,针对这些结果,可对被调查者进行膳食结构和营养结构的分析,以进行膳食、营养两个方面的评价。

1. 膳食结构的分析　膳食结构是指各类食物的品种、数量及其在膳食中所占比例。膳食结构分析主要依据现阶段中国居民平衡膳食宝塔的要求,对调查者的食物种类和数量进行分析与评价。膳食结构分析可分三个步骤:①根据中国居民平衡膳食宝塔的内容,将被调查者的食物分成 9 类,列出表格;②与平衡膳食宝塔的内容进行比较,对被调查者的膳食结构即食物种类、数量进行分析;③针对分析的结果,进行评价并提出合理营养的建议。

2. 营养结构的分析　营养结构是指每人每天从摄取食物中所获得的能量和各种营养素的数量、主要营养素之间的比例和食物来源,以及膳食制度等。合理的营养结构要求食物所提供的能量和营养素数量及其比例适当,保证人体生理需要和生活需要,符合中国居民营养素参考摄入量(DRIs)的要求,达到合理营养的要求;要有科学的膳食制度和加工烹调方法,并要保证食品安全。

营养结构分析主要从两个方面进行:一是对每人每天的能量和营养素摄入种类和数量的分析,以中国居民营养素参考摄入量(DRIs)为标准。二是对能量和营养素来源、比例的分析,根据合理营养原则的要求,对能量及营养素食物来源、主要营养素之间的比例、对餐次分配等进行分析与评价、建议。

具体步骤如下:

(1)能量和营养素摄入种类与数量的分析:根据被调查者的膳食调查结果,将食物分类,通过食物成分表将计算出所提供的能量和各种营养素的量;然后将其与中国居民营养素参考摄入量(DRIs)进行比较,针对结果进行分析与评价、建议。

(2)能量和营养素来源与比例的分析:计算每人每天蛋白质、脂肪、碳水化合物供能比;蛋白质的食物来源构成;脂肪食物来源构成,进行分析与评价、建议。

(3)三餐能量分配比,将计算结果与合理营养三餐能量要求对比,进行分析与评价、建议。

二、人体营养水平的生化检验

人体营养水平的生化检查是借助生理、生化实验手段评价人体营养状况的常用方法,发现人体临床营养不足、营养储备水平低下或营养素过量状况,以便较早掌握营养失调征兆和变化动态,及时采取必要的预防措施。也可用于营养干预或治疗效果的评价。一般包括营养学指标、免疫学指标以及常见的人体医学检查指标。常见的营养学指标检查包括：①血液、尿液中营养素或其标志物含量、营养素代谢产物含量的测定；②与营养素有关的血液成分或酶活性的测定。

三、营养不足或缺乏的临床体征检查

临床体征检查是调查人员运用临床医学知识，借助于感观或有关的检查器具来了解被调查者的身体状况的一组最基本的检查方法，其目的是观察其是否有与营养状况有关的症状、体征等，从而作出营养正常或失调的营养诊断。根据人体出现的症状和异常体征检查，发现营养不足或缺乏的情况，主要内容见表 12-1。

表 12-1　营养缺乏病主要症状及体征

营养缺乏病	主要症状/体征
能量-蛋白质营养不良	(1)无力、心慌、气促、头昏 (2)抵抗力下降、易疲劳 (3)皮肤干燥、毛发稀少 (4)色素沉着 (5)精神萎靡、反应冷淡 消瘦型： (1)明显消瘦，成人体重低于标准体重 10% 以上 (2)肌肉减少，肌萎缩 水肿型 (1)凹陷性水肿 (2)肝大
维生素 A 缺乏病	(1)暗反应时间延长 (2)夜盲 (3)结膜干燥、结膜软化、结膜穿孔 (4)毕脱氏斑 (5)皮肤干燥、鳞屑、毛囊角化
维生素 B_1 缺乏病	(1)食欲减退、倦怠无力 (2)多发性神经炎 (3)腓肠肌压痛 (4)心悸、气短 (5)心脏扩大 (6)水肿
维生素 B_2 缺乏病	(1)视力模糊、畏光 (2)睑缘炎 (3)脂溢性皮炎 (4)口角炎、舌炎、唇炎 (5)阴囊、会阴水肿

续表

营养缺乏病	主要症状/体征
维生素 PP 缺乏病	（1）暴露部位对称性皮炎 （2）舌炎 （3）腹泻 （4）精神神经异常
维生素 C 缺乏病	（1）齿龈出血及齿龈炎 （2）皮下出血点或青紫 （3）毛囊角化 （4）四肢长骨端肿胀
维生素 D 与钙缺乏病	儿童:（1）兴奋不安,好哭多汗 （2）肌肉松软、蛙状腹 （3）前卤大、方颅 （4）肋骨串珠、赫氏沟、鸡胸 （5）"手镯征"、"X"形或"O"形腿 （6）脊柱弯曲 （7）牙齿发育障碍 成人: （1）腰酸腿软无力、小腿痉挛 （2）偏食、厌食、易感冒、易过敏等 （3）疲倦乏力、烦躁、精力不集中 （4）骨质疏松、骨质增生、骨质软化、各类骨折
锌缺乏病	（1）生长发育迟缓、性成熟迟缓 （2）食欲减退 （3）味觉异常、异食癖 （4）伤口不易愈合
缺铁性贫血缺乏病	（1）无力、心慌、气促、头昏 （2）畏寒、抵抗力下降、易疲劳 （3）口唇、甲床、黏膜苍白 （4）儿童发育迟缓、注意力不集中、认知能力障碍等 （5）异食癖 （6）容易患口炎、舌炎 （7）舟状甲 （8）重者可出现萎缩性胃炎、吸收不良综合征 （9）小儿明显的消瘦

四、人体测量

人体测量指标可以综合地反映人体的营养状况。体格状况和生长、发育速度是评价营养状况的灵敏指标,特别是学龄前儿童的体测结果,因其敏感性及代表性好、测定方法规范、所需费用低,常被用来评价一个地区人群的营养状况。常用的体格测量项目有身高(身长)、体重、头围、胸围、上臂围、腰围、臀围及皮褶厚度等。

(一)人体测量内容

人体测量通常包括两个方面:一是生长发育测量,包括头围、体重及身高(长)等的测量;二是机体组成测量,如皮褶厚度、上臂围、腰围及臀围等的测量。不同年龄的人群可选择的指标不同。

(二)人体测量常用指标及测定方法

1. 体重

(1)使用器材:杠杆秤。使用前应检查仪器的准确性和灵敏度。用标准砝码进行检验,使其准确度误差不超过 0.1%。

(2)测定方法:每次测量时,杠杆秤要进行校正。将其应放在平坦的地面上,调整零点至刻度尺呈水平位。受试者身着短裤、背心,站立于秤中央。读数以千克(kg)为单位,精确到小数点后一位。

2. 身高(长)

(1)身长:3 岁以下儿童需要测量身长。

1)使用器材:卧式量板或量床。

2)测定方法:将量板放在平坦的地面或桌面上,脱去鞋帽和厚衣裤,使其仰卧于量板中线位置,固定小儿头部,两耳在同一水平线上,并使用其接触头板。测量者位于小儿右侧,将左手置于小儿膝部,使其固定;用右手滑动滑板,使之紧贴小儿足跟,读数至小数点后一位(0.1cm)。

(2)身高

1)使用器材:身高坐高计。使用前应校对零点,用钢尺测量基准板平面红色刻线的高度是否为 10.0cm。同时应检查立柱是否垂直,连接处是否紧密,有无晃动,零点有无松脱等情况并加以校正。

2)测量方法:被测者上肢自然下垂,足跟并拢,足尖分开成 60°,足跟、骶骨及两肩胛区与立柱接触,躯干自然挺直;测试者站在被测者右侧,将水平板轻轻沿立柱下滑,轻压于被测者头顶。测试者读数时两眼应与压板平面等高,精确到小数点后一位(0.1cm)。测量过程要严格遵守"三点靠立柱""两点呈水平"的原则。

3. 上臂围　上臂围测量位置为左上臂从肩峰至尺骨鹰嘴连线中点的部位臂围长,包括上臂紧张围和上臂松弛围。两者之差可反映肌肉发育状况,差值越大,肌肉发育状况越好。上臂围本身可反映营养状况,它与体重密切相关。

(1)使用器材:无伸缩性材料制成的卷尺,刻度为 0.1cm。

（2）上臂紧张围测量：上臂紧张围是指上臂肱二头肌最大限度收缩时的围度。被测者上臂斜平举约45°，手掌向上握拳并用力屈肘；测量者站于侧面或对面，将卷尺在上臂肱二头肌最粗处绕一周进行测量。测量时被测者的肌肉要充分收缩，卷尺的松紧度要适宜，测量误差小于0.5cm。

（3）上臂松弛围测量：在测量上臂紧张围后，将卷尺保持原来位置不动，让被测者将上臂缓慢伸直，将卷尺在上臂肱二头肌最粗处绕一周进行测量。测量上臂松弛围时应注意肌肉由紧张变换到松弛时，勿使卷尺移位，测量误差小于0.5cm。

4. 皮褶厚度　皮褶厚度是衡量个体营养状况和肥胖程度较好的指标，主要测量皮下脂肪厚度，可以间接评价人体肥胖程度。一般测量上臂肱三头肌、肩胛下角、脐旁、躯干、腰腹等部位的皮下脂肪堆积情况。

（1）使用器材：皮褶厚度计。

（2）测量方法：被测者自然站立，被测部位充分裸露，测试者站在被测者身后，找到肩峰、尺骨鹰嘴部位，用油笔标记出左臂后从肩到尺骨鹰连线中点。用左手拇指和示指、中指将被测部位皮肤及皮下组织夹提起来，在其下方用皮褶厚度计测量厚度，松开皮褶厚度计的卡钳钳柄，使钳尖部充分夹住皮褶，皮褶厚度计指针快速回落后立即读数。连续测量3次，以mm为单位，精确到0.1mm。

5. 腰围

（1）使用器材：无伸缩性材料制成的卷尺，刻度为0.1cm。

（2）测量方法：被测者自然站立，平视前方；测试人员先取肋下缘最底部和髂前上脊最高点之间连线的中点处，将卷尺水平围绕腰一周，并在被测者呼气末而吸气未开始进行读数记录。

五、营养状况分析、评价和建议

通过膳食调查、人体营养水平的生化检验、营养不足或缺乏的临床体征检查和人体测量资料的分析，对被调查者的膳食结构、营养结构进行分析与评价，以及与生化检查、人体测量和临床体征检查结果等综合性分析，得出结论，并提出相应的改进建议。

六、实例分析

某机关的工作人员在年度健康体检后，一位女职员找到营养师，进行相关咨询。其年龄为42岁，体重52kg，从事文秘工作；自述近一年多自觉无力，易疲劳，食欲下降，偶有失眠等状况，无患任何疾病史。营养师针对其情况，采用24小时膳食回顾法结合称重法对其进行连续三天的膳食调查，同时参考其年度体检结果进行分析。其膳食调查结果、人体测量指标（体重、身高、肱三头肌皮褶厚度）、生化检查指标（红细胞、血红蛋白、转铁蛋白、甘油三酯、总胆固醇）如下表所示，最后对此女职员进行营养状况评价，并提出了建议和指导。

（一）膳食调查结果

以下为女性职员的连续三天的膳食调查表（表 12-2）。

表 12-2　24 小时膳食回顾法的调查表基本情况：

姓名　张某　性别　女　年龄42　民族　汉　文化程度　本科　职业　秘书　体力活动情况　极轻　住址　略　身高　160 厘米　体重52kg（公斤）　血压120/77mmHg　疾病情况　无

个人编码　　　　　　填写日期

时间与餐次		饭菜名称	食物组成	食用量（g）	食物组成	食用量（g）
周四	早餐	小米粥	小米	30		
		馒头	精白面粉	50		
		茶叶蛋	鸡蛋	40		
		拌黄瓜	豆腐干	60	黄瓜	60
	加餐	水果	苹果	120		
	午餐	二米饭	大米	85	玉米	20
		素炒油菜	油菜	150		
		肉片炒青椒	瘦猪肉	30	青椒	50
	加餐					
	晚餐	牛奶	牛奶	200		
		香蕉	香蕉	150		
			花生油	32	食盐	11
周五	早餐	豆浆	豆浆	250		
		油条	精白面粉	80		
		拌白菜	大白菜	80		
	加餐	水果	橘子	120		
	午餐	二米饭	大米	100	玉米	20
		酱牛肉	牛肉	20		
		蒜蓉油麦菜	油麦菜	150		
	加餐					
	晚餐	薏米粥	薏米	30		
		香菇烧油菜	油菜	200	香菇	10
			花生油	35	食盐	12

续表

时间与餐次		饭菜名称	食物组成	食用量(g)	食物组成	食用量(g)
周六	早餐	馒头	面粉	80		
		小米粥	小米	20		
		拌菠菜	菠菜	100		
	加餐	酸奶	酸奶	150		
	午餐	大米饭	粳米	150		
		炒青笋	青笋	100	瘦猪肉	30
		西红柿汤	西红柿	100	鸡蛋	30
	加餐		香蕉	100		
		大米粥	大米	20		
		炒西兰花	西兰花	120		
		熘豆腐	豆腐	100		
			花生油	20	食盐	12

(二)人体测量结果

该女职员的人体测量资料如下(表12-3):

表12-3 体测量数据

姓名	身高(cm)	体重(kg)	体质指数(kg/m^2)	三头肌皮褶厚度(mm)
	160	52	20	13

(三)生化检验结果

该女职员的生化检验资料如下(表12-4):

表12-4 生化检查结果

空腹血糖(mmol/L)	红细胞(/L)	血红蛋白(g/L)	白细胞(/L)	转铁蛋白(g/L)	总胆固醇(mmol/L)	甘油三酯(mmol/L)	高密度脂蛋白(mmol/L)
4.21	3.0×10^{12}	101	5.0×10^9	212	4.2	0.89	1.0

(四)营养不足或缺乏的临床体征检查

经相关临床体格检查,发该女职员有面色、眼睑、口唇、指甲苍白,无其他异常,无其他疾病。

(五)综合评价

1. 膳食结构与营养素摄入量的计算 根据表12-2中的膳食调查结果,一是计算出每日各类食物的平均摄入量,填入表12-6中,进行膳食结构分析。二是根据食物成分表,将上述每日各种食物中所提供的能量和营养素的计算出来,得到该女职员每天平均能量和营养素的摄入量(表12-5),再进行相关营养结构的分析。

表 12-5　一日营养素和能量摄取量计算表

食物名称	重量(g)	蛋白质(g)	脂肪(g)	碳水化合物类(g)	能量(kJ)	钙 mg	磷 mg	铁 mg	维生素A(IU)	胡萝卜素 mg	硫胺素 mg	核黄素 mg	烟酸 mg	维生素C mg	维生素D μg
合计															

2. 营养状况综合评价

(1)膳食结构分析:对女职员的每日摄取食物进行分类,平均每日的各类食物食用量,填入表格,进行膳食结构的分析(表12-6)。

表 12-6　每日平均各类食物的摄入量(g/d)

	谷类	蔬菜	水果	肉、禽	蛋类	鱼虾	豆类及制品	奶类及制品	油脂
实际摄入量									
膳食宝塔推荐量									
摄入量/推荐量(%)									

(2)营养素摄入量的分析:根据表12-5中计算出的各种食物中的能量和营养素含量,与DRIs中的RNI或AI进行比较分析(表12-7,表12-8)。

表 12-7　每日能量及三大营养素摄入量与 DRIs 比较

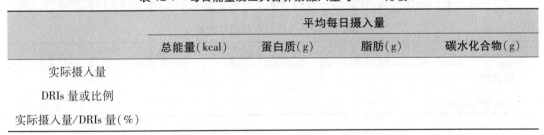

	平均每日摄入量			
	总能量(kcal)	蛋白质(g)	脂肪(g)	碳水化合物(g)
实际摄入量				
DRIs 量或比例				
实际摄入量/DRIs 量(%)				

表 12-8　每日主要营养素平均摄入量与 DRIs 比较

	钙(mg)	铁(mg)	锌(mg)	视黄醇(μgRE)	硫胺素(mg)	核黄素(mg)	烟酸(mg)	抗坏血酸(mg)	膳食纤维(g)	胆固醇(mg)
实际摄入量										
DRIs 量										
实际摄入量/DRIs(%)										

（3）三大营养素的产能比：计算三大营养素提供的能量并进行分析（表 12-9）。

表 12-9　三大营养素产能量占总能量的构成比

	实际摄入量（g）	提供的能量（kcal）	占总能量的百分比（%）	合理营养建议的供能比（%）
蛋白质				
脂肪				
碳水化合物				
合计				

（4）蛋白质、脂肪的食物来源及构成比例分析：由表 12-5 中核算出各类食物中提供的蛋白质量、脂肪量，分别计算出其各自的构成比例（表 12-10、表 12-11）。

表 12-10　每日蛋白质的食物来源构成比

	谷类	豆类及其制品	动物性食品	其他	合计
提供蛋白质量（g）					
占总蛋白的比例（%）					

表 12-11　每日脂肪的食物来源构成比

	动物性食物	植物性食物	合计
提供脂肪量（g）			
占总脂肪的比例（%）			

（5）一日三餐供能比分析：计算出三餐提供能量及与总能量的比例（表 12-12），并进行分析。

表 12-12　一日三餐供能比分析

	早餐	午餐	晚餐	合计
提供能量（kcal）				
占总能量的比例（%）				

3. 营养状况的结论与建议　根据该女职员的膳食调查结果、生化检验结果和人体测量资料的分析，可对此人的健康状况和营养状况作出结论，提出针对性建议。

（赖亚辉）

实验十三

糖尿病病人食谱编制

糖尿病(diabetes mellitus,DM)是一组由于胰岛素分泌和作用缺陷所导致的碳水化合物、蛋白质及脂肪等代谢紊乱,具临床异质性的表现,并以长期高血糖为主要标志的综合征。糖尿病的临床表现为"三多一少",即多饮、多尿、多食、体重减少,久病可发生眼、肾、脑、心脏等重要器官及神经、皮肤等组织的并发症。糖尿病导致的病残、病死率仅次于癌症和心血管疾病,为危害人类健康的第三顽症,它与肥胖、高血压、血脂紊乱共同构成影响人类健康的四大危险因素。

近年来,糖尿病患病率日益增高,据世界卫生组织(WHO)2016 年报告,2014 年全球有确诊成年人糖尿病病人 4.22 亿,预计 2030 年增至 5.52 亿。全球范围内,2012 年 150 万人死于糖尿病。国际糖尿病联盟(IDF)预测,到 2040 年,全球将有 6.42 亿人患有糖尿病。根据《中国居民营养与慢性病状况报告(2015 年)》,2012 年中国 18 岁及以上居民糖尿病患病率为 9.7%,其中城市为 12.3%,农村为 8.4%,病人人数约 1.1 亿。2 型糖尿病是最常见的糖尿病类型,其主要危险因素包括:肥胖,缺乏体力活动,年龄增长、感染等生理或病理因素,生活节奏加快、应激增多等社会环境因素以及遗传因素等。糖尿病的治疗应是综合治疗,主要包括饮食治疗、药物治疗、运动疗法、宣传教育以及自我监测等综合措施。饮食治疗是防治糖尿病的一项最重要的基本措施,无论病情轻重,无论使用何种药物治疗,均应长期坚持饮食调整。养成科学合理的饮食习惯,是预防糖尿病发生的重要方法。

一、背景资料

男性,机关工作人员,42 岁,身高 175cm,体重 90kg。主诉:乏力、多饮 4 月。诊断为 2 型糖尿病,建议采取饮食+运动治疗,1 个月后复查。本实验以该病人为例,进行糖尿病病人的食谱编制。

二、食谱编制的目的和意义

1. 根据糖尿病病人对能量及各种营养素的需要,结合当地食物的品种、生产季节、经济条件和食物烹调方式,合理选择各类食物,达到平衡膳食。

2. 通过调整糖尿病病人的膳食结构和食物摄入量以达到预期的饮食治疗目的。

3. 以糖尿病病人一日食谱为例进行计算,初步掌握食谱的制订程序和评价方法。

三、食谱编制的原则

总原则是因人而异、因地制宜,合理选择食物并搭配,使糖尿病病人的饮食更加合理化,能够满足日常生活和工作的需要,同时有利于病情的控制和并发症的预防。

1. 能量平衡原则　根据糖尿病病人的标准体重、生理条件、劳动强度、工作性质制订食谱能量,使之有利于糖尿病病人维持理想体重水平。

2. 营养平衡原则　根据《中国居民膳食营养素参考摄入量(DRIs)》的要求设计食谱,使其能够为糖尿病病人提供每日所必需的各种营养素,并且比例适宜。

3. 食物多样原则　根据《中国居民平衡膳食宝塔》推荐的食物结构合理选择多种食物制订食谱,使之有利于各种营养素的充分供应,同时有利于促进病人的食欲。

4. 简单易行原则　根据病人的生活条件和生活水平、当地的食物供应情况等合理选择食物,并依据适宜的加工方式和方法来制订食谱,增加食谱的可操作性和可接受性。

四、食谱编制的方法

根据糖尿病病人的病情、年龄、身高、体重、劳动强度、是否有并发症、目前饮食状态、饮食习惯、每天所需的总能量和各种营养素的数量,参照食物成分表、经济条件、市场供应情况等制订食谱。

1. 营养成分计算法

(1)计算标准体重:判断体重状况的方法有以下几种:

1)身高标准体重法

$$标准体重(kg)= 身高(cm)-105$$

或:标准体重(kg)= [身高(cm)-100]×0.9

或:查阅正常人体身高体重表

$$肥胖度(\%)= (实际体重-身高标准体重)/标准体重×100\%$$

肥胖度≤20%为消瘦,肥胖度<10%为体重过轻,肥胖度>10%为超重,肥胖度20%~29%为轻度肥胖,肥胖度30%~49%为中度肥胖,肥胖度≥50%为重度肥胖。

2)体质指数法

$$体质指数(BMI)= 体重(kg)÷身高(m)^2$$

中国成年人 BMI 判定标准:BMI<18.5 为消瘦,BMI18.5~23.9 为正常,BMI24~27.9 为超重,

BMI≥28 为肥胖。

（2）计算全日总能量：根据体重和劳动强度，参考表 13-1 计算全日总能量。

表 13-1　成年糖尿病病人每日能量供给量（kJ/kg）

体型	卧床	轻体力劳动	中体力劳动	重体力劳动
消瘦	105~125	146	167	188~209
正常	84~105	125	146	167
肥胖	63	84~105	125	146

来源：孙长颢. 营养与食品卫生学. 7 版. 北京：人民卫生出版社，2012：283.

（3）计算碳水化合物、脂肪、蛋白质供给量：食谱中碳水化合物提供的能量占全天总能量的 50%~60% 为宜，一般成年患者每日碳水化合物摄入量应控制在 200~300g，折合主食为 250~400g。肥胖者可酌情控制在 150~200g，折合主食 200~250g。饮食治疗开始时应严格控制碳水化合物的摄入量，即每日约 200g，经治疗症状有所改善后，如血糖下降、尿糖消失，可逐渐增加至 250~300g，并根据血糖、尿糖和用药情况及时调整。

食谱中脂肪提供的能量占全天总能量的 20%~25%，最高不应超过 30%，或按 0.7~1.09/（kg·d）计算。烹调用油及食物中所含的脂肪均应计算在内。脂肪中由饱和脂肪酸提供的能量应小于总能量的 10%，多不饱和脂肪酸提供的能量应不超过总能量的 10%，单不饱和脂肪酸是较理想的脂肪来源，在橄榄油中含量丰富，可优先选用；胆固醇应低于 300mg/d；合并高胆固醇血症者应低于 200mg/d。

食谱中蛋白质提供的能量占全天总能量的 12%~20%，或按 1.2~1.5g/（kg·d）计算。其中优质蛋白质（动物蛋白或大豆蛋白）应占 30% 以上。如有肾功能不全时，应限制蛋白质摄入，可根据肾功能损害的程度来确定，一般占全天总能量的 10% 以下或按 0.5~0.8g/（kg·d）计算。

（4）主副食品种和数量的确定：已知三种能量营养素的供给量，根据食物成分表，即可选择主食和副食的品种和数量。

1）主食品种、数量的选择：由于粮谷类是碳水化合物的主要来源，因此主食的品种、数量主要根据各类主食原料中碳水化合物的含量和食物的血糖生成指数（GI）确定。主食的品种主要根据用餐者的饮食习惯来确定，北方习惯以面食为主，南方则以大米居多，在此基础上注意主食品种的多样性，可在米、面、杂粮、杂豆及其制品中进行合理选择和搭配。食物的 GI 可以反映食物中碳水化合物的升血糖效应，GI 小于 55 为低 GI 食物，GI 大于 70 为高 GI 食物，GI 在 55~70 之间为中等 GI 食物，对于糖尿病患者，在碳水化合物含量相类似的情况下，应尽量选择低 GI 和（或）中等 GI 的食物，常见食物的 GI 值参见《中国营养科学全书》。

2）副食品种、数量的选择：根据三种产能营养素的需要量，在确定主食的品种和数量的前提下，需要考虑蛋白质的食物来源。蛋白质广泛存在于动植物性食物中，除了谷类食物能提供的蛋白质,各类动物性食物和豆制品是优质蛋白质的主要来源,因此副食品种和数量的确定应在已确定主食用量的基础上,依据副食应提供的蛋白质的量确定。计算步骤如下:①计算主食中含有的蛋白质的量;②用应摄入蛋白质的量减去主食中蛋白质的量,即为副食应提供蛋白质的量;③设定副食中蛋白质的2/3由动物性食物供给,1/3由豆制品供给,据此可求出各自的蛋白质供给量;④查表并计算各类动物性食物及豆制品的供给量;⑤设计蔬菜的品种和数量。

(5)油脂用量:油脂的摄入应以植物油为主,有一定量动物脂肪摄入。由食物成分表可知每日摄入各类食物提供的脂肪含量,将需要的脂肪总量减去食物提供的脂肪量即为每日植物油供应量。

(6)确定餐次分配比例和粗配食谱:通常根据糖尿病患者饮食习惯、血糖和尿糖波动情况、服降糖药或注射胰岛素时间及病情是否稳定等来确定其分配比例。至少一日三餐,定时、定量,早、中、晚餐能量按25%、40%、35%的比例分配。口服降糖药或注射胰岛素后易出现低血糖的患者,可在3次正餐之间或临睡前加餐2~3次,加餐的营养要均匀搭配,且加餐量应从正餐的总量中扣除,做到加餐不加量。在总能量范围内,适当增加餐次有利于改善糖耐量并可预防低血糖的发生。

(7)食谱的评价与调整:根据以上步骤设计出营养食谱后,还应该对食谱进行评价,确定编制的食谱是否科学合理。应参照食物成分表初步核算该食谱提供的能量和各种营养素的含量,与DRIs进行比较,两者相差在±10%范围之内,可认为合乎要求,否则要增减或更换食品的种类或数量。值得注意的是,制订食谱时,不必严格要求每份营养餐食谱的能量和各类营养素均与DRIs保持一致。一般情况下,每天的能量、蛋白质、脂肪和碳水化合物的量出入不应过大,其他营养素以一周为单位进行计算、评价即可。

根据食谱的制订原则,食谱的评价应该包括以下几个方面:

1)食谱中所含五大类食物是否齐全,是否做到了食物种类多样化?

2)各类食物的量是否充足?

3)全天能量和营养素摄入是否适宜?

4)三餐能量摄入分配是否合理,早餐是否保证了能量和蛋白质的供应?

5)优质蛋白质占总蛋白质的比例是否恰当?

6)三种供能营养素(蛋白质、脂肪、碳水化合物)的供能比例是否适宜?

以下是评价食谱是否科学、合理的过程:

1)首先按类别将食物归类排序,并列出每种食物的数量。

2)从食物成分表中查出每100g食物所含营养素的量,算出每种食物所含营养素的量,计算公式为:

食物中某营养素含量=食物量(g)×可食部分比例×100g食物中营养素含量/100

3)将所用食物中的各种营养素分别累计相加,计算出一日食谱中三种能量营养素及其他营养素的量。

4)将计算结果与中国营养学会制定的"中国居民膳食中营养素参考摄入量"中同年龄同性别人群的水平进行比较,进行评价。

5)根据蛋白质、脂肪、碳水化合物的能量折算系数,分别计算出蛋白质、脂肪、碳水化合物三种营养素提供的能量及各自占总能量的比例。

6)计算出动物性及豆类蛋白质占总蛋白质的比例。

7)计算三餐提供能量的比例。

(8)编制一周食谱:一日食谱确定后,可根据饮食习惯、市场供应情况等因素在同一类食物中更换品种和烹调方法,编排一周食谱。

2. 食物交换份法 食物交换份法简单易行,将常用食品分为四个组共九类(表 13-2),每类食品交换份的食品所含的能量相似(一般定为 90kcal,即 377kJ),每个交换份的同类食品中蛋白质、脂肪、碳水化合物等营养素含量相似,将每类食物的内容列出表格供交换使用,最后,计算出各类食物的交换份数和实际重量,并按每份食物等值交换表选择食物(表 13-3~表 13-8)。

具体步骤为:①计算标准体重;②计算每日所需总能量;③计算全天食品交换份份数;④查出各类食品的比例分配;⑤设计的食谱进行评价和调整;⑥根据自己的习惯和嗜好选择并交换食物。

表 13-2 各类食品交换份的营养价值

组别	类别	每份重量(g)	能量		蛋白质(g)	脂肪(g)	碳水化合物(g)	主要营养素
			(kcal)	(kJ)				
谷薯组	谷薯类	25	90	377	2	—	20	碳水化合物、膳食纤维
蔬果组	蔬菜类	500	90	377	5	—	17	无机盐、维生素、膳食纤维
	水果类	200	90	377	1	—	21	
肉蛋组	大豆类	25	90	377	9	4	4	蛋白质
	奶类	160	90	377	5	5	6	
	肉蛋类	50	90	377	9	6	—	
供能组	坚果类	15	90	377	4	7	2	脂肪、碳水化合物
	油脂类	10	90	377	—	10	—	
	纯糖类	20	90	377	—	—	20	

表 13-3　不同能量所需的各种食品交换份数

能量		交换份	谷薯组	蔬果组	肉蛋组	供能组
(kcal)	(kJ)					
1200	5021	13.5	8	2	1.5	2
1400	5858	16	10	2	2	2
1600	6694	18	12	2	2	2
1800	7531	20.5	14	2	2.5	2
2000	8368	22.5	15	2	2.5	3
2200	9205	25	17	2	3	3
2400	10 042	27	19	2	3	3
2600	10 878	29.5	20	2	4	3.5
2800	11 715	32	22	2	4.5	3.5
3000	12 552	34	24	2	4.5	3.5

表 13-4　等值谷薯类食品交换表

分类	重量(g)	食品
糕点	20	饼干、蛋糕、江米条、麻花、桃酥等
米	25	大米、小米、糯米、薏米、米粉
面	25	面粉、干挂面、龙须面、通心粉、油条、油饼
杂粮	25	高粱、玉米、燕麦、荞麦、莜麦
杂豆	25	绿豆、红豆、干豇豆、干豌豆、干蚕豆、芸豆
面食	35	馒头、面包、花卷、窝头、烧饼、烙饼、切面
鲜品	100	马铃薯、红薯、白薯、鲜玉米
其他熟食	200	鲜玉米(中个带棒芯)

表 13-5　等值蔬菜类食品交换表

分类	重量(g)	食品(市品)
叶茎类	500	大(小)白菜、圆白菜、菠菜、韭菜、茼蒿、芹菜、生菜、莴笋(叶)、苋菜、豆瓣菜、冬寒菜、软浆叶、蕹菜
苔、花类	500	油菜(苔)、花菜(白、绿色)、绿豆芽
瓜、茄类	500	西葫芦、西红柿、冬瓜、苦瓜、黄瓜、丝瓜、青椒、南瓜、茄子
菌藻类	500	鲜蘑菇、湿海带、水发木耳

分类	重量（g）	食品（市品）
根茎类	500	白萝卜、茭白、竹笋、子姜（300）
鲜豆类	300	豇豆、豆角、四季豆、豌豆苗
	75	毛豆、豌豆、蚕豆（均为食部）
其他	200	胡萝卜
	150	藕
	100	芋头、慈姑

表 13-6　等值水果类食品交换表

重量（g）	食品（市品）
500	西瓜、芒果、梨
250	橙、柑、橘、柚、李子、苹果、桃、枇杷、葡萄、猕猴桃、草莓、菠萝、杏、柿子
150	香蕉、山楂、荔枝
100	鲜枣

表 13-7　等值肉蛋豆奶类食品交换表

重量（g）	食品（市品）
20	香肠
25	牛肉（肥瘦）、羊肉（肥瘦）、猪肉（肥瘦）、油豆腐
30	奶粉（无糖）
40	干黄豆、干青豆、黄豆粉
50	牛肉（瘦）、羊肉（瘦）、猪肉（瘦）、鱼肉、鸡肉、鸭肉、豆腐干、豆腐丝
50~60	鸡蛋、鸭蛋
100	北豆腐、麻豆腐、蛤蜊肉
125	南豆腐
250	牛奶、酸奶

表 13-8　等值油脂类食品交换表

重量（g）	食品（市品）
9	烹调油
15	芝麻酱、花生米、杏仁、瓜子（去皮）、核桃仁

五、糖尿病病人营养食谱编制实例

（一）营养成分计算法

1. 根据对象确定能量 该病人为办公室工作，属于轻体力劳动，根据身高标准体重法，病人的标准体重（kg）= 175－105 = 70（kg），肥胖度（%）=（90－70）÷70×100% ≈ 28.6% > 20%，属肥胖，经查表 13-1 能量供给量按照 95kJ/（kg·d）计算，所需能量 90×95 = 8550kJ。

2. 计算宏量营养素全日应供给的能量 能量的主要来源为蛋白质、脂肪和碳水化合物，三种产能营养素占总能量的比例按照蛋白质占 18%，脂肪占 22%，碳水化合物占 60% 计算，则三种能量营养素各应提供的能量如下：

蛋白质：8500×18% = 1530kJ

脂肪：8500×22% ≈ 1020kJ

碳水化合物：8500×60% ≈ 5100kJ

3. 计算三种能量营养素每日需要数量 已知三种产能营养素的能量供给量，还需要将其折算成需要量，即具体的质量，这是确定食物品种和数量的重要依据。食物中产能营养素产生能量的多少按如下关系换算：即 1g 碳水化合物产生能量 16.7kJ，1g 脂肪产生能量 37.7kJ，1g 蛋白质产生能量 16.7kJ。根据三大产能营养素的能量供给量及其能量折算系数，可求出全日蛋白质、脂肪、碳水化合物的需要量。

根据上一步的计算结果，可算出蛋白质、脂肪、碳水化合物的需要量。

蛋白质：1530kJ÷16.7 ≈ 92（g）

脂肪：1020kJ÷37.7 ≈ 27（g）

碳水化合物：5100kJ÷16.7 ≈ 305（g）

4. 计算三种产能营养素每餐需要量 按照一日三餐能量的分配比例若按照早餐占 25%，午餐占 40%，晚餐占 35%（也可按照早餐 1/5、午餐 2/5、晚餐 2/5 的比例进行分配，本实验未列出），则早、中、晚餐各需要摄入的三种能量营养素数量如下：

早餐：

蛋白质：92g×25% ≈ 23g

脂肪：27g×25% ≈ 7g

碳水化合物：305g×25% ≈ 76g

午餐：

蛋白质：92g×40% ≈ 37g

脂肪：27g×40% ≈ 11g

碳水化合物：305g×40% ≈ 122g

晚餐:

蛋白质:92g×35%≈32g

脂肪:27g×35%≈9g

碳水化合物:305g×35%≈107g

5. 确定主副食品种和数量

(1)早餐:已知早餐应含蛋白质23g、碳水化合物76g。假设以小米粥、馒头(富强粉)为主食,并分别提供20%和80%的碳水化合物,由食物成分表得知,每100g小米(食部100%)含碳水化合物73.5g,含蛋白质9.0g,每100g富强粉(食部100%)含碳水化合物74.6g,含蛋白质10.3g。则:

$$所需小米含量 = 76g×20%÷(73.5/100) ≈ 21g$$

假设小米粥(熟)中米水比例按1∶9计算,则需要小米粥210g

$$所需富强粉含量 = 76g×80%÷(74.6/100) ≈ 82g$$

假设面粉加工成馒头的生熟比按照1∶1.5计算,则需要馒头122g

$$主食中蛋白质含量 = 21g×(9.0/100) + 82g×(10.3/100) ≈ 10g$$

$$则副食中蛋白质含量 = 23g-10g = 13g$$

设定副食中蛋白质由鸡蛋(食部88%)提供,由食物成分表可知,每100g鸡蛋中蛋白质含量为12.7g,则:

$$鸡蛋重量 = 13g÷(12.7/100)÷88% = 116g$$

(2)午餐:已知午餐应含蛋白质37g、碳水化合物122g。假设以馒头(富强粉)、米饭(大米)为主食,并分别提供50%的碳水化合物,由食物成分表得知,每100g富强粉(食部100%)含碳水化合物74.6g,含蛋白质10.3g,每100g稻米(粳标二)(食部100%)含碳水化合物77.7g,含蛋白质8.0g。按上一步的方法,可算得所需富强粉和稻米的重量分别为82g和78g,若稻米加工成米饭的生熟比按照1∶3计算,则馒头和米饭所需重量分别为123g和234g。

$$计算主食中蛋白质含量 = 82g×(10.3/100) + 78g×(8.0/100) ≈ 15g$$

$$副食中蛋白质含量 = 37g-15g = 22g$$

设定副食中蛋白质的2/3应由动物性食物供给,1/3应由豆制品供给,因此:

动物性食物应含蛋白质重量 = 22g×66.7%≈15g

豆制品应含蛋白质重量 = 22g×33.3%≈7g

若选择的动物性食物和豆制品分别为鲈鱼和豆腐,由食物成分表可知,每100g鲈鱼中蛋白质含量为18.6g,每100g豆腐(北)的蛋白质含量为12.2g,则:

$$鲈鱼重量 = 15g÷(18.6/100) ≈ 80g$$

$$豆腐(北)重量 = 7g÷(12.2/100) ≈ 57g$$

最后是选择蔬菜的品种和数量。

（3）晚餐:计算方法同午餐。

6. 一日食谱　一日食谱如下:

早餐:小米粥 210g、馒头 122g、鸡蛋 116g、黄瓜 150g。

午餐:米饭 234g、馒头 123g、清蒸鲈鱼(80g)、西红柿烧豆腐(西红柿 50g,豆腐 57g)、凉拌芹菜(50g)、清炒空心菜(100g)。

晚餐:米饭 207g、馒头 108g、苦瓜炒瘦肉(苦瓜 150g,瘦肉 75g)、蘑菇青菜汤(蘑菇 100g,青菜 100g)。

植物油 25g。

（二）食物交换份法

1. 确定总交换份数　案例中患者每日需要总能量为 8550kJ,查表 13-2 确定总交换份数约为 22.5 份。

2. 确定各类食物交换份数　查表 13-2 确定各类食物交换份数为:谷薯类 16 份,蔬果类 2 份,肉蛋类 2.5 份,供能类 2 份。

3. 确定各餐次食物交换份数　各餐次食物交换份数见表 13-9。

表 13-9　提供 8550kJ 能量各餐食物交换份数

	早餐	午餐	晚餐	合计
谷薯类	4	7	5	16
蔬果类	0.5	1.0	0.5	2
肉蛋类	0.5	1.0	1.0	2.5
供能类	0.5	1.0	0.5	2
合计	5.5	10	7	22.5

4. 一日食谱举例

早餐:花卷(面 2 份),荞麦馒头(杂粮 1 份),小米粥(米 1 份),凉拌黄瓜(蔬果类 0.5 份),牛奶(肉蛋类 0.5 份),煮花生米(供能类 0.5 份)。

午餐:米饭(米 7 份),清蒸鱼块(肉蛋类 0.5 份),西红柿(蔬果类 0.4 份),炒蛋(肉蛋类 0.5 份),凉拌芹菜(0.3 份),清炒空心菜(0.3 份),烹调用油(1 份)。

晚餐:米饭(米 5 份),红椒(少许),苦瓜(蔬果类 0.5 份),炒瘦肉(肉蛋类 0.2 份),海米(少许)豆腐(肉蛋类 0.3 份),牛奶(肉蛋类 0.5 份),烹调用油(0.5 份)。

（三）主食固定法

即确定每日的米、面用量,此法虽简单,但在固定主食量的同时必须确定副食的定量,以保证能量摄入量的恒定。可参照营养成分计算法步骤依据固定的主食量进行计算和配制,本实验未列出具体步骤。

（四）注意事项

1. 严格按设计的食谱执行。

2. 菜肴应少脂、低盐、无糖。不宜采用耗油多的烹调方法，如油煎、炸、爆炒等；也不宜采用糖醋、糖渍、拔丝及盐腌、盐浸等方法。

3. 如吃零食，应计入食物总量中。不宜将瓜子、花生、黄豆等脂肪含量高的食物作零食。

4. 正常情况下禁食精制糖，如白糖、蜂蜜，可用甜味剂调味。特殊情况如出现低血糖症状时，可即刻进食少量精制糖。

5. 关于无糖食品，市售无糖食品如无糖奶粉、无糖饼干等，只是在加工过程中没有额外加入糖，食物本身所含的碳水化合物并没有除去，不宜过量食用，且食用量应计入全天食物总量中。

（王　玲）

食品中真菌及真菌毒素污染的调查与分析

真菌污染食品使食品霉变,降低食用价值,甚至不能食用,造成巨大的经济损失;产毒真菌产生各种不同性质的真菌毒素,人、畜和家禽食用后发生急、慢性中毒和癌症等,对人类健康的潜在威胁极大。目前已知的产毒真菌,大部分属于曲霉属、青霉属和镰刀菌属中的一些菌,这些真菌在自然界分布较广,对储粮和食品的污染机会亦较多,因此对粮食和食品加强可疑产毒真菌及其毒素的检测,在食品卫生学上具有重要意义。真菌污染食品的程度以及被污染食品卫生质量的评定可从三方面进行:①真菌污染度,以单位重量或容积的食品或 100 粒粮食上真菌菌落总数来表示食品中带染真菌的情况,目前我国已制定了多种食品真菌菌落总数的上限标准;②检测真菌菌相的构成;③真菌毒素含量检测,我国制定了食品中部分真菌毒素的限量标准(GB2761—2011)。一般真菌检验程序主要包括采样、感官检验、分离培养、真菌计数确定真菌污染度、可疑菌落纯培养、菌落观察和镜下菌丝、孢子的形态特征及孢子的排列观察从而确定产毒真菌、测定真菌毒素等。

一、背景资料

某年 9 月 25 日,南方某市一所中学因食用馒头引起 72 名学生食物中毒,主要表现为恶心、呕吐、腹痛、腹泻等症状,经流行病学调查、临床表现和实验室检查,确认是赤霉病麦中毒。现将事件经过和调查简单介绍如下。

9 月 25 日该校食堂午餐食谱为馒头、面饼、豆沙包、大米饭、炒白菜。进餐后约 1 小时 30 分钟出现第一例病人,主要症状为恶心、呕吐、腹痛、腹泻,随后 7 小时内病人数逐渐增至 72 人,症状基本相同,经治疗全部病人愈后良好。经调查,进餐人数共 113 人,39 名中毒患者均进食馒头,吃面饼、豆沙包和米饭未吃馒头的学生无一发病,对进餐人员所食白菜分析,没有发现中毒与白菜有关。对馒头调查显示,该馒头所用面粉为本地某面粉厂生产的小麦粉,该面粉厂无生产许可证,该批面粉无检验报告单,面粉在学校食堂储存时直接靠墙堆放在地上。同时检查发现,面粉色泽不均,发暗,呈微黄色,略带异味。对面粉厂原料库检查发现,有少量小麦粒呈灰白色,皮皱、干瘪,个别有微红色真菌。需进一步进行实验室检查,以确定引起食物中毒的原因。

　　本实验以上述食物中毒为例,通过对真菌污染小麦粉的调查分析,熟悉食品真菌污染检验的基本过程,掌握无菌采样、感官检验、真菌分离培养、鉴定和真菌毒素测定的方法。

二、样品的采集

(一)采样用具

　　如探针、金属勺、采样器、试管、广口瓶、牛皮纸袋和剪子等。

(二)采样方法

　　1. 粮食样品的采集　粮库储粮可根据粮囤、粮垛的大小和类型,分三层五点取样,或分层随机采取不同点的样品,充分混匀,留下500g左右装入灭菌的牛皮纸袋或其他灭菌广口瓶内作检验用。小量存粮可使用金属小勺采取上、中、下各部位的混合样品。

　　2. 谷物加工制品(如馒头)　用灭菌工具采集可疑霉变食品250g,装入灭菌广口瓶内送检。

　　3. 采样标签　采样前或后应立即贴上标签,每件样品必须标记清楚(如品名、来源、数量、采样地点、采样人及采样时间等)。

(三)注意事项

　　1. 采样时首先要进行卫生学调查,了解采样食品的来源、加工、贮藏、包装、运输等情况。

　　2. 所采集的样品必须具有代表性。

　　3. 采样的用具及容器需灭菌,采样必须严格执行无菌操作,要防止样品受到外源性污染。

　　4. 液体样品需搅拌均匀后采取,固体样品要采取不同部位。

　　5. 不得加防腐剂。

　　6. 取样后应及时送检,最多不得超过4小时,若路途遥远,可将不需冷冻样品保存在1~5℃的环境中(如冰壶),如需保持冷冻状态,则需保存在泡沫塑料隔热箱内(箱内有干冰可维持在0℃以下)。

三、感官检验

(一)谷类感官检验要点

　　感官检验谷类质量的优劣时,一般依据色泽、外观、气味、滋味等项目进行综合评价。眼睛观察可感知谷类颗粒的饱满程度,是否完整均匀,质地的紧密与疏松程度,以及其本身固有的正常色泽,并且可以看到有无霉变、虫蛀、杂物、结块等异常现象;鼻嗅和口尝则能够体会到谷物的气味和滋味是否正常,有无异臭异味。其中,着重观察其外观与色泽。

（二）小麦感官检验

1. 色泽检验　取样品在黑纸上撒一薄层,在散射光下观察。①良质小麦:去壳后小麦皮色呈白色、黄白色、金黄色、红色、深红色、红褐色,有光泽;②次质小麦:色泽变暗,无光泽;③劣质小麦:色泽灰暗或呈灰白色,胚芽发红,带红斑,无光泽。

2. 外观检验　取样品在黑纸上或白纸上(根据品种,色浅的用黑纸,色深的用白纸)撒一薄层,仔细观察其外观,并注意有无杂质。最后取样用手搓或牙咬,来感知其质地是否紧密。①良质小麦:颗粒饱满、完整、大小均匀,组织紧密,无害虫和杂质;②次质小麦:颗粒饱满度差,有少量破损粒、生芽粒、虫蚀粒,有杂质;③劣质小麦:严重虫蚀,生芽,发霉结块,有多量赤霉病粒(被赤霉菌感染,麦粒皱缩,呆白,胚芽发红或带红斑,或有明显的粉红色霉状物),质地疏松。

3. 气味检验　取样品于手掌中,用嘴哈热气,然后立即嗅其气味。①良质小麦:具有小麦正常的气味,无任何其他异味;②次质小麦:微有异味;③劣质小麦:有霉味、酸味或其他不良异味。

4. 滋味检验　取少量样品进行咀嚼品尝其滋味。①良质小麦:味佳微甜,无异味;②次质小麦:乏味或微有异味;③劣质小麦:有酸味、苦味或其他不良滋味。

（三）面粉感官检验

1. 色泽检验　将样品在黑纸上撒一薄层,然后与适当标准颜色或标准样品做比较,仔细观察其色泽异同。①良质面粉:色泽呈白色或微黄色,不发暗,无杂质的颜色;②次质面粉:颜色暗淡;③劣质面粉:色泽呈灰白或深黄色,发暗,色泽不均。

2. 组织状态检验　将样品在黑纸上撒一薄层,仔细观察有无发霉、结块、生虫及杂质等,然后用手捻捏,以试手感。①良质面粉:呈细粉状,不含杂质,手指捻捏时无粗粒感,无虫子和结块,置于手中紧捏后放开不成团;②次质面粉:手捏时有粗粒感,生虫或有杂质;③劣质面粉:面粉吸潮后霉变,有结块或手捏成团。

3. 气味检验　取少量样品置于手掌中,用嘴哈热气,使之稍热,为了增加气味,也可将样品置于有塞的瓶中,加入60℃热水,紧塞片刻,然后将水倒出嗅出其气味。①良质面粉:具有面粉的正常气味,无任何其他异味;②次质面粉:微有异味;③劣质面粉:有霉味、酸味或其他不良异味。

4. 滋味检验　取少量样品细嚼,遇有可疑情况,应将样品加水煮沸后尝试之。①良质面粉:味道可口,淡而微甜,没有发酸、刺喉、发苦、发甜以及外来滋味;咀嚼时没有沙声;②次质面粉:淡而乏味,微有异味,咀嚼时有沙声;③劣质面粉:有酸味、苦味、辛辣味等不良滋味。

四、可疑真菌及毒素的筛查

（一）真菌菌落总数测定与分离鉴定

1. 仪器和试剂

（1）仪器

1）冰箱。

2）恒温培养箱。

3）匀质器。

4）恒温振荡器。

5）显微镜。

6）天平。

7）无菌接种罩。

8）放大镜。

9）玻塞三角瓶（300ml）。

10）广口瓶（500ml）。

11）试管（16mm×160mm）。

12）平皿（直径90mm）。

13）吸管（1ml及10ml）。

14）牛皮纸袋、塑料袋。

15）灭菌金属勺、刀、接种针。

16）滴瓶。

17）酒精灯。

18）载物玻片。

19）盖玻片。

（2）培养基和试剂

1）孟加拉红培养基：蛋白胨5g，葡萄糖10g，磷酸二氢钾1g，硫酸镁（$MgSO_4 \cdot 7H_2O$）0.5g，琼脂20g，1/3000孟加拉红水溶液100ml，加蒸馏水至1000ml，氯霉素0.1g。制法：上述各成分加入蒸馏水溶解后，再加孟加拉红溶液。另用少量乙醇溶液溶解氯霉素，加入培养基中，分装后灭菌（121℃、20分钟）。用于分离真菌。

2）马铃薯葡萄糖琼脂培养基（PDA）：马铃薯300g，葡萄糖20g，琼脂20g，蒸馏水加至1000ml。制法：将马铃薯去皮切碎，加蒸馏水1000ml，煮沸10~20分钟，用双层纱布过滤，取滤液再补加蒸馏水至1000ml，加入葡萄糖和琼脂，加热溶化，分装，灭菌（121℃、20分钟）。倾注平板前，用少量乙醇溶解氯霉素0.1g加入培养基中。用于镰刀菌及其他一些真菌的分离鉴定。

3）灭菌蒸馏水和乙醇等。

4）乳酸—苯酚液：苯酚10g，乳酸（比重1.21）10g，甘油20g，蒸馏水10ml，将苯酚在水中加热溶解，然后加入乳酸及甘油混匀即可。

2. 检验操作程序 检验操作程序见图 14-1。

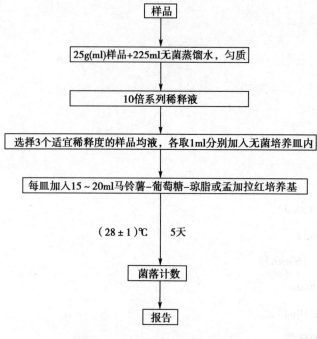

图 14-1 真菌菌落计数检验程序

3. 真菌菌落总数检测操作步骤

（1）以无菌操作称取样品 25g，放入盛有 225ml 灭菌水的具玻塞锥形瓶中，振摇 30 分钟，即为 1∶10 稀释液。或放入盛有 225ml 灭菌水的匀质袋中，用拍击式匀质器拍打 2 分钟，制成 1∶10 的样品匀液。

（2）用无菌吸管吸取 1∶10 稀释液 10ml，注入灭菌试管中，另用带橡皮乳头的 1ml 无菌吸管反复吹吸 50 次，使真菌孢子充分散开。

（3）取 1ml 1∶10 稀释液注入含有 9ml 灭菌水的试管中，另换一支 1ml 无菌吸管吹吸 5 次，此液为 1∶100 稀释液。

（4）按上述操作顺序做 10 倍递增稀释液，每稀释一次，换用 1 支 1ml 无菌吸管。根据对样品污染情况的估计，选择三个合适的稀释度，分别在做 10 倍稀释的同时，吸取 1ml 稀释液于灭菌平皿中，每个稀释度做 2 个平皿，然后将凉至 45℃ 左右的培养基注入平皿中，并转动平皿使之与样液混匀，待琼脂凝固后，倒置于（28±1）℃培养温箱中，培养 5 天，观察并记录。

（5）菌落计数：肉眼观察，必要时可用放大镜。通常选择菌落数在 10~150CFU 之间的平皿进行计数，同稀释度的 2 个平皿的菌落平均数乘以稀释倍数，即为每 g（或每 ml）检样中所含真菌数。下列情况下计数方法：①若真菌蔓延生长覆盖整个平板的可记录为多不可计；②若所有平板上菌落总数均大于150CFU,则对稀释度最高的平板进行计数,其他平板可记录为多不可计,结果按平均菌落数乘以最高稀释倍数计算;③若所有平板上菌落数均小于10CFU,则应按稀释度最低的平均菌落数乘以稀释倍数计算;④若所有稀释度平板均无菌落生长,则以小于1乘以最低稀释倍数计算;如为原液,则以小于1计数。

(6)报告:每 g(或每 ml)食品所含真菌数以 CFU/g(ml)表示。

4. 常见产毒真菌鉴定的操作步骤

(1)菌落的观察:为了培养完整的巨大菌落以供观察记录,可将纯培养物点植于平板上。方法:将平板倒转,向上接种一点或三点,每菌接种两个平板,倒置于25~28℃温箱中进行培养。当刚长出小菌落时,取出一个平皿,以无菌操作,用小刀将菌落连同培养基切下 1cm×2cm 的小块,置菌落一侧,继续培养,于5~14天进行观察菌落的大小、颜色、表面结构、质地和培养基的颜色。此法代替小培养法,可直接观察孢子实体着生状态。

(2)斜面观察:将真菌纯培养物划线接种或点种于斜面,培养 5~14 天,观察菌落形态,同时还可以将菌种管置显微镜下用低倍镜直接观察孢子的形态和排列。

(3)制片:取载玻片加乳酸-苯酚液一滴,用接种针钩取一小块真菌培养物,置乳酸-苯酚液中,用两支分离针将培养物撕开成小块,切忌涂抹,以免破坏真菌结构;然后加盖玻片,如有气泡,可在酒精灯上加热排除。先在低倍镜下找到培养物,再将显微镜的聚光器位置降低,光圈调小,转至高倍镜下观察。制片时最好是在接种罩内操作,以防孢子飞扬。

(4)镜检:观察真菌菌丝和孢子的形态和特征、孢子的排列等,并做详细记录。

(5)报告:根据菌落形态及镜检结果,参照主要产毒真菌的形态特征描述,确定菌种名称。

5. 注意事项

(1)所用器材应高压灭菌。

(2)操作要细心,要注意消毒及防护,不得使真菌孢子气溶胶扩散。

(3)由于真菌生长一般需氧和需较高的湿度,因此,培养时应将恒温箱的通气孔打开,并在恒温箱内放一广口容器盛水,以达到足够的湿度。

(4)计数:由于真菌菌落比细菌的大,应选择菌落数在 10~150CFU 之间的平皿进行计数,以5 天的计数结果报告,但为避免真菌菌落蔓延生长将其他的菌覆盖,影响观察结果,培养 3 天后即应开始计数。

(5)在真菌的鉴定工作中,最重要的是获得纯菌种,需要鉴定的每一个菌种必须单纯地生长在无菌的培养基上,严格防止其他种类真菌的混杂和其他微生物的污染。

(6)制片:真菌在生长过程中,所形成的有鉴别意义的形态结构多存在于菌落的中心,中央部位为老龄,越靠边缘处越幼小,因此取培养物时,可在不同部位取,孢子丰富的菌应靠近边缘处取材制片,以免造成鉴定的偏差;制片中为了防止产生气泡,可先在玻片上滴一滴 95%酒精,将要鉴定的真菌挑放在玻片上,待大部分酒精挥发后,再加上制片液,也可在小火上慢慢加热以除掉气泡;制片液可用乳酸苯酚液或乳酸苯酚棉蓝液,乳酸苯酚液可杀死孢子,却易引起真菌细胞收缩和膨胀,也不易挥发,制片可保存两天。近年国际上推荐使用乳酸品红液,该溶液可使初龄结构着色。制片观察以4~7天培养物为宜。

6. 常见产毒真菌的形态特征　真菌的鉴定主要依靠形态特征,包括菌落特征和镜下特征。已知的产毒真菌,大部分属于曲霉属、青霉属和镰刀菌属中的一些菌种,应了解它们的特点。

镰刀菌属(*Fusarium*):主要的产毒真菌包括禾谷镰刀菌、串珠镰刀菌、雪腐镰刀菌、三线镰刀菌、梨孢镰刀菌、拟枝孢镰刀菌、尖孢镰刀菌、茄病镰刀菌和木贼镰刀菌等。这些真菌产生的毒素为单端孢霉烯族化合物、玉米赤霉烯酮和丁烯酸内酯等。在马铃薯-葡萄糖琼脂或察氏培养基上气生菌丝发达,高0.5~1.0cm,或较低为0.3~0.5cm,或更低为0.1~0.2cm;稀疏的气生菌丝,甚至完全无气生菌丝而由基质菌丝直接生出黏孢层,内含大量的分生孢子。镰刀菌属的菌可产生大、小两种分生孢子。大分生孢子形态多样,如镰刀形、线形、纺锤形、柱形、腊肠形、蠕虫形、弯曲、直或近于直形等;顶端细胞呈多种形态,如短啄形、链形、钩形、线形等;大分生孢子产生在菌丝的短小爪状突起上或产生在分生孢子座上,或产生在黏孢层中。大多数镰刀菌的小分生孢子通常假头状着生,较少为链状着生,或者假头状和链状着生兼有;小分生孢子生于分支或不分支的分生孢子梗上,形状多样,卵形、椭圆形、梨形、纺锤形、披针形、腊肠形、柱形、锥形、圆形等;1~3隔,通常小型分生孢子的量较大分生孢子为多,气生菌丝、子座、黏孢团、菌核可呈各种颜色,基质亦可被染成各种颜色。有的种会产生厚垣孢子,顶生、单生、或多个成串、或成结节状,无色或具有各种颜色,光滑或粗糙。几种常见产毒镰刀菌的形态鉴别见表14-1、图14-2、图14-3。

表14-1　几种产毒镰刀菌的形态鉴别表

菌名	菌落	小型分生孢子	大型分生孢子	其他
串珠镰刀菌	气生菌丝棉絮状,蔓延。白色、浅粉红色,反面淡黄、褐、紫红、蓝红或它们之间的过渡颜色	成串或假头状着生,椭圆形、纺锤形、梨形腊肠形	纺锤形、镰刀形、线形,壁薄,隔膜细,一般多为3~6隔,3隔36×3μm,5隔49×3μm,6隔56~60μm×4.5~4.8μm	无厚垣孢子
禾谷镰刀菌	生长快,气生菌生长茂盛,棉絮状,白色、白-玫瑰色、白-洋红色、白-砖红色,反面深红、洋红色	无小型分生孢子	纺锤-镰刀形、披针形、椭圆形、弯曲或近于直,脚孢通常明显,通常3~5隔,28~55μm×4~5μm	无厚垣孢子,有膨大细胞,壁薄,透明,单个或成串间生或顶生
梨孢镰刀菌	菌丝生长良好,蛛丝状呈洋红色,反面深浅不同的洋红色,或浅紫色	球形为主,其他形状为次	弯镰刀形、呈椭圆形弯曲或近于直,脚孢不明显,通常2~3隔15~30μm×2.5~5μm	厚垣孢子间生成串

续表

菌名	菌落	小型分生孢子	大型分生孢子	其他
三线镰刀	菌丝生长茂盛,棉絮状,呈白色、洋红色、红色	散在于气生菌丝中或聚成假头状、梨形或柠檬形、卵形	镰刀弯曲或椭圆弯曲,脚孢明显,3～5隔,26～53μm×3～4.8μm	厚垣孢子呈球形,间生,单生或成串
雪腐镰刀菌	菌落白色、浅桃红色、粉红色,菌丝呈稀松棉絮状、蛛丝状	无小型分生孢子	纺锤-镰刀形、香肠形弯曲,无脚孢,1～3隔,9～16μm×2.24～4.5μm	无厚垣孢子

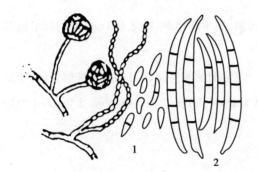
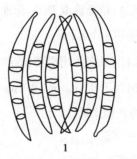
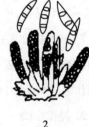

图 14-2　串珠镰刀菌　　　　　　　　图 14-3　禾谷镰刀菌

1. 小型分生孢子;2. 大型分生孢子　　　1. 小型分生孢子;2. 子囊和子囊孢子

(二)脱氧雪腐镰刀菌烯醇的测定——免疫亲和层析净化高效液相色谱法

谷物及其制品中脱氧雪腐镰孢霉烯醇(deoxynivalenol,DON)的测定过程包括提取、净化、分离和检测。我国规定谷物及其制品中 DON 的标准分析方法为免疫亲和层析净化高效液相色谱法(GB 5009.111—2016),其他常用的方法还有薄层色谱法、酶联免疫测定法(ELISA)、气相色谱、红外光谱分析和微柱法等。我国小麦和玉米中 DON 的限量标准为 1000μg/kg(《食品中真菌毒素限量》GB2761—2011)。

1. 仪器和试剂

(1)仪器

1)天平(感量 0.001g)。

2)高效液相色谱仪(配有紫外检测器或二极管阵列检测器)。

3)均质器。

4)高速万能粉碎机。

5)空气压力泵。

6)玻璃注射器(10ml)。

7)试验筛(1mm 孔径)。

8）DON 标准品（纯度≥98%）。

9）DON 免疫亲和柱。

（2）试剂

1）甲醇。

2）乙腈。

3）聚乙二醇（相对分子质量8000）。

4）PBS 缓冲液（pH=7.0）。

5）玻璃纤维滤纸（直径11cm，孔径1.5μm）。

6）DON 标准储备液：精确称取 DON 标准品一定量，用甲醇溶解，配成0.1mg/ml 的标准储备液，在−20℃保存，可使用3个月。

7）DON 标准工作液：根据使用需要，准确吸取一定量的脱氧雪腐镰刀烯醇标准储备液，用流动相稀释，分别配成相当于0.1μg/ml、0.2μg/ml、0.5μg/ml、1.0μg/ml、2.0μg/ml、5.0μg/ml 的标准工作液，4℃保存，可使用7天。

2. 操作步骤

（1）提取：将样品研磨，硬质的粮食等用高速万能粉碎机磨细并通过试验筛，不要磨成粉末。称取25g（精确到0.01g）磨碎的样品于100ml 容量瓶中加入5g 聚乙二醇，用水定容至刻度，混匀，转移至匀质杯中，高速搅拌2分钟。定量滤纸过滤后以玻璃纤维纸过滤至滤液澄清，收集滤液于干净的容器中。

（2）净化：将免疫亲和柱连接于玻璃注射器下，准确移取滤液2.0ml，注入玻璃注射器中。将空气压力泵与玻璃注射器相连接，调节压力，使溶液以约1滴/s 的速度通过免疫亲和柱，直至空气进入亲和柱中。用5ml PBS 清洗缓冲液和5ml 蒸馏水先后淋洗免疫亲和柱，流速约为1~2滴/s，直至空气进入亲和柱中，弃去全部流出液，抽干小柱。

（3）洗脱：准确加入1.0ml 甲醇洗脱，流速约为1滴/s，收集全部洗脱液于干净的玻璃试管中，HPLC 测定。

（4）高效液相色谱参考条件：色谱柱：C_{18}柱，5μm，150mm×4.6mm。流动相：甲醇+水（20+80）。流速：0.8ml/min。柱温：35℃。进样量：50μl。检测波长：218nm。

（5）定量测定：以 DON 标准工作液浓度为横坐标，以峰面积分值为纵坐标，绘制标准工作曲线，用标准工作曲线对试样进行定量，标准工作溶液和样品溶液中脱氧雪腐镰刀菌烯醇的响应值均应在仪器检测线性范围内。

（6）空白试验：除不加样品外，空白试验应与测定平行进行，并采用相同的分析步骤。

（7）平行试验：按以上步骤，对同一样品进行平行试验测定。

3. 结果计算

$$X = \frac{(C_1 - C_0) \times V \times 100}{m \times 1000} \times f$$

式中：

X——样品中 DON 的含量,mg/kg;

C_1——样品溶液中 DON 的浓度(由标准曲线查出),μg/ml;

C_0——空白试样溶液中 DON 的浓度(由标准曲线查出),μg/ml;

V——甲醇洗脱液体积,ml;

f——样液稀释倍数;

m——样品质量,g;

检测结果以两次测定值的算术平均值表示。计算结果精确到小数点后 1 位。

4. 本法粮食和粮食制品的检出限量为 0.5mg/kg。

五、结果分析

采集剩余馒头、面粉和面粉厂库存可疑小麦进行实验室检验。剩余馒头、面粉和小麦均未检出致病细菌和肠毒素。剩馒头未检出真菌;面粉和小麦中均检出真菌,含量分别为 3.2×10^3 CFU/g 和 6.6×10^2 CFU/g,菌相主要为禾谷镰刀菌和梨孢镰刀菌;DON 含量馒头为 10.3mg/kg,面粉为 14.6mg/kg,小麦为 19.6mg/kg。

分析流行病学调查资料、临床表现和实验室检验结果可以确定该学校食物中毒是真菌性食物中毒,即赤霉病麦中毒,毒素为禾谷镰刀菌污染小麦产生的 DON。

六、思考题

1. 以本章提供的"赤霉病麦中毒事件"为例,如何进行食品微生物污染的检验工作? 写出实验设计、进行实验、分析结果并给出结论。

2. 食品真菌检验的主要注意事项包括哪些?

3. 什么是赤霉病麦中毒? 查找关于赤霉病麦的资料,了解赤霉病麦对人类的危害。

（周　波）

实验十五

食品中化学性污染物的调查与分析

食品化学性污染是指有毒有害的化学物质直接或间接对食品造成的污染。化学污染物种类繁多,来源广泛。2000—2010 年中国食品化学性污染物风险监测显示农药残留(如有机磷农药、拟除虫菊酯类农药、氨基甲酸酯类农药、有机氯杀虫剂)、重金属污染(如铅、镉、汞、砷)、真菌毒素污染(如黄曲霉毒素 B_1)、食品添加剂的滥用(如发色剂亚硝酸盐、防腐剂苯甲酸、漂白剂二氧化硫)以及非食用物质的违法使用(如瘦肉精、三聚氰胺)是我国食品化学性污染存在的主要问题。近年来,随着国家食品安全标准的不断完善,食品安全相关政策的大力实施及食品安全监管力度的增强,我国食品化学性污染的状况逐步好转,但既有问题依然存在,且随着食品新技术、新资源的应用,一系列新的化学性污染物相继出现,为食品安全带来了新挑战。

食品化学性污染物严重威胁公众健康,如果蔬中过量的有机磷农药可引起急性中毒,表现为毒蕈碱样症状(胃肠道反应、支气管痉挛等)、烟碱样症状(肌肉强直性痉挛、呼吸肌麻痹等)以及中枢神经系统症状(头晕、头痛、抽搐等);而慢性镉中毒则主要损害肾脏及骨骼,引发痛痛病等。除各种急、慢性中毒外,食品化学性污染物还可能具有致畸、致癌、致突变等远期效应,如加工肉制品中的杂环胺、亚硝基化合物及苯并芘等物质与结直肠癌的发生直接相关。因此,对食品中主要的化学性污染物进行有效监控,了解其含量、来源及动态变化,将有利于发现和消除食品安全隐患,降低食源性疾病的发生风险,进而改善居民健康。

一、背景资料

2015 年某市有机磷农药中毒发生率较 2014 年增加 3%,新增慢性镉中毒病人 19 例,食品化学性污染问题引起高度重视。为构建当地食品化学性污染物监测网络,了解化学性污染物的种类、含量、来源及动态变化,该市疾病预防控制中心拟于 2016 年开展食品化学性污染物的调查与分析,以达到发现、消除食品安全隐患以及改善居民健康的目的。调查的食物主要有谷类、果蔬类、肉类及其制品、水产类、乳类及茶叶,监测的主要化学性污染物为农药残留、食品添加剂及重金属。

本实验结合上述案例,对某市谷类、果蔬类等多类常见食物的化学性污染状况进行调查分析,熟悉食品的采样方法及样品的制备方法,掌握常见的食品化学性污染物的测定方法及评价依据,进而提出相应的预防和改进措施。

二、样品的采集与制备

(一)各类食物样品的采集

1. 采样方法

(1)采样原则:随机抽样,充分考虑样品的代表性、典型性、真实性和适量性,并注意采集的适时性和程序性。

(2)采样点:超市、农贸市场以及生产规模较大的生产基地,尽可能选择不同规模的采样点进行抽样。

(3)采样方法:各类食物均可能存在散装或包装两种形式。散装成堆食物可采用3层5点法取样,即将食物分上、中、下3层后,从每层中间及四周的5个点随机抽样;包装食品根据生产日期或批号进行随机抽样。抽样时应小心拿取,避免撞击和碰伤,并注意剔除腐败变质的样品。采样后应在样品包装外贴好标签,标明样品名称、产地或采样地、样品编号、采样时间等信息。

2. 采样量　原则上采样量应尽可能客观反映样品的污染状况并满足分析检测的需要。一般每件样品一式3份,一份用于检验,一份用于复检,另一份作为备用样品按照相关要求妥善保存。每份样品的含量不应少于全部检验项目的3倍,通常不少于0.5kg。包装食品,每包250g以上,样品量不得少于6包;每包250g以下,样品量不得少于10包。

3. 样品的包装、运输和储存要求

(1)盛放样品的容器应清洁、干燥、隔热,不含待测物质或相关干扰物质。每个样品包装应密封,避免交叉污染和水分的蒸发。

(2)盛放样品的容器大小应合适,以样品刚好装满整个容器为宜,运输过程中防止颠簸。

(3)高温天气样品须冷藏后低温运输,冷藏过程中避免样品直接接触冷冻剂。新鲜果蔬的冷藏时间不宜超过72小时。

(4)对残留有性质不稳定的农药的样品应立即进行检测,不能及时测定的应捣碎后在-20℃以下冻存。

(二)样品的制备

谷类经粉碎机粉碎后过20目筛;果蔬去皮、核、蒂、梗、籽、芯等非食用部分后,小体积果蔬(如葡萄)及叶菜类直接绞碎、混匀,中、大体积果蔬(如苹果、西瓜)按个体的生长纵轴剖成4份或8份,取对角线2份绞碎、混匀;肉类及水产类去骨、鱼鳞等非食用部分后绞碎、混匀;乳类用玻璃棒或电动搅拌器充分搅拌均匀;茶叶去除杂质后捣碎。上述样品绞碎、混匀时加入的溶剂应根据具体的检测需求而定。

三、食品中化学污染物的检测

（一）植物性食品中有机磷农药残留量的测定

1. 实验目的　以谷物、蔬菜、水果为例，学习并掌握气相色谱法测定植物性食物中有机磷农药残留量的原理和基本方法，熟悉植物性食品中有机磷农药残留限量的食品安全国家标准，并根据测定结果判定受检样品是否符合食品安全国家标准。

2. 实验原理　本实验方法采用气相色谱法测定植物性食品中有机磷农药残留量（GB/T 5009.20—2003）。含有机磷的植物性食物样品经提取、分离净化后，在富氢焰上燃烧，以 HPO 碎片的形式，放射出波长 526nm 的特性光；这种特征光通过滤光片选择后，由光电倍增管接收，转换成电信号，经微电流放大器放大后被记录下来。样品的峰面积或峰高与标准品的峰面积或峰高进行相比，计算出样品相当的含量。本方法适用于使用过敌敌畏、速灭磷、久效磷、甲拌磷等二十种有机磷农药制剂的水果、蔬菜、谷类等作物的残留量分析。

3. 主要仪器和试剂

（1）仪器

1）组织捣碎机。

2）粉碎机。

3）旋转蒸发仪。

4）气相色谱仪附有火焰光度检测器（FPD）。

（2）试剂

1）丙酮。

2）二氯甲烷。

3）氯化钠。

4）无水硫酸钠。

5）助滤剂 Celite 545。

6）农药标准品：①敌敌畏（DDVP）：纯度≥99%；②速灭磷（mevinphos）：顺式纯度≥60%，反式纯度≥40%；③久效磷（monocrotophos）：纯度≥99%；④甲拌磷（phorate）：纯度≥98%；⑤巴胺磷（propetumphos）：纯度≥99%；⑥二嗪磷（diazinon）：纯度≥98%；⑦乙嘧硫磷（etrimfos）：纯度≥97%；⑧甲基嘧啶硫磷（pirimiphos-methyl）：纯度≥99%；⑨甲基对硫磷（parathion-methyl）：纯度≥99%；⑩稻瘟净（kitazine）：纯度≥99%；⑪水胺硫磷（isocarbophos）：纯度≥99%；⑫氧化喹硫磷（po-quinalphos）：纯度≥99%；⑬稻丰散（phenthoate）：纯度≥99.6%；⑭甲喹硫磷（methdathion）：纯度≥99.6%；⑮克线磷（phenamiphos）：纯度≥99.9%；⑯乙硫磷（ethion）：纯度≥95%；⑰乐果（dimethoate）：纯度≥99.0%；⑱喹硫磷（quinaphos）：纯度≥98.2%；⑲对硫磷（parathion）：纯度≥

99.0%;⑳杀螟硫磷(fenitrothion):纯度≥98.50%。

7)农药标准溶液的配制:分别准确称取以上农药标准品,用二氯甲烷溶剂,分别配制成1.0mg/ml 的标准储备液,贮于冰箱(4℃)中,使用时根据各农药品种的仪器响应情况,吸取不同量的标准储备液,用二氯甲烷稀释成混合标准使用液。

4. 主要实验步骤

(1)样品的制备:谷物:取谷物样品经粉碎机粉碎,过 20 目筛制成粮食样品;水果、蔬菜:去掉非可食部分后制成待分析样品。

(2)提取:水果、蔬菜样品:称取 50.00g 样品,置于 300ml 烧杯中,加入 50ml 水和 100ml 丙酮(提取液总体积为150ml),用组织捣碎机提取 1~2 分钟。匀浆液经铺有两层滤纸和约 10g Celite 545 的布氏漏斗减压抽滤。取滤液 100ml 移至 500ml 分液漏斗中。

谷物样品:称取 25.00g 样品,置于 300ml 烧杯中,加入 50ml 水和 100ml 丙酮,其余步骤同水果、蔬菜样品提取方法。

(3)净化:向样品的滤液中加入 10~15g 氯化钠使溶液处于饱和状态。猛烈振摇 2~3 分钟,静置 10 分钟,使丙酮与水相分层,水相用 50ml 二氯甲烷振摇 2 分钟,再静置分层。

将丙酮与二氯甲烷提取液合并,经装有 20~30g 无水硫酸钠的玻璃漏斗脱水滤入 250ml 圆底烧瓶中,再以约 40ml 二氯甲烷分数次洗涤容器和无水硫酸钠。洗涤液也并入烧瓶中,用旋转蒸发器浓缩至约 2ml,浓缩液定量转移至 5~25ml 容量瓶中,加二氯甲烷定容至刻度。

(4)气相色谱测定

1)色谱柱:①玻璃柱 2.6m×3mm(i.d),填装涂有 4.5%(m/m)DC-200+2.5%(m/m)OV-17 的 Chromosorb W A W DMCS(80~100 目)的担体;②玻璃柱 2.6m×3mm(i.d),填装涂有质量分数为 1.5%(m/m)QF-1 的 Chromosorb W A W DMCS(60~80 目)。

2)气体速度:氮气(N₂)50ml/min、氢气(H₂)100ml/min、空气 50ml/min。

3)温度:柱箱 240℃、汽化室 260℃、检测器 270℃。

(5)测定:吸取 2~5μl 混合标准液及样品净化液注入色谱仪中,以保留时间定性。以样品的峰高或峰面积与标准比较定量。

5. 结果计算　i 组分有机磷农药含量计算公式:

$$X_i = \frac{A_i \times V_1 \times V_3 \times E_{si} \times 1000}{A_{si} \times V_2 \times V_4 \times m \times 1000}$$

式中:

X_i:i 组分有机磷农药的含量,mg/kg;

A_i:样品中 i 组分的峰面积,积分单位;

A_{si}:混合标准液中 i 组分的峰面积,积分单位;

V_1:样品提取液的总体积,ml;

V_2:净化用提取液的总体积,ml;

V_3:浓缩后的定容体积,ml;

V_4:进样体积,ml;

E_{si}:注入色谱仪中的 i 标准组分的质量,ng;

m:样品的质量,g。

计算结果保留两位有效数字。

6. 说明

(1)计算结果保留两位有效数字。

(2)在重复性条件下获得的两次独立测定结果的绝对差值不得超过算术平均值的15%。

(二)食品中亚硝酸盐与硝酸盐含量的测定

1. 亚硝酸盐测定

(1)实验目的:以蔬菜、水果为例,掌握食品中亚硝酸盐含量测定的原理及基本方法,熟悉食品中亚硝酸盐限量的食品安全国家标准,并根据测定结果判定受检样品是否符合食品安全国家标准。

(2)实验原理:本实验方法采用盐酸萘乙二胺法测定食品中亚硝酸盐含量。样品预处理并提取后,经沉淀蛋白质、除去脂肪后,在弱酸条件下亚硝酸盐与对氨基苯磺酸重氮化,再与盐酸萘乙二胺偶合形成紫红色染料,与标准品系列比较测得亚硝酸盐含量。其亚硝酸盐检出限为1mg/kg。

(3)主要仪器与试剂

1)仪器:天平(感量为 0.1mg 和 1mg)、组织捣碎机、恒温干燥箱、分光光度计。

2)亚铁氰化钾溶液(106g/L):称取 106.0g 亚铁氰化钾[$K_4Fe(CN)_6 \cdot 3H_2O$]用水溶解,并稀释至 1000ml。

3)乙酸锌溶液(220g/L):称取 220.0g 乙酸锌[$Zn(CH_3COO)_2 \cdot 2H_2O$],先加 30ml 冰醋酸[$CH_3COOH$]溶解,用水稀释至 1000ml。

4)饱和硼砂溶液(50g/L):称取 5.0g 硼酸钠[$Na_2B_4O_7 \cdot 10H_2O$],溶于 100ml 热水中,冷却后备用。

5)对氨基苯磺酸溶液(4g/L):称取 0.4g 对氨基苯磺酸[$C_6H_7NO_3S$],溶于 100ml 20%(V/V)盐酸中,置棕色瓶中混匀,避光保存。

6)盐酸萘乙二胺溶液(2g/L):称取 0.2g 盐酸萘乙二胺[$C_{12}H_{14}N_2 \cdot 2HCl$],溶于 100ml 水中,混匀后,置棕色瓶中,避光保存。

7)亚硝酸钠标准溶液(200μg/ml):准确称取 0.1000g 于 110℃~120℃ 干燥恒重的亚硝酸钠

[NaNO₂]，加水溶解移入 500ml 容量瓶中，加水稀释至刻度，混匀，在 4℃ 避光保存。

8）亚硝酸钠标准使用液（5.0μg/ml）：临用前，吸取亚硝酸钠标准溶液 5.00ml，置于 200ml 容量瓶中，加水稀释至刻度。

本方法所用试剂均为分析纯试剂。实验用水为 GB/T 6682 规定的二级水或去离子水。

（4）主要实验步骤

1）样品预处理：新鲜蔬菜、水果：将样品用去离子水洗净，晾干后，取可食部切碎混匀。将切碎的样品用四分法取适量，用食物粉碎机制成匀浆备用。如需加水应记录加水量。肉类、蛋、水产及其制品：用四分法取适量或取全部，用食物粉碎机制成匀浆备用。

2）提取：称取 5g（精确至 0.01g）制成匀浆的样品（如制备过程中加水，应按加水量折算），置于 50ml 烧杯中，加 12.5ml 饱和硼砂溶液，搅拌均匀；以 70℃ 左右的水约 300ml 将样品洗入 500ml 容量瓶中，于沸水浴中加热 15 分钟，取出置冷水浴中冷却，并放置至室温。

3）提取液净化：在振荡上述提取液时加入 5ml 亚铁氰化钾溶液，摇匀，再加入 5ml 乙酸锌溶液，以沉淀蛋白质。加水至刻度，摇匀，放置 30 分钟，除去上层脂肪，上清液用滤纸过滤，弃去初滤液 30ml，收集滤液备用。

4）测定：吸取 40.0ml 上述滤液于 50ml 带塞比色管中，另吸取 0.00、0.20、0.40、0.60、0.80、1.00、1.50、2.00、2.50ml 亚硝酸钠标准使用液（相当于 0、1、2、3、4、5、7.5、10、12.5μg 亚硝酸钠），分别置于 50ml 带塞比色管中。于标准管与样品管中分别加入 2ml 对氨基苯磺酸溶液（4g/L），混匀，静置 3~5 分钟后各加入 1ml 盐酸萘乙二胺溶液（2g/L），加水至刻度，混匀，静置 15 分钟，用 2cm 比色杯，以零管调节零点，于波长 538nm 处测吸光度，绘制标准曲线比较。同时做试剂空白。

（5）结果计算

亚硝酸盐（以亚硝酸钠计）的含量计算公式：

$$X = \frac{A \times 1000}{m \times \frac{V_2}{V_1} \times 1000}$$

式中：

X：样品中亚硝酸盐的含量，mg/kg；

A：测定用样液中亚硝酸盐的质量，μg；

m：样品质量，g；

V_1：样品处理液总体积，ml；

V_2：测定用样液体积，ml。

（6）说明

1）计算结果保留两位有效数字。

2)在重复性条件下获得的两次独立测定结果的绝对差值不得超过算术平均值的10%。

2. 硝酸盐测定

(1)实验目的:掌握食品中硝酸盐含量测定的原理及基本方法,熟悉食品中硝酸盐限量的食品安全国家标准,并根据测定结果判定受检样品是否符合食品安全国家标准。

(2)实验原理:本实验方法采用镉柱还原法测定食品中硝酸盐含量。样品预处理并提取后,经沉淀蛋白质、除去脂肪后,溶液通过镉柱,使其中的硝酸根离子还原为亚硝酸根离子,在弱酸条件下,亚硝酸盐与对氨基苯磺酸重氮化,再与盐酸萘乙二胺偶合形成紫红色染料,与标准品系列比较测得亚硝酸盐总量,由总量减去亚硝酸盐含量即得硝酸盐含量。其硝酸盐检出限为1.4mg/kg。

(3)主要仪器与试剂

1)氨缓冲溶液(pH 9.6~9.7):量取30ml盐酸($\rho = 1.19g/ml$),加100ml水,混匀后加65ml 25%氨水,再加水稀释至1000ml,混匀。调节pH至9.6~9.7。

2)氨缓冲液的稀释液:量取50ml氨缓冲溶液,加水稀释至500ml,混匀。

3)盐酸溶液(0.1mol/L):量取5ml盐酸,用水稀释至600ml。

4)硝酸钠标准溶液(200μg/ml,以亚硝酸钠计):准确称取0.1232g于110~120℃干燥恒重的硝酸钠($NaNO_3$),加水溶解,移于入500ml容量瓶中,用水稀释至刻度。

5)硝酸钠标准使用液(5μg/ml):临用时吸取硝酸钠标准溶液2.50ml,置于100ml容量瓶中,加水稀释至刻度,混匀,临用时现配。

6)亚硝酸钠标准使用液、显色剂配制方法见亚硝酸盐的测定。

7)镉柱(镉粉):海绵状镉的制备:投入足够的锌皮或锌棒于500ml硫酸镉溶液(200g/L)中,经过3~4小时,当其中的镉全部被锌置换后,用玻璃棒轻轻刮下,取出残余锌棒,使镉沉底,倾去上层清液,以水用倾泻法多次洗涤,然后移入组织捣碎机中,加500ml水,捣碎约2秒,用水将金属细粒洗至标准筛上,取20~40目之间的部分,置于试剂瓶中,用水封盖保存以备用。

镉柱的装填:如图15-1。用水装满镉柱玻璃管,并装入

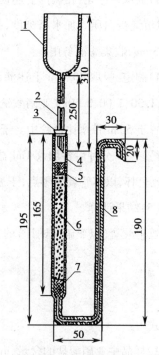

图15-1　镉柱示意图

1. 贮液漏斗,内径35mm,外径37mm;
2. 进液毛细管,内径0.4mm,外径6mm;3. 橡皮塞;4. 镉柱玻璃管,内径12mm,外径16mm;5、7. 玻璃棉;6. 海绵状镉;8. 出液毛细管,内径2mm,外径8mm

2cm 高的玻璃棉做垫,将玻璃棉压向柱底时,应将其中所包含的空气全部排出,在轻轻敲击下加入海绵状镉至 8~10cm 高,上面用 1cm 高的玻璃棉覆盖,上置一贮液漏斗,末端要穿过橡皮塞与镉柱玻璃管紧密连接。

如无上述镉柱玻璃管时,可以 25ml 酸式滴定管代用,但过柱时要注意始终保持液面在镉层之上。当镉柱填装好后,先用 25ml 盐酸(0.1mol/L)洗涤,再以水洗两次,每次 25ml,镉柱不用时用水封盖,随时都要保持水平面在镉层之上,不得使镉层夹有气泡。

镉柱每次使用完毕后,应先以 25ml 盐酸(0.1mol/L)洗涤,再以水洗两次,每次 25ml,最后用水覆盖镉柱。

镉柱还原效率的测定:吸取 20ml 硝酸钠标准使用液,加入 5ml 氨缓冲液的稀释液,混匀后注入贮液漏斗,使流经镉柱还原,以原烧杯收集流出液,当贮液漏斗中的样液流完后,再加 5ml 水置换柱内留存的样液。

将全部收集液如前再经镉柱还原一次,第二次流出液收集于 100ml 容量瓶中,继以水流经镉柱洗涤三次,每次 20ml,洗液一并收集于同一容量瓶中,加水至刻度,混匀。取 10.0ml 还原后的溶液(相当 10μg 亚硝酸钠)于 50ml 比色管中,另吸取 0.00、0.20、0.40、0.60、0.80、1.00、1.50、2.00、2.50ml 亚硝酸钠标准使用液(相当于 0、1、2、3、4、5、7.5、10、12.5μg 亚硝酸钠),分别置于 50ml 带塞比色管中。于标准管与样品管中分别加入 2ml 对氨基苯磺酸溶液(4g/L),混匀,静置 3~5 分钟后各加入 1ml 盐酸萘乙二胺溶液(2g/L),加水至刻度,混匀,静置 15 分钟,用 2cm 比色杯,以零管调节零点,于波长 538nm 处测吸光度,绘制标准曲线比较,同时做试剂空白。

还原效率计算公式:

$$X = \frac{A}{10} \times 100\%$$

式中:

X:还原效率,%;

A:测得亚硝酸盐的质量,μg;

10:测定用溶液相当亚硝酸盐的质量,μg。

(4)主要实验步骤

1)样品预处理、提取及提取液的净化方法同亚硝酸盐测定的样品处理方法。

2)以 25ml 稀氨缓冲液冲洗镉柱,流速控制在 3~5ml/min(以滴定管代替的可控制在 2~3ml/min)。

吸取 20ml 处理过的样液于 50ml 烧杯中,加 5ml 氨缓冲溶液,混合后注入贮液漏斗,使流经镉柱还原,以原烧杯收集流出液,当贮液漏斗中的样液流尽后,再加 5ml 水置换柱内留存的样液。

将全部收集液如前再经镉柱还原一次,第二次流出液收集于 100ml 容量瓶中,继以水流经镉柱洗涤三次,每次 20ml,洗液一并收集于同一容量瓶中,加水至刻度,混匀。

亚硝酸钠总量的测定:吸取 10~20ml 还原后的样液于 50ml 比色管中,另吸取 0.00ml、0.20ml、0.40ml、0.60ml、0.80ml、1.00ml、1.50ml、2.00ml、2.50ml 亚硝酸钠标准使用液(相当于 0μg、1μg、2μg、3μg、4μg、5μg、7.5μg、10μg、12.5μg 亚硝酸钠),分别置于 50ml 带塞比色管中。于标准管与样品管中分别加入 2ml 对氨基苯磺酸溶液(4g/L),混匀,静置 3~5 分钟后各加入 1ml 盐酸萘乙二胺溶液(2g/L),加水至刻度,混匀,静置 15 分钟,用 2cm 比色杯,以零管调节零点,于波长 538nm 处测吸光度,绘制标准曲线比较,同时做试剂空白。

亚硝酸盐的测定:吸取 40ml 经还原处理的样液于 50ml 比色管中,以下操作同亚硝酸钠总量测定内容,"吸取 0.00、0.20……同时做试剂空白"。

(5)结果计算

$$X = \left(\frac{A_1 \times 1000}{m \times \dfrac{V_1}{V_2} \times \dfrac{V_4}{V_3} \times 1000} - \frac{A_2 \times 1000}{m \times \dfrac{V_6}{V_5} \times 1000} \right) \times 1.232$$

式中:

X:样品中硝酸盐的含量,mg/kg;

m:样品的质量,g;

A_1:经镉粉还原后测得总亚硝酸钠的质量,μg;

A_2:直接测得亚硝酸盐的质量,μg;

1.232:亚硝酸钠换算成硝酸钠的系数;

V_1:测总亚硝酸钠的样品处理液总体积,ml;

V_2:测总亚硝酸钠的测定用样液体积,ml;

V_3:经镉柱还原后样液总体积,ml;

V_4:经镉柱还原后样液的测定用样液体积,ml;

V_5:直接测亚硝酸钠的样品用样液体积,ml;

V_6:直接测亚硝酸钠的样品处理液的测定用样液体积,ml。

(6)说明

1)计算结果保留两位有效数字。

2)在重复性条件下获得的两次独立测定结果的绝对差值不得超过算术平均值的 10%。

(三)食品中有害金属的测定

1. 实验目的　熟练掌握相关食品样品的前处理方法,掌握食品中有害元素汞、镉、铅和砷的测定原理和检测方法;熟悉食品中有害金属限量的食品安全国家标准,对食品样品进行卫生学评价。

2. 食品中铅、镉的测定(石墨炉原子吸收光谱法)

(1)实验原理:气态原子可吸收一定波长的光辐射,从而使得原子中外层的电子发生能级跃迁。由于各原子能级不同,因而可以选择性地共振吸收一定波长的辐射光,由此可作为原子吸收光谱法测定特定元素的依据。相关待测食品试样经合适的灰化或酸消解后,注入原子吸收分光光度计石墨炉中,电热原子化后吸收 283.3nm(铅)或 228.8nm(镉)共振线,在一定浓度范围,其吸收值与铅、镉含量成正比,与标准系列比较定量。石墨炉原子吸收光谱法主要适用于样品中微量或痕量组分的分析,具有检出限低,准确度高的优点。

(2)仪器与试剂

1)原子吸收光谱仪(附石墨炉)。

2)铅、镉空心阴极灯。

3)马弗炉。

4)天平:感量为 0.1mg 和 1mg。

5)干燥恒温箱。

6)压力消解器、压力消解罐或压力溶弹。

7)瓷坩埚、可调式电热板、可调式电炉。

6)高氯酸、硝酸、盐酸:优级纯。

7)过氧化氢(30%)、磷酸二氢铵。

8)铅测定中相关试剂的配制

硝酸(1+1):取 50ml 硝酸慢慢加入 50ml 水中。

硝酸(0.5mol/L):取 3.2ml 硝酸加入 50ml 水中,稀释至 100ml。

硝酸(1mol/L):取 6.4ml 硝酸加入 50ml 水中,稀释至 100ml。

磷酸二氢铵溶液(20g/L):称取 2.0g 磷酸二氢铵,加水溶解稀释至 100ml。

混合酸:硝酸+高氯酸(9+1),取 9 份硝酸与 1 份高氯酸混合。

铅标准储备液:准确称取 1.000g 金属铅(99.99%),分次加少量硝酸(1+1)加热溶解,总量不超过 37ml,移入 1000ml 容量瓶,加水至刻度,混匀。此溶液每毫升含 1.0mg 铅。

铅标准使用液:每次吸取铅标准储备液 1.0ml 于 100ml 容量瓶中,加硝酸(0.5mol/L)至刻度。如此经多次稀释成每毫升含 10.0ng,20.0ng,40.0ng,60.0ng,80.0ng 铅的标准使用液。

9)镉测定中相关试剂的配制

硝酸溶液(1%):取 10.0ml 硝酸加入 100ml 水中,稀释至 1000ml。

盐酸溶液(1+1):取 50ml 盐酸缓慢加入 50ml 水中。

混合酸:硝酸+高氯酸(9+1),取 9 份硝酸与 1 份高氯酸混合。

磷酸二氢铵溶液(10g/L):称取 10.0g 磷酸二氢铵,用 100ml 硝酸溶液(1%)溶解后定量移入

1000ml 容量瓶,用硝酸溶液(1%)定容至刻度。

镉标准储备液:准确称取 1.000g 金属镉(99.99%)分次加 20ml 盐酸(1+1)溶解,加 2 滴硝酸,移入 1000ml 容量瓶,加水定容至刻度。混匀。此溶液每毫升含 1.0mg 镉。

镉标准使用液:每次吸取镉标准储备液 10.0ml 于 100ml 容量瓶中,用硝酸溶液(1%)定容至刻度,如此经多次稀释成每毫升含 100.0ng 镉的标准使用液。

(3)实验步骤

1)试样预处理:粮食、豆类去杂物后,磨碎,过 20 目筛,储于塑料瓶中,保存备用。蔬菜、水果、鱼类、肉类及蛋类等水分含量高的鲜样,用食品加工机或匀浆机打成匀浆,储于洁净的塑料瓶中,保存备用。

2)试样消解(可根据实验室条件选用以下任何一种方法消解)

干法灰化:称取若干试样(铅的测定取样 1~5g,镉的用量根据试样类别而定,可参考 GB 5009.15—2014)于瓷坩埚中,先小火在可调式电热板上炭化至无烟,移入马弗炉(500±25)℃灰化 6~8 小时,冷却。若个别试样灰化不彻底,则加 1ml 混合酸在可调式电炉上小火加热,反复多次直到消化完全,呈灰白色或浅灰色,放冷,用硝酸溶液(铅使用 0.5mol/L 硝酸溶液,镉使用 1% 硝酸溶液)将灰分溶解,用滴管将试样消化液移入 10ml 或 25ml 容量瓶中,用水少量多次洗涤瓷坩埚(镉的测定中,使用少量 1% 硝酸洗涤 3 次),洗液合并于容量瓶中并定容至刻度,混匀备用;同时作试剂空白。

湿式消解法:称取若干试样(铅的测定取样 1~5g,镉的用量根据试样类别而定,可参考 GB 5009.15—2014)于锥形瓶或高脚烧杯中,放数粒玻璃珠,加 10ml 混合酸,加盖浸泡过夜,加一小漏斗于电炉上消解,若变棕黑色,再加混合酸,直至冒白烟,消化液呈无色透明或略带黄色,放冷,用滴管将试样消化液移入 10~25ml 容量瓶中,用水少量多次洗涤锥形瓶或高脚烧杯(镉的测定中,使用少量 1% 硝酸洗涤 3 次),洗液合并于容量瓶中并定容至刻度,混匀备用;同时作试剂空白。

3)标准液的测定

仪器条件:根据各自仪器性能调至最佳状态。参考条件为铅波长 283.3nm,狭缝 0.2~1.0nm,灯电流 5~7mA;镉波长 228.8nm,狭缝 0.2~1.0nm,灯电流 2~10mA。背景校正为氘灯或塞曼效应。

表 15-1 原子化参考条件

	铅	镉
干燥温度及时间	120℃,20 秒	105℃,20 秒
灰化温度及时间	450℃,15~20 秒	400~700℃,20~40 秒
原子化温度及时间	1700~2300℃,4~5 秒	1300~2300℃,3~5 秒

标准曲线的绘制:吸取上面配制的铅、镉标准使用液 10.0ng/ml(或 μg/L),20.0ng/ml(或 μg/L),40.0ng/ml(或 μg/L),60.0ng/ml(或 μg/L),80.0ng/ml(或 μg/L)各 10μl(镉的测定用量为 20μl),注入石墨炉,测得其吸光值并求得吸光值与浓度关系的一元线性回归方程。

4)样品测定:分别吸取样液和试剂空白液各 10μl(镉的测定用量为 20μl),注入石墨炉,测得其吸光值,代入标准系列的一元线性回归方程中求得样液中铅、镉含量。

(4)结果计算

食品中铅和镉的含量分别按照下面两个公式进行测定

$$X = \frac{(C_1 - C_0) \times V \times 1000}{m \times 1000 \times 1000}$$

$$X = \frac{(C_1 - C_0) \times V}{m \times 1000}$$

式中:

X:试样中铅、镉含量,单位为毫克每千克或毫克每升(mg/kg 或 mg/L);

C_1:测定样液中铅、镉含量,单位为纳克每毫升(ng/ml);

C_0:空白液中铅、镉含量,单位为纳克每毫升(ng/ml);

V:试样消化液定量总体积,单位为毫升(ml);

m:试样质量或体积,单位为克或毫升(g 或 ml);

1000:换算系数。

(5)注意事项

1)在采样和制备过程中,应注意不使试样污染。

2)精密度要求:在重复性条件下获得的两次独立测定结果的绝对差值不得超过算术平均值的 20%。

3)基体改进剂的使用:对有干扰样品,则注入适量的基体改进剂,磷酸铵溶液(20g/L)一般为 5μl 或与样品同量消除干扰。标准使用液也要加入与样品测定时等量的基体改进剂磷酸铵溶液。

3. 食品中汞的测定

方法一:原子荧光光谱分析法(食品中总汞的测定)

(1)实验原理:试样经酸加热消解时,发生氧化还原、分解等反应后转化为清凉液态,在酸性介质中,试样中汞被硼氢化钾(KBH_4)或硼化钠($NaBH_4$)等预还原剂转化成特定价态,由载气(氩气)带入原子化器中进行原子化,在特制汞空心阴极灯照射下,基态汞原子被激发至高能态,在去活化回到基态时,发射出特征波长的荧光,其荧光强度与汞含量成正比,与标准系列比较定量。该方法具有准确度好、灵敏度高以及检出限低等优点。

（2）仪器与试剂

1）原子荧光光谱仪。

2）天平：感量为 0.1mg 和 1mg。

3）微波消解系统。

4）压力消解器。

5）恒温干燥箱（50~300℃）。

6）控温电热板（50~200℃）。

7）超声水浴箱。

8）硝酸、硫酸、过氧化氢、氢氧化钾、硼氢化钾（分析纯）。

9）总汞测定中相关试剂的配制

硝酸溶液（1+9）：量取 50ml 硝酸，缓缓加入 450ml 水中。

硝酸溶液（5+95）：量取 5ml 硝酸，缓缓加入 95ml 水中。

氢氧化钾溶液（5g/L）：称取 5.0g 氢氧化钾，纯水溶解并定容至 1000ml，混匀。

硼氢化钾溶液（5g/L）：称取 5.0g 硼氢化钾，用 5g/L 的氢氧化钾溶液溶解并定容至 1000ml，混匀，现用现配。

重铬酸钾的硝酸溶液（0.5g/L）：称取 0.05g 重铬酸钾溶于 100ml 硝酸溶液（5+95）中。

硝酸-高氯酸混合溶液（5+1）：量取 500ml 硝酸，100ml 高氯酸，混匀。

10）汞标准储备溶液：准确称取 0.1354g 干燥过的氯化汞，用重铬酸钾的硝酸溶液（0.5g/L）溶解并转移入 100ml 容量瓶中，稀释至刻度，混匀，此溶液每毫升相当于 1mg 汞。于 4℃冰箱中避光保存，可保存 2 年。

11）汞标准中间液（10μg/ml）：吸取 1.00ml 汞标准储备液（1.00mg/ml）于 100ml 容量瓶中，用重铬酸钾的硝酸溶液（0.5g/L）稀释至刻度，混匀，此溶液浓度为 10μg/ml。于 4℃冰箱中避光保存，可保存 2 年。

12）汞标准使用溶液：吸取 0.50ml 汞标准中间液（10μg/ml）于 100ml 容量瓶中，用 0.5g/L 重铬酸钾的硝酸溶液稀释至刻度，混匀，此溶液浓度为 50ng/ml，现用现配。

（3）实验步骤

1）试样预处理：粮食、豆类等样品去杂物后粉碎均匀，装入洁净聚乙烯瓶中，密封保存备用。蔬菜、水果、鱼类、肉类及蛋类等新鲜样品，洗净晾干，取可食部分匀浆，装入洁净聚乙烯瓶中，密封，于 4℃冰箱冷藏备用。

2）试样消解（可根据实验室条件选用以下任何一种方法消解）

压力罐消解法：称取固体试样 0.2~1.0g（精确到 0.001g），新鲜样品 0.5~2.0g（精确到 0.001g）或吸取 1~5ml 液体试样，置于消解内罐中，加入 5ml 硝酸浸泡过夜。盖好内盖，旋紧不锈钢外套,放入恒温干燥箱,140~160℃保持4~5小时,在箱内自然冷却至室温,然后缓慢旋松不锈钢外套,将消解内罐取出,用少量水冲洗内盖,放在控温电热板或超声水浴箱中,于80℃或超声脱气2~5分钟,赶去棕色气体。取出消解内罐,将消化液转移至25ml容量瓶中,用少量水分3次洗涤内罐,洗涤液合并于容量瓶中并定容至刻度,混匀备用;同时作空白试验。

微波消解法:称取固体试样0.2~0.5g,新鲜样品0.2~0.8g(精确到0.001g)或吸取液体试样1~3ml于消解罐中,加入5~8ml硝酸,加盖放置过夜,旋紧罐盖,按照微波消解仪的标准操作步骤进行消解。冷却后取出,缓慢打开罐盖排气,用少量水冲洗内盖,将消解罐放在控温电热板上或超声水浴箱中,于80℃加热或超声脱气2~5分钟,赶去棕色气体,取出消解内罐,将消化液转移至25ml塑料容量瓶中,用少量水分3次洗涤内罐,洗涤液合并于容量瓶中并定容至刻度,混匀备用;同时作空白试验。

此外,还可采用回流消解法进行样品处理。

3)标准溶液的配制:分别吸取50ng/ml汞标准使用液0.0ml、0.2ml、0.5ml、1.0ml、1.5ml、2.0ml、2.5ml于50ml容量瓶中,用硝酸溶液(1+9)稀释至刻度,混匀。各自相当于汞浓度为0.0ng/ml、0.2ng/ml、0.5ng/ml、1.0ng/ml、1.5ng/ml、2.0ng/ml、2.5ng/ml。

4)试样的测定

仪器参考条件:光电倍增管负高压:240V;汞空心阴极灯电流:30mA;原子化器温度:300℃;载气流速:500ml/min;屏蔽气流速:1000ml/min。

设定好仪器最佳条件,连续用硝酸溶液(1+9)进样,待读数稳定之后,转入标准系列测量,绘制标准曲线。转入试样测量,先用硝酸溶液(1+9)进样,使读数基本回零,再分别测定试样空白和试样消化液,每测不同的试样前都应清洗进样器。

(4)结果计算

$$X = \frac{(C-C_0) \times V \times 1000}{m \times 1000 \times 1000}$$

式中:

X:试样中汞的含量,单位为毫克每千克或毫克每升(mg/kg或mg/L);

C:试样消化液中汞的含量,单位为纳克每毫升(ng/ml);

C_0:试剂空白液中汞的含量,单位为纳克每毫升(ng/ml);

V:试样消化液总体积,单位为毫升(ml);

m:试样质量或体积,单位为克或毫升(g或ml);

1000:换算系数;

计算结果保留两位有效数字。

(5)注意事项

1)在采样和制备过程中,应注意不使试样受到污染。

2)精密度要求:在重复性条件下获得的两次独立测定结果的绝对差值不得超过算术平均值的20%。

方法二:液相色谱-原子荧光光谱联用法(食品中甲基汞的测定)

(1)实验原理:色谱法是一种高效能的物理分离技术,可利用物质在各项中的分配系数、吸附力等亲和能力的不同对物质进行分离。色谱法与适当的检测方法结合,可实现混合物中各组分的分离与检测。食品试样中的甲基汞经超声波辅助5mol/L盐酸溶液提取后,使用C_{18}反相色谱柱分离,色谱流出液进入在线紫外消解系统,在紫外光照射下与过硫酸钾反应,甲基汞转变为无机汞。在酸性环境下,无机汞与硼氢化钾在线反应生成汞蒸气,由原子荧光光谱仪测定。由保留时间定性测量,外标法峰面积定量测量。

(2)仪器与试剂

1)液相色谱-原子荧光光谱联用仪(LC-AFS):由液相色谱仪(包括液相色谱泵和手动进样阀)、在线紫外消解系统及原子荧光光谱仪组成。

2)天平:感量为0.1mg和1.0mg。

3)组织匀浆器。

4)高速粉碎机。

5)冷冻干燥机。

6)离心机:最大转速10000r/min。

7)超声清洗器。

8)甲醇(色谱纯)、氢氧化钠、氢氧化钾、硼氢化钾(分析纯)、过硫酸钾(分析纯)、乙酸铵(分析纯)、盐酸、氨水、L-半胱氨酸。

9)甲基汞测定中相关试剂的配制

流动相(5%甲醇+0.06mol/L乙酸铵+0.1%L-半胱氨酸):称取0.5g L-半胱氨酸,2.2g乙酸铵,置于500ml容量瓶中,用水溶解,再加入25ml甲醇,最后用水定容至500ml。经0.45μm有机系滤膜过滤后,于超声水浴中超声脱气30分钟。现用现配。

盐酸溶液(5mol/L):量取208ml盐酸,溶于水并稀释至500ml。

盐酸溶液10%(体积比):量取100ml盐酸,溶于水并稀释至1000ml。

氢氧化钾溶液(5g/L):称取5.0g氢氧化钾,溶于水并稀释至1000ml。

氢氧化钠溶液(6mol/L):称取24g氢氧化钠,溶于水并稀释至100ml。

硼氢化钾溶液(2g/L):称取2.0g硼氢化钾,用氢氧化钾溶液(5g/L)溶解并稀释至1000ml。现用现配。

过硫酸铵溶液(2g/L):称取1.0g过硫酸铵,用氢氧化钾溶液(5g/L)溶解并稀释至500ml。

现用现配。

L-半胱氨酸溶液(10g/L)：称取 0.1g*L*-半胱氨酸,溶于 10ml 水中。现用现配。

甲醇溶液(1+1)：量取甲醇 100ml,加入水中,混匀。

10)氯化汞标准储备液：准确称取 0.0270g 氯化汞,用 0.5g/L 重铬酸钾的硝酸溶液溶解,并稀释、定容至 100ml。于 4℃冰箱避光保存,有效期两年。

甲基汞标准储备液：准确称取 0.0250g 甲基汞,加少量甲醇溶解,用甲醇溶液(1+1)稀释定容至 100ml。于 4℃冰箱避光保存,有效期两年。

混合标准使用液：准确移取 0.50ml 甲基汞标准储备液和 0.50ml 氯化汞标准储备液,置于 100ml 容量瓶中,以流动相稀释至刻度,摇匀。此混合标准使用液中,两种汞化物的浓度均为 1.00μg/ml。现用现配。

（3）实验步骤

1)试样预处理：方法同食品中总汞的测定。

2)试样提取：称取样品 0.50~2.0g(精确至 0.001g),置于 15ml 塑料离心管中,加入 10ml 的盐酸溶液(5mol/L),放置过夜。室温下超声水浴提取 60 分钟,期间振摇数次。4℃下以 8000r/min 转速离心 15 分钟。准确吸取 2.0ml 上清液至 5ml 容量瓶或刻度试管中,逐渐滴加氢氧化钠溶液(6mol/L),使样品 pH 为 2~7。加入 0.1ml 的 *L*-半胱氨酸溶液(10g/L),最后加水定容至刻度。0.45μm 有机系滤膜过滤,待测。同时作空白试验。

3)标准曲线的制作：取 5 支 10ml 容量瓶,分别准确加入混合标准使用液(1.00μg/ml)0.0ml、0.01ml、0.02ml、0.04ml、0.06ml 和 0.10ml,用流动相稀释至刻度。此标准系列溶液的浓度分别为 0.0、1.0、2.0、4.0、6.0 和 10.0ng/ml。吸收标准系列溶液 100μl 进样,以标准系列溶液中目标化合物的浓度为横坐标,以色谱峰面积为纵坐标,绘制标准曲线。

4)测定

液相色谱参考条件：色谱柱：C_{18}分析柱(柱长 150mm,内径 4.6mm,粒径 5μm),C_{18}预柱(柱长 10mm)；流速：1.0ml/min；进样体积 100μl。

原子荧光检测参考条件：负高压：300V；汞空心阴极灯电流：30mA；原子化方式：冷原子；载液：10%盐酸溶液；载液流速：4.0ml/min；还原剂：2g/L 硼氢化钾溶液,4.0ml/min；氧化剂：过硫酸钾溶液,1.6ml/min；载气流速：500ml/min 辅助气流速：600ml/min。

100μl 试样溶液注入液相色谱-原子荧光光谱联用仪中,得到色谱图,以保留时间定性。以外标法峰面积定量。平行测定次数不少于两次。

（4）结果计算

$$X = \frac{f \times (C - C_0) \times V \times 1000}{m \times 1000 \times 1000}$$

式中：

X：试样中甲基汞的含量，单位为毫克每千克（mg/kg）；

f：稀释因子；

C：经标准曲线得到的测定液中甲基汞的浓度，单位为纳克每毫升（ng/ml）；

C_0：经标准曲线得到的空白溶液中甲基汞的浓度，单位为纳克每毫升（ng/ml）；

V：加入提取试剂的体积，单位为毫升（ml）；

m：试样质量，单位为克（g）；

1000：换算系数；

计算结果保留两位有效数字。

（5）注意事项

1）在采样和制备过程中，应注意不使试样污染。

2）精密度要求：在重复性条件下获得的两次独立测定结果的绝对差值不得超过算术平均值的 20%。

4. 食品中砷的测定

方法一：电感耦合等离子体质谱法

（1）实验原理：食品样品经酸消解处理为样品溶液，样品溶液经雾化由载气送入 ICP 炬管中，经过蒸发、解离、原子化和离子化等过程，转化为带电荷的离子，经离子采样系统进入质谱仪，质谱仪根据质荷比进行分离。对于一定的质荷比，质谱的信号强度与进入质谱仪的离子数成正比，即样品浓度与质谱信号强度成正比。通过测量质谱的信号强度对试样溶液中的砷元素进行测定。电感耦合等离子体质谱法具有检出限低，基体效应小，动态线性范围宽等诸多优点，故在近来被广泛应用于痕量金属元素、非金属元素、同位素等的检测与比较当中。

（2）仪器与试剂

1）电感耦合等离子体质谱仪（ICP-MS）。

2）微波消解系统。

3）压力消解器。

4）恒温干燥箱（50~300℃）。

5）控温电热板（50~300℃）。

6）超声水浴箱。

7）天平：感量为 0.1mg 和 1mg。

8）硝酸：MOS 级（电子工业专用高纯化学品）、BV（Ⅲ）级。

9）氢氧化钠、过氧化氢。

10）质谱调谐液：Li、Y、Ce、Ti、Co，推荐使用浓度为 10ng/ml。

11)内标储备液:Ge,浓度为100μg/ml。

12)食品中总砷的测量相关试剂的配制

硝酸溶液(2+98):量取20ml硝酸,缓缓倒入980ml水中,混匀。

内标溶液Ge或Y(1.0μg/ml):取1.0ml内标溶液,用硝酸溶液(2+98)稀释并定容至100ml。

氢氧化钠溶液(100g/L):称取10.0g氢氧化钠,用水溶解和定容至100ml。

(3)实验步骤

1)试样预处理:粮豆类样品去杂物后粉碎均匀,装入洁净聚乙烯瓶中,密封保存备用。蔬菜、水果、鱼类、肉蛋类等新鲜样品,洗净晾干,取可食部分匀浆,装入洁净聚乙烯瓶中,密封,于4℃冰箱中冷藏备用。

2)试样消解(可根据实验室条件选用以下任何一种方法消解)

压力罐消解法:称取固体试样0.2~1.0g(精确到0.001g),湿样1.0~5.0g(精确到0.001g)或液体试样2~5ml称量,置于消解内罐中,加入5ml硝酸浸泡过夜。盖好内盖,旋紧不锈钢外套,放入恒温干燥箱,140~160℃保持3~4小时,在箱内自然冷却至室温,然后缓慢旋松不锈钢外套,将消解内罐取出,用少量水冲洗内盖,放在控温电热板上,于120℃或超声脱气2~5分钟去棕色气体。取出消解内罐,将消化液转移至25ml容量瓶中,用少量水分3次洗涤内罐,洗涤液合并于容量瓶中并定容至刻度,混匀备用;同时作空白试验。

微波消解法:蔬菜、水果等含水分高的样品,称取2.0~4.0g于消解罐中,加入5ml硝酸,放置30分钟;粮食、肉类、鱼类等样品,称取0.2~0.5g(精确到0.001g)于消解罐中,加入5ml硝酸,放置30分钟,盖好安全阀,将消解罐放入微波消解系统中,根据不同的类型,设置适宜的微波消解程序。消解结束后赶酸,将消化液转移至25ml容量瓶或比色管中,用少量水洗涤内罐3次,合并洗涤液并定容至刻度,混匀,同时作空白试验。

3)标准曲线的制作:吸取适量砷标准使用液(1.00mg/L),用硝酸溶液(2+98)配制砷浓度分别为0、1、5、10、50、100ng/ml的标准系列溶液。

当仪器真空度达到要求时,用调谐液调整仪器灵敏度、氧化物、双电荷、分辨率等各项指标,当仪器各项指标达到检测要求,编辑测定方法,选定相关消除干扰方法,引入内标,观测内标灵敏度、脉冲与模拟的线性拟合,符合要求后,经标准系列引入仪器。进行相关数据处理,绘制标准曲线、计算回归方程。

4)测定:相同条件下,将试剂空白、样品溶液分别引入仪器进行测定,根据回归方程计算砷元素的浓度。

(4)结果计算:试样中总砷的含量按下式计算

$$X = \frac{(C-C_0) \times V \times 1000}{m \times 1000 \times 1000}$$

式中:

X:试样的砷含量,单位为毫克每千克或毫克每升(mg/kg 或 mg/L);

C:试样被测液的浓度,单位为纳克每毫升(ng/ml);

C_0:试剂空白液的浓度,单位为纳克每毫升(ng/ml);

V:试样消化液总体积,单位为毫升(ml);

m:试样的质量或体积,单位为克或毫升(g 或 ml);

1000:换算系数;

计算结果保留两位有效数字。

(5)注意事项

1)在采样和制备过程中,应注意不使试样污染。

2)精密度要求:在重复性条件下获得的两次独立测定结果的绝对差值不得超过算术平均值的20%。

方法二:氢化物发生原子荧光光谱法

(1)实验原理:食品样品经湿消解或干灰化后,加入硫脲使五价砷还原为三价砷,再加入硼氢化钠或硼氢化钾使还原生成砷化氢,由氩气载入石英原子化器中分解为原子态砷,在特制砷空心阴极灯的发射光激发下产生原子荧光,其荧光强度在固定条件下与被测液中的砷浓度成正比,与标准系列比较定量。

(2)仪器与试剂

1)原子荧光光谱仪。

2)天平:感量为 0.1mg 和 1mg。

3)组织匀浆器。

4)高速粉碎机。

5)控制电热板:50~200℃。

6)马弗炉。

7)氢氧化钠、氢氧化钾、硼氢化钾(分析纯)、硫脲(分析纯)、盐酸、硝酸、硫酸、高氯酸、硝酸镁(分析纯)、氧化镁(分析纯)、抗坏血酸。

8)砷测定中相关试剂的配制

氢氧化钾溶液(5g/L):称取 5.0g 氢氧化钾,溶于水并稀释至 1000ml。

硼氢化钾溶液(20g/L):称取 20.0 硼氢化钾,溶于 1000ml 5g/L 氢氧化钾溶液中,混匀。

硫脲+抗坏血酸溶液:称取 10.0g 硫脲,加约80ml 水,加热溶解,待冷却后加入 10.0g 抗坏血酸,稀释至 100ml。

氢氧化钠溶液(100g/L):称取 10.0g 氢氧化钠,溶于水并稀释至 100ml。

硝酸镁溶液（150g/L）：称取 15.0g 硝酸镁，溶于水并稀释至 100ml。

盐酸溶液（1+1）：量取 100ml 盐酸，缓缓倒入 100ml 水中，混匀。

硫酸溶液（1+9）：量取 100ml 硫酸，缓缓倒入 900ml 水中，混匀。

硝酸溶液（2+98）：量取硝酸 20ml，缓缓倒入 980ml 水中，混匀。

（3）实验步骤

1）试样预处理：粮豆类样品去杂物后粉碎均匀，装入洁净聚乙烯瓶中，密封保存备用。蔬菜、水果、鱼类、肉蛋类等新鲜样品，洗净晾干，取可食部分匀浆，装入洁净聚乙烯瓶中，密封，于 4℃冰箱中冷藏备用。

2）试样消解：固体试样称样 1~2.5g，液体试样称样 5~10g（或 ml）（精确至 0.001g），移入 50~100ml 锥形瓶中，同时做两份试剂空白。加硝酸 20ml，高氯酸 4ml，硫酸 1.25ml，摇匀后放置过夜。次日置于电热板上加热消解。若消解液处理至 1ml 左右时仍有未分解物质或色泽变深，取下放冷，补加硝酸 5~10ml，再消解至 2ml 左右观察，如此反复两三次，注意避免炭化。继续加热至消解完全后，再持续蒸发至高氯酸的白烟散尽，硫酸的白烟开始冒出，冷却，加水 25ml，再蒸发至冒硫酸白烟。冷却，用水将内容物转入 25ml 容量瓶或比色管中，加入 2ml 硫脲+抗坏血酸溶液，补水至刻度并混匀，放置 30 分钟，备测。按同一操作方法作空白试验。

3）标准系列制备：取 25ml 容量瓶或比色管 6 支，依次准确加入 1.00μg/ml 砷标准使用液 0.0、0.1、0.25、0.5、1.5、3.0ml（各相当于砷浓度 0、4、10、20、60、120ng/ml）各加硫酸溶液（1+9）12.5ml，硫脲+抗坏血酸溶液 2ml，补加水至刻度，混匀后放置 30 分钟后测定。

4）测定

仪器参考条件：负高压：260V；砷空心阴极灯电流：50~80mA；载气：氩气；载气流速：500ml/min；屏蔽气流速：800ml/min；测量方式：荧光强度；读数方式：峰面积。

仪器预热稳定后，将样品试剂空白、标准系列溶液依次引入仪器进行原子荧光强度的测定。以原子荧光强度为纵坐标，砷浓度为横坐标绘制标准曲线，得到回归方程。

相同条件下，将样品溶液分别引入仪器进行测定，根据回归方程计算出样品中砷元素的浓度。

（4）结果计算

试样中总砷含量按下式计算：

$$X = \frac{(C - C_0) \times V \times 1000}{m \times 1000 \times 1000}$$

式中：

X：试样的砷含量，单位为毫克每千克或毫克每升（mg/kg 或 mg/L）；

C：试样被测液的浓度，单位为纳克每毫升（ng/ml）；

C_0：试剂空白液的浓度,单位为纳克每毫升(ng/ml);

V：试样消化液总体积,单位为毫升(ml);

m：试样的质量或体积,单位为克或毫升(g 或 ml);

1000：换算系数;

计算结果保留两位有效数字。

(5)注意事项

1)在采样和制备过程中,应注意不使试样污染。

2)精密度要求:在重复性条件下获得的两次独立测定结果的绝对差值不得超过算术平均值的20%。

四、结果分析

前述案例采用随机抽样的方法在超市、农贸市场及规模较大的生产基地共采集了5种谷物,26种果蔬,8种肉类及其制品,8种水产,4种乳类及5种茶叶共912份样品。重点检测了样品中有机磷农药、亚硝酸盐、硝酸盐、铅、镉、汞等化学污染物的含量。样品检测方法均采用国家标准。有机磷农药残留的判定依据为《食品中农药最大残留限量》(GB 2763—2014),亚硝酸盐、硝酸盐、铅、镉、汞等化学污染物的判定依据为《食品中污染物限量标准》(GB 2762—2012)及《食品添加剂使用标准》(GB 2760—2014)。

有机磷农药残留(包括敌敌畏、甲胺磷、对硫磷、甲基对硫磷、氧化乐果、甲拌磷等12种)的检测结果显示,蔬菜检出率为7.5%,超标率为5.8%,以叶菜和食用菌为主,土豆、茄子等检出率相对较低;水果检出率为12.1%,超标率为2.8%,仅苹果存在超标现象,且其中2份样品检出违禁农药对硫磷;谷物及茶叶均未检出有机磷农药残留。2016年该市谷物及茶叶农药残留较2015年明显改善,但果蔬的农药残留问题依旧明显,且有违禁农药检出,一方面提示部分农户仍存在不科学的用药行为,如过量使用农药,随意缩短安全间隔期,擅用违禁药物等,另一方面说明有关部门对当地农药使用的监管不到位,监管力度有待加强。

发色剂亚硝酸盐常用于腌制食品的生产加工,可有效改善产品的外观品质并延长保质期。本次调查显示3种肉制品中亚硝酸盐检出率为30.0%,超标率为11.2%,腊肠的检出率和超标率最高。硝酸盐的检测发现,320份蔬菜样品检出率为3.9%,以生菜、油菜为主;肉类及肉制品检出率分别为6.1%及17.9%,肉制品超标率为11.3%。除上述超标食物外,其余各类食物均未检出亚硝酸盐及硝酸盐。与2015年相比,肉制品中亚硝酸盐和硝酸盐超标现象依旧明显,部分生产商未能规范的使用食品添加剂可能是重要原因;根据《食品中污染物限量标准》(GB 2762—2012)的要求,蔬菜中不得检出硝酸盐,但本次检出率达3.9%,这可能与蔬菜种植过程中氮肥的使用有关,另外,检出样品的生产地多靠近化工厂区,工厂排放的含氮废气、废水也可能是蔬菜硝酸盐超标的原因之一。

重金属的检测结果显示谷物、蔬菜、水产类均存在不同程度的重金属污染,谷物镉检出率为 21.3%,超标率为 15.6%,最高检出值为 0.4mg/kg,远高于 0.1mg/kg 的限值(《食品中污染物限量标准》);蔬菜的重金属污染主要为铅和镉,检出率分别为 9.8% 和 13.1%,超标率分别为 6.1% 和 10.1%,叶菜污染最为明显;水产类主要受汞污染,检出率为 14.0%,超标率为 12.9%,海水鱼的汞污染明显多于淡水鱼、虾、蟹等,海水鱼甲基汞的最高检出值为 2.2mg/kg,明显高于 0.5mg/kg 的限值(《食品中污染物限量标准》)。水果、肉类、茶叶及乳类均未检出重金属污染。此次调查发现重金属超标的谷物、蔬菜主要来自于某大型农业生产基地,该基地地处工矿区附近,经检测,生产基地的土壤和水重金属含量严重超标,这可能是谷物、蔬菜受污染的最重要原因。海水鱼的汞超标则可能与含汞废水的排放及生物富集作用有关。

以上结果显示,2016 年该市蔬菜的化学性污染问题最为突出,农药残留、硝酸盐超标及重金属污染均存在;水果以农药残留为主;肉类及其制品以硝酸盐、亚硝酸盐超标为主;谷物及水产类以重金属污染为主;乳类、茶叶均未见明显的化学性污染。为改善各类食物污染状况,保障居民身体健康,提出以下建议和改进措施:

1. 加强农药、化肥及食品添加剂的监督管理　对常规农药、食品添加剂应做好销售及使用登记的管理,定期抽检食物中的农药及添加剂含量,确保其安全性;对国家明令禁止生产、经营和使用的高毒、高残留农药,有毒、有害食品添加剂应严厉查处并限制使用。推广有机肥、无公害化肥,尽量减少化肥的代谢产物如硝酸盐等在食物中的积累。

2. 加强食物产地环境的监督管理　定期调查食物生产地的周边环境,监控土壤、水及空气中化学性污染物如重金属等的含量,对影响产品质量的污染源进行整顿和查处,严格污水、废气等污染物排放的管理,保证食品生产地的安全、无污染。

3. 加大宣传力度,提高生产者的安全意识和知识水平　利用各种方式宣传农药残留、食品添加剂及重金属等化学性污染物的危害,使生产者掌握常见农药、化肥及食品添加剂的适用范围及安全用量,牢记所用农药的安全间隔期,了解违禁农药、化肥及食品添加剂的种类,强化安全生产、安全加工的观念。

(毛丽梅)

实验十六

生乳的食品安全质量检查与评价

自从"三聚氰胺"事件后,我国乳品行业的发展受到巨大打击。但随着国家食品安全监督管理体制的理顺,乳品企业安全质量意识的提高,以及 GB 19301—2010《食品安全国家标准生乳》的颁布实施,从生乳到各类乳制品的安全质量显著提高。

生乳是乳品行业的基本原料,从乳牛的饲养、乳汁的采集、储存、运输等各环节均会影响到生乳的安全质量,其中还有人为违法添加的可能。因此,影响生鲜牛乳质量安全的因素很多。在评价生乳安全质量时,应当综合考虑营养质量和卫生质量。在考察生鲜牛乳的营养质量时,主要以脂肪和蛋白质的含量为指标,而在分析其卫生安全质量时,则应考察其在整个生产链中可能存在的各种风险因素,检测指标繁多,甚至会有人们不曾认识的新的风险因素出现。

一、背景资料

某乳品有限公司对本公司奶源基地的原料乳(生乳)进行原料质量评价,其质检部门依据 GB 19301—2010《食品安全国家标准生乳》的规定,并采用标准中规定的检测方法,对该批生乳进行了以下指标的检测:蛋白质含量、脂肪含量、污染物限量、真菌毒素限量、微生物限量、农药残留限量和兽药残留限量,检测结果均符合 GB 19301—2010《食品安全国家标准生乳》的规定。请根据该标准的规定,对其余指标进行检测,并结合已有检验结果,对该批生乳的安全质量进行评价。

二、感官检查

生乳的感官检查见表 16-1(GB 19301—2010)。

表 16-1　感官要求

项目	要求	检验方法
色泽	呈乳白色或微黄色	取适量试样置于 50ml 烧杯中,在自然光下观察色泽和组织状态。闻其气味,用温开水漱口,品尝滋味
滋味、气味	具有乳固有的香味,无异味	
组织状态	呈均匀一致液体,无凝块、无沉淀、无正常视力可见异物	

三、理化指标检测

（一）冰点的测定

1. 原理 样品管中放入一定量的乳样，置于冷阱中，于冰点以下制冷。当被测乳样制冷到 $-3℃$ 时，进行引晶，结冰后通过连续释放热量，使乳样温度回升至最高点。并在短时间内保持恒定，为冰点温度平台，该温度即为该乳样的冰点值。

2. 试剂和材料 除非另有说明，本方法所用试剂均为分析纯或以上规格，水为 GB/T 6682 规定的一级水。

(1) 氯化钠（NaCl）：磨细后置于干燥炉中，$(130±5)℃$ 干燥 24 小时以上，于干燥器中冷却至室温。

(2) 乙二醇（$C_2H_6O_2$）。

(3) 校准液：选择两种不同冰点的氯化钠标准溶液，氯化钠标准溶液与被测牛奶样品的冰点值相近，且所选择的两份氯化钠标准溶液的冰点值之差不得少于 100m℃，氯化钠标准溶液的冰点见表 16-2。

1) 校准液 A（20~25℃室温下）：称取 6.731g（精确至 0.0001g）氯化钠，溶于少量水中，定容至 1000ml 容量瓶中。其冰点值为 $-0.400℃$。

2) 校准液 B：20℃室温下：称取 9.422g（精确至 0.0001g）氯化钠，溶于少量水中，定容至 1000ml 容量瓶中。其冰点值为 $-0.557℃$。

(4) 冷却液：准确量取 330ml 乙二醇于 1000ml 容量瓶中，用水定容至刻度并摇匀，其体积比分数为 33%。

表 16-2 氯化钠标准溶液的冰点（20℃）

氯化钠溶液（g/L）	氯化钠溶液（g/kg）	冰点（m℃）
6.731	6.763	−400.0
6.868	6.901	−408.0
7.587	7.625	−450.0
8.444	8.489	−500.0
8.615	8.662	−510.0
8.650	8.697	−512.0
8.787	8.835	−520.0
8.959	9.008	−530.0
9.130	9.181	−540.0
9.302	9.354	−550.0
9.422	9.475	−557.0
10.161	10.220	−600.0

3. 仪器和设备

（1）天平：感量为 0.1mg。

（2）热敏电阻冰点仪：带有热敏电阻控制的冷却装置（冷阱），热敏电阻探头，搅拌器和引晶装置（图 16-1）及温度显示仪。

1）检测装置、温度传感器和相应的电子线路：温度传感器为直径为（1.60±0.4）mm 的玻璃探头，在 0℃时的电阻在 3Ω 和 30kΩ 之间。当探头在测量位置时，热敏电阻的顶部应位于样品管的中轴线，且顶部离内壁与管底保持相等距离（图 16-1）。温度传感器和相应的电子线路在-400m℃至-600m℃之间测量分辨率为 1m℃或更好。

仪器正常工作时，此循环系统在-400m℃到-600m℃范围之间任何一个点的线性误差应不超过 1m℃。

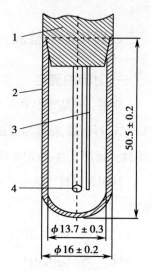

图 16-1　热敏电阻冰点仪检测装置

1. 顶杆；2. 样品管；3. 搅拌金属棒；4. 热敏探头

2）搅拌金属棒：耐腐蚀，在冷却过程中搅拌测试样品。搅拌金属棒应根据相应仪器的安放位置来调整振幅。正常搅拌时金属棒不得碰撞玻璃传感器或样品管壁。

3）引晶装置：操作时，测试样品达到-3.0℃时启动引晶的机械振动装置在引晶时使搅拌金属棒在 1~2 秒内加大振幅，使其碰撞样品管壁。

（3）样品管：硼硅玻璃，长度（50.5±0.2）mm，外部直径为（16.0±0.2）mm，内部直径为（13.7±0.3）mm。

（4）称量瓶。

（5）容量瓶：1000ml。

（6）烘箱：温度可控制在（150±5）℃。

（7）干燥器。

（8）移液器：1~5ml。

4. 分析步骤

（1）试样制备：测试样品要保存在 0℃到 6℃的冰箱中，样品抵达实验室时立即检测效果最好。测试前样品温度到达室温，且测试样品和氯化钠标准溶液测试时的温度应一致。

（2）仪器预冷：开启冰点仪，等待冰点仪传感探头升起后，打开冷阱盖，按生产商规定加入相应体积冷却液，盖上盖子，冰点仪进行预冷。预冷 30 分钟后，开始测量。

（3）常规仪器校准

1）A 校准：用移液器分别吸取 2.20ml 校准液 A，依次放入三个样品管中，在启动后的冷阱中插入装有校准液 A 的样品管。当重复测量值在（-0.400±0.0020）℃校准值时，完成校准。

2）B 校准：用移液器分别吸取 2.20ml 校准液 B，依次放入三个样品管中，在启动后的冷阱中插入装有校准液 B 的样品管。当重复测量值在（-0.557±0.0020）℃校准值时，完成校准。

（4）样品测定：将样品 2.20ml 转移到一个干燥清洁的样品管中，将待测样品管放到仪器上的测量孔中。冰点仪的显示器显示当前样品温度，温度呈下降趋势，测试样品达到-3.0℃时启动引晶的机械振动，搅拌金属棒开始振动引晶，温度上升，当温度不再发生变化时，冰点仪停止测量，传感头升起，显示温度即为样品冰点值。

测试结束后，应保证探头和搅拌金属棒清洁、干燥，必要时，可用柔软洁净的纱布仔细擦拭。

如果引晶在达到-3.0℃之前发生，则该测定作废，需重新取样。测定结束后，移走样品管，并用水冲洗温度传感器和搅拌金属棒并擦拭干净。

每一样品至少进行两次平行测定，绝对差值≤4m℃时，可取平均值作为结果。

5. 分析结果的表述　如果常规校准检查的结果证实仪器校准的有效性，则取两次测定结果的平均值，保留三位有效数字。

6. 精密度　在重复性条件下获得的两次独立测定结果的绝对差值不超过 4m℃。

（二）相对密度的测定

1. 实验原理　鲜奶主要由水、脂肪、蛋白质、碳水化合物（主要是乳糖），盐类等按一定比例组成，这些成分构成了鲜奶固有的理化性质，如鲜奶的密度、折光率等比较稳定，常将它们作为评价鲜奶卫生质量的指标。

使用密度计检测试样，根据读数经查表可得相对密度的结果。

2. 实验仪器

（1）密度计：20℃/4℃。

（2）玻璃圆筒或 200~250ml 量筒：圆筒高度应大于密度计的长度，其直径大小应使在沉入密度计时其周边和圆筒内壁的距离不小于 5mm。

3. 主要实验步骤

（1）取混匀并调节温度为 10~25℃的试样，小心倒入玻璃圆筒内，勿使其产生泡沫并测量试样温度。

（2）小心将密度计放入试样中到相当刻度 30°处，然后让其自然浮动，但不能与筒内壁接触。静置 2~3 分钟，眼睛平视生乳液面的高度，读取数值。

（3）根据试样的温度和密度计读数查表 16-3 换算成 20℃时的度数。

4. 实验结果　相对密度（ρ_4^{20}）与密度计刻度关系式见式 16-1：

$$\rho_4^{20} = x/1000 + 1.000 \qquad 式（16-1）$$

式中：

ρ_4^{20}——样品的相对密度；

X——密度计读数。

当用 20℃/4℃ 密度计,温度在 20℃ 时,将读数代入式(16-1)相对密度即可直接计算;不在 20℃ 时,要查表 16-3 换算成 20℃ 时度数,然后再代入式(16-1)计算。

5. 注意事项 鲜奶的相对密度一般在 1.028~1.034 之间,掺水后比重降低;脱脂或加入无脂干物质(如淀粉)后可使相对密度升高。如果牛奶既脱脂又加水,则相对密度可能无变化,这就是牛奶的"双掺假"。因此,单纯根据鲜奶相对密度并不能全面、准确地判定其卫生质量。

(三)杂质度的测定

1. 原理 试样经过滤板过滤、冲洗,根据残留于过滤板上的可见带色杂质的数量确定杂质量。

2. 仪器和设备

(1)过滤设备:杂质度过滤机或配有可安放过滤板漏斗的 2000~2500ml 抽滤瓶。

(2)过滤板:直径 32mm,单位面积质量为 135g/m²,符合杂质度过滤板 的要求,过滤时通过面积的直径为 28.6mm。

(3)杂质度标准板。

(4)杂质度标准板的制作方法见 GB 5413.30—2016《食品安全国家标准乳和乳制品杂质度的测定》。

(5)天平:感量为 0.1g。

3. 分析步骤 液体乳样量取 500ml;乳粉样称取 62.5g(精确至 0.1g),用 8 倍水充分调和溶解,加热至 60℃;炼乳样称取 125g(精确至 0.1g),用 4 倍水溶解,加热至 60℃,于过滤板上过滤,为使过滤迅速,可用真空泵抽滤,用水冲洗过滤板,取下过滤板,置烘箱中烘干,将其上杂质与标准杂质板比较即得杂质度。

当过滤板上杂质的含量介于两个级别之间时,判定为杂质含量较多的级别。

4. 分析结果的表述 与杂质度标准比较得出的过滤板上的杂质量,即为该样品的杂质度,以 mg/kg 表示。

5. 精密度 按本标准所述方法对同一样品所作的两次重复测定,其结果应一致,否则应重复再测定两次。

(四)非脂乳固体的测定

1. 原理 先分别测定出乳及乳制品中的总固体含量、脂肪含量(如添加了蔗糖等非乳成分含量,也应扣除),再用总固体减去脂肪和蔗糖等非乳成分含量,即为非脂乳固体。

2. 试剂和材料 除非另有规定,本方法所用试剂均为分析纯,水为 GB/T 6682 规定的三级水。

(1)平底皿盒:高 20~25mm,直径 50~70mm 的带盖不锈钢或铝皿盒,或玻璃称量皿。

表 16-3　乳稠计读数变为温度 20℃时的度数换算表

乳稠计数	鲜乳温度																乳稠计数
	10	11	12	13	14	15	16	17	18	19	20	21	22	23	24	25	
25	23.3	23.5	23.6	23.7	23.9	24.0	24.2	24.4	24.6	24.8	25.0	25.2	25.4	25.5	25.8	26.0	25
26	24.2	24.4	24.5	24.7	24.9	25.0	25.2	25.4	25.6	25.8	26.0	26.2	26.4	26.6	26.8	27.0	26
27	25.1	25.3	25.4	25.6	25.7	25.9	26.1	26.3	26.5	26.8	27.0	27.2	27.5	27.7	27.9	28.1	27
28	26.0	26.1	26.3	26.5	26.6	26.8	27.0	27.3	27.5	27.6	28.0	28.2	28.5	28.7	29.0	29.2	28
29	26.9	27.1	27.3	27.5	27.6	27.8	28.0	28.3	28.5	28.8	29.0	29.2	29.5	29.7	30.0	30.2	29
30	27.9	28.1	28.3	28.5	28.6	28.8	29.0	29.3	29.5	29.8	30.0	30.2	30.5	30.7	31.0	31.2	30
31	28.8	29.0	29.2	29.4	29.6	29.8	30.0	30.3	30.5	30.8	31.0	31.2	32.5	31.7	32.0	32.2	31
32	29.8	30.0	30.2	30.4	30.6	30.7	31.0	31.2	31.5	31.8	32.0	32.3	32.5	32.8	33.0	33.3	32
33	30.7	30.8	31.1	31.3	31.5	31.7	32.0	32.2	32.5	32.8	33.0	33.3	33.5	33.8	34.1	34.3	33
34	31.7	31.9	32.1	32.3	32.5	32.7	33.0	33.2	33.5	33.8	34.0	34.3	34.4	34.8	35.1	35.3	34
35	32.6	32.8	33.1	33.3	33.5	33.7	34.0	34.2	34.5	34.8	35.0	35.3	35.5	35.8	36.1	36.3	35
36	33.5	33.8	34.0	34.3	34.5	34.7	34.9	35.2	35.6	35.7	36.0	36.2	36.5	36.7	37.0	37.3	36

（2）短玻璃棒：适合于皿盒的直径，可斜放在皿盒内，不影响盖盖。

（3）石英砂或海砂：可通过500μm孔径的筛子，不能通过180μm孔径的筛子，并通过下列适用性测试：将约20g的海砂同短玻棒一起放于一皿盒中，然后敞盖在（100±2）℃的干燥箱中至少烘2小时。把皿盒盖盖后放入干燥器中冷却至室温后称量，准确至0.1mg。用5ml水将海砂润湿，用短玻棒混合海砂和水，将其再次放入干燥箱中干燥4小时。把皿盒盖盖后放入干燥器中冷却至室温后称量，精确至0.1mg，两次称量的差不应超过0.5mg。如果两次称量的质量差超过了0.5mg，则需对海砂进行下面的处理后，才能使用。

将海砂在体积分数为25%的盐酸溶液中浸泡3天，经常搅拌。尽可能地倾出上清液，用水洗涤海砂，直到中性。在160℃条件下加热海砂4小时。然后重复进行适用性测试。

3. 仪器和设备

（1）天平：感量为0.1mg。

（2）干燥箱。

（3）水浴锅。

4. 分析步骤

（1）总固体的测定：在平底皿盒中加入20g石英砂或海砂，在（100±2）℃的干燥箱中干燥2小时，于干燥器冷却0.5小时，称量，并反复干燥至恒重。称取5.0g（精确至0.0001g）试样于恒重的皿内，置水浴上蒸干，擦去皿外的水渍，于（100±2）℃干燥箱中干燥3小时，取出放入干燥器中冷却0.5小时，称量，再于（100±2）℃干燥箱中干燥1小时，取出冷却后称量，至前后两次质量相差不超过1.0mg。

试样中总固体的含量按式（16-2）计算：

$$X = \frac{m_1 - m_2}{m} \times 100 \qquad\qquad 式（16-2）$$

式中：

X——试样中总固体的含量，单位为克每百克（g/100g）；

m_1——皿盒、海砂加试样干燥后质量，单位为克（g）；

m_2——皿盒、海砂的质量，单位为克（g）；

m——试样的质量，单位为克（g）。

（2）脂肪的测定（按GB 5413.3中规定的方法测定）。

（3）蔗糖的测定（按GB 5413.5中规定的方法测定）。

5. 分析结果的表述

$$X_{NFT} = X - X_1 - X_2 \qquad\qquad 式（16-3）$$

式中：

X_{NFT}——试样中非脂乳固体的含量，单位为克每百克（g/100g）；

X——试样中总固体的含量，单位为克每百克（g/100g）；

X_1——试样中脂肪的含量，单位为克每百克（g/100g）；

X_2——试样中蔗糖的含量，单位为克每百克（g/100g）。

以重复性条件下获得的两次独立测定结果的算术平均值表示，结果保留三位有效数字。

（五）酸度的测定（°T）

1. 实验原理　生乳酸度测定是检验生乳新鲜度的一项重要指标。生乳酸度是指中和100g牛乳中的酸所消耗0.1M氢氧化钠的毫升（ml）数，以°T表示。正常生乳的酸度为16~18°T，当牛奶不新鲜时，细菌分解其中乳糖，生成乳酸，会使酸度升高。

2. 主要仪器和试剂

（1）氢氧化钠标准溶液（NaOH）：0.1000mol/L；

（2）酚酞指示液：称取0.5g酚酞溶于75ml体积分数为95%的乙醇中，并加入20ml水，然后滴加氢氧化钠溶液至微粉色，再加入水定容至100ml；

（3）天平：感量为1mg；

（4）250ml或150ml锥形瓶；

（5）电位滴定仪；

（6）滴定管：分刻度为0.1ml；

（7）水浴锅。

除非另有规定，本方法所用试剂均为分析纯或以上规格，水为GB/T 6682规定的三级水。

3. 主要实验步骤

（1）称取10g（精确到0.001g）已混匀的试样，置于150ml锥形瓶中，加20ml新煮沸冷却至室温的水，混匀；

（2）用氢氧化钠标准溶液电位滴定至pH 8.3为终点；或于溶解混匀后的试样中加入2.0ml酚酞指示液，混匀后用氢氧化钠标准溶液滴定至微红色，并在30秒内不褪色；

（3）记录消耗的氢氧化钠标准滴定溶液毫升数，代入公式（16-4）中进行计算。

4. 结果计算　试样中的酸度数值以（°T）表示，按下式计算：

$$X = \frac{c \times V \times 100}{m \times 0.1} \qquad 式（16-4）$$

式中：

X——试样的酸度，单位为度（°T）；

c——氢氧化钠标准溶液的摩尔浓度，单位为摩尔每升（mol/L）；

V——滴定时消耗氢氧化钠标准溶液体积,单位为毫升(ml);

m——试样的质量,单位为克(g);

0.1——酸度理论定义氢氧化钠的摩尔浓度,单位为摩尔每升(mol/L)。

用在重复性条件下获得的两次独立测定结果的算术平均值表示,结果保留三位有效数字。

5. 精密度　在重复性条件下获得的两次独立测定结果的绝对差值不得超过 $1.0°T$。

四、卫生质量评价

如果本实验所检测的各项指标均符合 GB 19301—2010《食品安全国家标准生乳》的规定,该生乳的最终评价结果为:"该批生乳所检测的各项指标均符合 GB 19301—2010《食品安全国家标准生乳》的规定"。如果本实验所检测的各项指标中,某指标不符合 GB 19301—2010《食品安全国家标准生乳》的规定,该批生乳可评价为:"该批生乳所检测的某指标不符合 GB 19301—2010《食品安全国家标准生乳》的规定"。

五、思考题

1. 如果牛奶既脱脂又加水,相对密度可能无变化,这种"双掺假"牛奶如何鉴别?

2. 不法经营者在原料乳中掺入三聚氰胺的目的是什么? 如何鉴定乳制品中是否掺入了三聚氰胺? 对于明知掺入三聚氰胺的乳品,如何准确检测其蛋白质含量?

3. 从最初乳牛产奶到最终的乳制品的各个环节中,有多种因素会影响到乳制品的安全质量,国家标准有限量规定的乳制品中的农药和兽药就有几百种,另外,不法人员在乳及乳制品中违法添加的非食用物质更是可能"出乎意料"。那么,我们在评价生乳安全质量时,检测的指标均符合国家相应标准的规定,能否断定生乳是绝对安全的呢? 能否做到按照国家标准的规定把标准中的所有指标和标准外的非法添加物都检测一遍? 保证原料乳和乳制品安全质量的根本措施是什么?

附:相应食品安全国家标准,请于国家食品药品监督管理局网站食品安全国家标准数据检索平台查询。

(李红卫)

第三篇

课堂讨论

食品安全性毒理学评价分析

一、概述

食品是人类繁衍生存的必不可少物质基础,其通过提供能量、营养素以及特殊功效成分满足人类生长发育、维持健康的需求。食品与人们的生活关系密切,在提供营养的同时,还必须满足安全性的要求。食品从原料生产、加工、贮存、运输、销售直到消费的各个环节都可能存在不安全因素。随着工农业生产方式的改变、新技术设备和手段的运用、新食品资源的不断开发,生产加工的食品品种不断增加,生产规模的扩大,生产、加工、贮运、销售等环节的增多,以及消费方式的多样化,人类的食物链变得日益复杂,食品中的不安全因素有所增加。食品安全问题也是全球性的公共卫生问题,很多国家都有食品安全的相关法律,2015 年我国新修订执行的《中华人民共和国食品安全法》明确指出,食品是指各种供人食用或者饮用的成品和原料以及按照传统既是食品又是中药材的物品,但是不包括以治疗为目的的物品;对食品安全的定义为:食品无毒、无害,符合应当有的营养要求,对人体健康不造成任何急性、亚急性或者慢性危害。明确规定,食品生产经营者应当依照法律、法规和食品安全标准从事生产经营活动,保证食品安全,诚信自律,对社会和公众负责,接受社会监督,承担社会责任。我国 2014 年由国家卫生和计划生育委员会发布新修订的 2015 年 5 月开始实施的新的"食品安全性毒理学评价程序",指出了食品安全性毒理学评价的范围包括对食品生产、加工、保藏、运输和销售过程中所涉及的可能对健康造成危害的化学、生物和物理因素的安全性评价,食品安全性毒理学评价试验检验对象包括食品及其原料、食品添加剂、新食品原料、辐照食品、食品相关产品(用于食品的包装材料、容器、洗涤剂、消毒剂和用于食品生产经营的工具、设备)以及食品污染物。

食品安全性毒理学评价是通过动物试验和对人群的观察,阐明待评价物质的毒性及潜在的危害,决定其能否进入市场或阐明安全使用的条件,以达到最大限度地减小其危害作用、保护人民身体健康的目的。

二、评价依据及要求

食品安全性毒理学评价须依照中华人民共和国国家标准"食品安全性毒理学评价程序"

(GB 15193.1—2014)，"食品毒理学实验室操作规范(GB 15193.2—2014)"，各种规范化的毒理学试验方法：急性经口毒性试验(GB 15193.3—2014)，细菌回复突变试验(GB 15193.4—2014)，哺乳动物红细胞微核试验(GB 15193.5—2014)，哺乳动物骨髓细胞染色体畸变试验(GB 15193.6—2014)，小鼠精原细胞或精母细胞染色体畸变试验(GB 15193.8—2014)，啮齿类动物显性致死试验(GB 15193.9—2014)，体外哺乳类细胞 DNA 损伤修复(非程序性 DNA 合成)试验，(GB 15193.10—2014)，果蝇伴性隐性致死试验(GB 15193.11—2015)，体外哺乳类细胞 *HGPRT* 基因突变试验(GB 15193.12—2014)，90 天经口毒性试验(GB 15193.13—2015)，致畸试验(GB 15193.14—2015)，生殖毒性试验(GB 15193.15—2015)，毒物动力学试验(GB 15193.16—2014)，慢性毒性和致癌合并试验(GB 15193.17—2015)，健康指导值(GB 15193.18—2015)，致突变物、致畸物和致癌物的处理方法(GB 15193.19—2015)，体外哺乳类细胞 *TK* 基因突变试验(GB 15193.20—2014)，规范的受试物试验前处理方法(GB 15193.21—2014)，28 天经口毒性试验(GB 15193.22—2014)，体外哺乳类细胞染色体畸变试验(GB 15193.23—2014)，生殖发育毒性试验(GB 15193.25—2014)，慢性毒性试验(GB 15193.26—2015)，致癌试验(GB 15193.27—2015)，并严格按照食品安全性毒理学评价中病理学检查技术要求(GB 15193.24—2014)，进行评价。

三、食品安全性毒理学评价的内容和目的

(一)急性经口毒性试验

对受试物进行急性经口毒性作用的评价，了解受试物的急性毒性强度、性质和可能的靶器官，测定 LD_{50}，为进一步进行毒性试验的剂量和毒性观察指标的选择提供依据，并根据 LD_{50} 进行急性毒性剂量分级。

(二)遗传毒性试验、致畸试验

1. 遗传毒性试验　食品安全性毒理学评价的遗传毒性试验依据细菌回复突变试验、哺乳动物红细胞微核试验、哺乳动物骨髓细胞染色体畸变试验、小鼠精原细胞或精母细胞染色体畸变试验、啮齿类动物显性致死试验、体外哺乳类细胞 DNA 损伤修复(非程序性 DNA 合成)试验、果蝇伴性隐性致死试验、体外哺乳类细胞 *HGPRT* 基因突变试验、体外哺乳类细胞 *TK* 基因突变试验和体外哺乳类细胞染色体畸变试验了解受试物的遗传毒性，以及筛查受试物的潜在致癌作用和细胞致突变性。

2. 致畸试验　母体孕期受到可通过胎盘屏障的有害物质作用，影响胚胎的器官分化与发育，导致结构异常、胎仔畸形，通过致畸试验，检测妊娠动物接触受试物后引起的致畸可能性，预测其对人体可能的致畸性。

(三)28 天经口毒性试验

在急性毒性试验的基础上，通过 28 天经口毒性试验(GB 15193.22—2014)，进一步了解受试

物毒作用的性质、剂量-反应关系和可能的靶器官,得到 28 天经口未观察到有害作用的剂量,初步评价受试物的安全性,为下一步较长期毒性和慢性毒性试验剂量、观察指标、毒性终点的选择提供依据。

(四)90 天经口毒性试验

90 天经口毒性试验(GB 15193.13—2015)属于亚慢性毒性试验,用以确定 90 天内经口重复接触受试物引起的毒性效应,观察受试物以不同剂量水平经较长期喂养后对实验动物的毒作用性质、剂量-反应关系、靶器官和可逆性,得到 90 天经口未观察到有害作用剂量和经口最小观察到有害作用剂量,初步确定受试物的经口安全性,并为慢性毒性试验剂量选择、观察指标、毒性终点的选择和初步制定人群安全接触限量标准提供科学依据。

(五)生殖毒性试验和生殖发育毒性试验

通过生殖毒性试验和生殖发育毒性试验,观察受试物对雄性和雌性生殖功能或能力的损害和对后代的有害影响。生殖毒性既可发生于妊娠期,也可发生于妊娠前期和哺乳期。表现为外源化学物对生殖过程的影响,例如生殖器官及内分泌系统的变化,对性周期和性行为的影响,以及对生育力和妊娠结局的影响等。生殖发育毒性试验应包括三代动物试验,给第一、二代动物受试物,观察生殖毒性,观察第三代动物功能发育毒性。受试物对雌雄动物生殖发育功能的影响观察内容包括:性腺功能、交配行为、受孕、分娩、哺乳、断乳、子代生长发育及神经行为情况。毒性作用观察包括子代出生后死亡的增加、生长发育改变、功能缺陷和生殖异常等。

(六)毒物动力学实验

通过该试验,了解受试物在体内的吸收、分布和排泄速度等信息,为选择慢性毒性试验的合适实验动物种、系提供依据,了解受试物代谢产物的形成情况。

(七)慢性毒性实验和致癌试验

通过慢性毒性试验和致癌试验,了解经长期接触受试物后出现的毒性作用以及致癌作用,确定未观察到有害作用剂量,为受试物能否应用于食品的最终评价和制定指导值提供依据。

(八)慢性毒性和致癌合并试验

通过慢性毒性和致癌合并试验,确定在实验动物大部分生命期间,经口重复给予受试动物引起的慢性毒性和致癌效应,了解受试物慢性毒性剂量-反应关系、肿瘤发生率、靶器官、肿瘤性质、肿瘤发生时间和每只动物肿瘤发生数,确定慢性毒性的未观察到有害作用剂量和最小观察到有害作用剂量,为预测人群接触该受试物的慢性毒性和致癌作用以及最终评定该受试物能否应用于食品提供依据。

四、食品安全性毒理学评价程序及结果评价分析

(一)急性经口毒性试验

一种受试物,以蒸馏水溶解后分别用大、小白鼠经口灌胃染毒,连续观察 2 周,按寇氏法计

算 LD_{50} 值。结果:雌性小鼠 LD_{50} 为 1875(1692~2097)mg/(kg·bw);大鼠 LD_{50} 为 1832(1578~2126)mg/(kg·bw)。

问题 1:本试验的目的是什么? 在整个食品安全性毒理学评价中的作用是什么?

问题 2:什么是 LD_{50}? 如何求得一种受试物的 LD_{50}? 如何根据 LD_{50} 对受试化学物进行毒性分级?

问题 3:本试验对实验动物选择的具体要求是什么? 如欲进行黄曲霉毒素的毒理学评价,最好选择何种实验动物? 为什么?

问题 4:本试验对受试物的处理有何要求? 对于一种有机受试物,能否直接采用甲醇或苯作为溶剂将其溶解后进行实验? 为什么?

问题 5:本试验中对受试物的给予方式和剂量有何要求?

问题 6:常用的急性毒性试验设计方法有哪些?

问题 7:如在本试验中给予受试物后,实验动物出现不安、躁动、震颤、运动失调,流涎、流泪等表现,则提示受试物毒性的靶器官为何?

问题 8:该受试物的毒性分级?

问题 9:如上述大、小白鼠的 LD_{50} 均大于人群实际可能摄入量的 10 倍,按程序规定是否进行下一步的试验工作? 如均小于人群实际可能摄入量的 10 倍,情况如何?

(二)遗传毒性试验、致畸试验、28 天经口毒性试验

1. Ames 试验　受试物浓度为 0.05~50mg/ml,实验菌种为鼠伤寒沙门菌组氨酸缺陷型 (his⁻)TA97、TA98、TA100 和 TA102 共 4 株,按常规方法鉴定菌株,制备培养基和 S-9 混合液。阳性对照物:非代谢活化试验中用 2-硝基芴,代谢活化中用 9,10-二甲基蒽;阴性对照用 DMSO。试验方法采用掺入法,共设 5 个剂量组,其最高剂量为 5mg/皿,最低剂量为 8μg/皿,剂量间隔为 5 倍等比。试验结果:受试物对上述 4 种菌株的诱变菌落数均小于自发回变数的 2 倍,亦无剂量-效应关系,阳性对照和自发回变菌落数均符合实验要求。

问题 10:如何对试验结果进行评价?

2. 受试物进行小鼠红细胞微核试验　选择 12 周龄 ICR 小鼠,设 2 个剂量组,每组 10 只,雌雄各半。最高剂量组为 1/2 LD_{50},经口灌胃染毒,两次间隔 12 小时,第二次染毒后 6 小时处死动物,取外周血在细胞处于存活状态下制作血细胞涂片并染色。双盲法阅片,每只动物计数 1000 个红细胞,计数嗜多染红细胞占总红细胞的比例,通常应不低于对照值的 20%。每个动物至少观察 2000 个嗜多染红细胞以计数有微核嗜多染红细胞频率,即含微核细胞率,以千分率表示。如一个嗜多染红细胞中有多个微核存在时,只按一个细胞计。结果:试验组与对照组相比,微核率没有明显改变,故判断微核试验结果阴性。

问题 11:本试验过程存在哪些问题? 应如何改正?

3. 受试物进行小鼠骨髓细胞染色体畸变分析　选择 12 周龄 ICR 小鼠,试验设 3 个剂量组,分别相当于小鼠经口 LD_{50} 的 1/2、1/4 和 1/8 剂量,另设 1 个环磷酰胺阳性对照和 1 个蒸馏水阴性对照。每组 10 只动物,雌雄各半,连续灌胃 14 天。处死动物前 3~5 小时,按 4mg/kg 体重腹腔注射秋水仙素,颈椎脱臼法处死动物,迅速取出股骨,剔去肌肉,擦净血污,剪去两端骨骺,用带针头的注射器吸取 5ml 生理盐水,插入骨髓腔,将骨髓洗入 10ml 离心管,然后用吸管吹打骨髓团块使其均匀,将细胞悬液以 1000r/min 离心 10 分钟,弃去上清液,离心后的沉淀物加入 7ml 0.075mol/L 氯化钾溶液,用滴管将细胞轻轻吹打均匀,放入 37℃ 水浴中低渗 10~20 分钟,立即加入 1~2ml 固定液(甲醇:醋酸=3:1),以 1000r/min 离心 10 分钟,弃去上清液;加入 7ml 固定液,混匀,固定 15 分钟后,1000r/min 离心 10 分钟,弃去上清液,用同法再加固定液 1~2 次,弃去上清液。加入数滴新鲜固定液,用滴管充分混匀。将细胞悬液均匀的滴于冰水玻片上,轻吹细胞悬液扩散平铺于玻片上。每个标本制 2~3 张玻片,空气中自然干燥。用 Giemsa 染液染色 15 分钟,去离子水冲洗,空气中自然干燥。在低倍镜下检查制片质量,制片应为全部染色体较集中,而各个染色体分散、互不重叠、长短收缩适中、两条单体分开、清楚地显示出着丝点位置、染色体呈红紫色。用油镜进行细胞中期染色体分析,每只动物分析 100 个中期相细胞,每个剂量组不少于 1000 个中期分裂相细胞。读片时记录每个观察细胞的染色体数目,对于畸变细胞记录显微镜视野的坐标位置及畸变类型。每只实验动物作为一个观察单位,每组动物按性别分别计算染色体结构畸变细胞百分率。若雌、雄动物之间无明显的差异,则可合并计算结果。可用卡方检验方法进行统计学分析细胞染色体畸变率。结果:试验组与对照组相比,染色体畸变率差异有统计学显著性,但无剂量-反应关系。

问题 12:对试验结果如何判定？ 如何进行下一步试验？

4. 受试物进行小鼠生殖毒性试验和生殖发育毒性试验　选择 ICR 雄性成年小白鼠,设 3 个试验组,剂量相当于经口 LD_{50} 的 1/2、1/4 和 1/8,另设 1 蒸馏水阴性对照组,1 个环磷酰胺阳性对照组。每组 5 只动物,连续灌胃 5 天。给药后 4 周,取双侧附睾,剪碎后直接涂片、固定、染色,在高倍镜下,每只动物观察 1000 个精子形态,并计算精子畸形率。结果:高、中、低剂量组和阴、阳性对照组的精子畸变率分别为 1.50%、1.38%、1.45%、1.39%、13.38%。

问题 13:对试验结果如何判定？

5. 受试物进行小鼠睾丸染色体畸变试验　选择 ICR 雄性成年小白鼠,设 3 个试验组,剂量相当于经口 LD_{50} 的 1/2、1/4 和 1/8。另设 1 个蒸馏水阴性对照组,1 个环磷酰胺阳性对照组。每组 5 只动物,连续灌胃受试物 5 天。各组均于第一次给予受试物后的第 12 天处死,处死前 6 小时腹腔注射 4~6mg/(kg·bw) 秋水仙素。动物取双侧睾丸,按常规方法分析睾丸染色体畸变率。结果:各组动物均见到性染色体早熟分离,在中剂量组和阴性对照组各见 1 个常染色体早熟分离,各试验组均未见易位和断片,与阴性对照组相比差异无显著性。而阳性对照组可见上述各种类型染色体畸变,畸变细胞率高达 29.7%。

问题 14：对试验结果如何判定？

6. 受试物进行致畸试验　选择断乳 4 个月的 Wistar 大鼠，以雌：雄 2∶1 合笼交配，次日清晨镜检阴道涂片，发现精子为受孕零天。将受孕鼠随机分为 3 个试验组，另设 1 个阳性对照组（0.7mg/kg 敌枯双）和 1 个阴性对照组（蒸馏水）。于妊娠第 6~16 天，每天经口灌胃一次。妊娠第 20 天，处死动物，剖腹取胎鼠，观察其外观，量身长、尾长。将每窝 1/2 数量的活胎鼠用 Bouins 液固定，检查内脏；另外 1/2 用茜素红染色检查骨骼（包括囟门大小、枕骨、胸骨、肋骨、脊柱等骨化情况）。结果：试验组孕鼠体重增长及其胎仔体重、身长、尾长均低于对照组，高剂量组吸收胎增加；骨骼中有枕骨骨化不全、胸骨缺失和骨化不全。但试验组均未见外观和内脏畸形。

问题 15：对试验结果如何判定？

7. 受试物进行 28 天经口毒性试验　选择刚断乳、体重 55~70g 的 Wistar 大鼠 80 只，随机分成 4 组，每组 20 只，雌雄各半，试验组剂量分别为经口 LD_{50} 的 1/2、1/8、1/16，另设对照组。动物进食量按其体重的 10% 计，将受试物剂量折算为饲料中的量（mg/kg）并将其掺入各组饲料，连续喂养 28 天，每周记录动物体重及动物进食量 2 次，计算饲料利用率。动物处死后采血作血液常规检查，血清中转氨酶、碱性磷酸酶、尿素氮、肌酐、葡萄糖、血清白蛋白、球蛋白、总胆固醇、甘油三酯等指标。同时进行脏器称重、计算重要脏器的脏/体比值。处死动物时除对内脏做大体检查外，重要器官均固定做病理组织学检查。结果：各试验组的各项指标均在正常值范围内，与阴性对照组相比较无显著差异，病理检查各脏器也未见明显病理损害。

问题 16：假如在遗传毒性试验中有三项结果均为阳性，表明受试物可能有何种作用？应如何处理？如果其中两项为阳性，作何处理？而短期喂养试验为可疑毒性作用，又该作何处理？如其中一项为阳性，该作何种处理？

（三）90 天经口毒性试验、生殖毒性试验、毒物动力学试验

1. 90 天经口毒性试验　选择刚断乳、体重 55~70g 的 Wistar 大鼠 100 只，随机分 5 组，每组 20 只，雌雄各半。4 个试验组（2、20、200、2000mg/kg 掺入基础饲料），1 个对照组（基础饲料），单笼饲养 90 天，自由进食和饮水。观察指标和结果：①一般状态：活动正常，毛有光泽；②生长发育：体重一直处于增长状态，但最高剂量组从第 14 周起，体重处于平稳；到第 24 周，明显低于对照组（$P<0.05$），其饲料利用率最低，但组间差异无显著性（$P>0.05$）；③血液学检查：试验中期和末期，测血红蛋白和凝血因子Ⅷ含量，均正常；④生化检查：测血糖、血甘油三酯、胆固醇、转氨酶、碱性磷酸酶、尿素氮，均在正常值范围，试验结束时，测血清钙和无机磷，最高剂量组雄性动物血磷明显增高；⑤脏器系数：心、脾、肺、肾、肾上腺、脑的脏体比，组间差异都无显著性，但最高剂量组的肝/体比明显低于其他各组；⑥病理学检查：用光镜检查每组 10 只动物肝、肾、脾、胃、睾丸、卵巢、骨骼、甲状腺等组织，均未见特异性病理改变。

问题 17：根据以上结果，如何确定该受试物的最大无作用剂量？

2. 生殖毒性试验 选择性成熟 Wistar 大鼠 90 只，分成 3 组，每组 30 只，雌性 20 只，雄性 10 只。对照组喂基础饲料，将受试物低剂量组剂量为 20mg/kg，高剂量组为 200mg/kg，掺入基础饲料（摄食量以体重的 8% 计），进行二代繁殖试验。观察指标包括一般健康状况、体重、进食量、死亡情况、受孕率、妊娠率、出生存活率、哺乳存活率（4 天、21 天存活）、产仔总数、窝重及平均仔重。结果各试验组与对照组间各项指标均无显著性差异。

问题 18：依据上述结果判断受试物的繁殖毒性。

3. 毒物动力学试验 按两种试验设计进行。一种设计是灌胃染毒，即将 6 周龄雌性 Wistar 大鼠随机分成 2 组，每组 5 只，一组为蒸馏水对照组，另一组为一次灌胃 200mg/（kg·bw）稀土，24 小时后，取肝、肾、心、脾、肺、脑和长骨。另一种设计是掺入饲料染毒，把稀土[1800mg/（kg·bw）]混入饲料，自由进食。另设对照组（基础饲料），每组 5 只大鼠。8 个月后，同一次灌胃组一样取各内脏组织，软组织制成匀浆，真空冷冻干燥；长骨经高温灰化制成粉状，用中子活化分析法测定其中稀土元素含量。结果：稀土经胃肠道吸收后，主要分布在骨、脾、肝。稀土灌胃组动物骨中稀土元素含量比对照组高 10 倍。

问题 19：根据上述结果，判断稀土的体内蓄积性如何？如上述试验中敏感指标的最大无作用剂量小于或等于人可能摄入量的 100 倍，应如何处理？如大于 100 倍而小于 300 倍应如何处理？如大于或等于 300 倍应如何处理？是否可以进行评价？若资料不足以做出评价，如何进行动力学试验？结果怎样评价？

（四）慢性毒性和致癌试验

选用 6 周龄 Wistar 大鼠 120 只，其中慢性毒性试验 20 只，致癌试验 100 只，雌雄各半。将不同剂量的受试物掺入饲料中喂养 2 年，观察慢性毒性作用和致癌作用。已知在亚慢性毒性试验中，该受试物最敏感指标的最大无作用剂量（200mg/kg）已大于人的可能摄入量的 300 倍，因此不必继续进行慢性毒性试验，即可进行评价。

问题 20：若慢性毒性试验所得的最大无作用剂量小于或等于人的可能摄入量的 50 倍，应如何处理？大于 50 倍而小于 100 倍，应如何处理？若大于或等于 100 倍，是否允许使用？

五、综合评价

问题 21：如果以上所有试验的受试物为同一种物质，如何对其安全性进行综合评价？

（王 玲）

豆制品加工工艺及其卫生学评价

以大豆或杂豆为主要原料,经加工制成的食品,包括发酵豆制品、非发酵豆制品和大豆蛋白类制品。非发酵豆制品是指以大豆或其他杂豆为原料制成的豆制食品,包括豆腐、干豆腐、腐竹、豆浆等产品。发酵豆制品是指以大豆或其他杂豆为原料经发酵制成的豆制食品,包括腐乳、豆豉、纳豆等产品。豆制品因营养价值高,深受广大群众的喜爱。为确保豆制品卫生质量,保护广大消费者身体健康,应加强豆制品监督管理。

一、背景资料

2016 年 2 月国家质检总局抽查了包括北京等 12 省、直辖市 32 家企业生产的 40 种产品,合格 27 种,豆制品产品的抽样合格率仅为 70%。其中部分小型企业的产品质量问题较为突出。抽查中发现的主要质量问题包括:一是微生物指标超标。抽查中有 7 种产品的大肠菌群超标,最严重的超过标准限值 7 倍。二是超范围使用食品添加剂。抽查中有 1 种产品同时检出被禁止在豆制品中使用的苯甲酸和糖精钠。三是产品标签标注不规范。由此可见,豆制品加工安全不容忽视。本实验围绕豆制品加工工艺流程,探讨加工过程中可能存在的主要卫生学问题以及如何对其进行卫生学评价。

二、豆制品加工工艺

(一)加工过程

豆制品在加工过程中一般要经过浸泡、细磨、加热等一系列处理,去除了大豆所含的部分抗营养因子和大部分纤维素,使其消化吸收率明显提高。

1. 非发酵性豆制品加工过程

(1)豆粉:豆粉分为湿法豆粉和干法豆粉两种。湿法豆粉又叫速溶豆粉或豆浆粉。以大豆为原料,经精选、浸泡、研磨、去渣或不去渣、加热灭酶、浓缩、干燥等工艺制得的淡黄色粉状或微粒状产品。干法豆粉主要由大豆经去油或不去油,经去皮或不去皮,经烘烤或不烘烤,制成的豆粉。

（2）豆浆：又称豆乳或豆奶。以豆类为原料，经浸泡、研磨、灭酶、过滤等工艺制成的乳状物，固形物 8% 以上，蛋白质含量 2.9% 以上。根据灭菌方式不同分为高温灭菌豆浆和巴氏灭菌豆浆。

（3）豆腐花（豆腐脑）：以大豆为原料，经浸泡、研磨、制浆、煮浆、加入凝固剂点脑、凝固不经压榨制得。

（4）豆腐：以大豆为原料，经浸泡、研磨、制浆、冷却，再与凝固剂混合后注入容器内密封，然后加热凝固而成的产品。

（5）豆腐干：以大豆为原料，经浸泡、研磨、制浆、煮浆、加入凝固剂点脑、凝固、压榨成型等工序制成的水分含量在 50%~75% 之间的产品。包括白干、百叶、千张、豆腐片等。

（6）腐竹：又称豆筋、腐皮、腐衣、油皮等。豆浆煮沸后，在降温并恒定一定温度后，从豆浆表面挑起的一层薄膜，干燥后即为腐皮；腐皮干燥前卷成卷，然后烘干，其形状类似竹枝状，称为腐竹。产品呈淡黄色，有光泽。含水量在 7%~9%。

2. 发酵性豆制品加工过程

（1）豆豉：以大豆为原料，经蒸煮后利用霉菌或者细菌进行发酵，达到一定程度时，加盐、加酒、干燥等方法，延缓发酵过程而制成的产品。

（2）纳豆：以大豆为原料，经蒸煮后接种纯种纳豆芽胞杆菌（纳豆菌）发酵而成的产品。

（3）腐乳：以大豆为原料，经浸泡、加工研磨、制浆、点浆、凝固、压榨制成豆腐坯，然后经培菌、发酵而制成的产品。

（二）加工工艺

豆制品加工工艺流程图见图 18-1。

问题 1. 在选料和清洗过程中应注意什么？

问题 2. 在制作豆豉过程中，菌种的选择、发酵的温度和时间应注意哪些质量安全问题？

问题 3. 煮浆温度和时间对产品质量有和影响？如何掌握？

问题 4. 在制作豆腐干的过程中，凝固成型的作用及要求？

问题 5. 如何控制生产加工中环境卫生？

问题 6. 如何保证成品的贮藏和运输安全？

三、卫生学评价

（一）加工过程的主要卫生学问题

1. 杂菌的污染，造成半成品和成品的腐败变质。

2. 蛋白质和氨基酸态氮含量过低。

3. 食品添加剂的超量和超范围使用。

4. 加工中使用非食品原料。

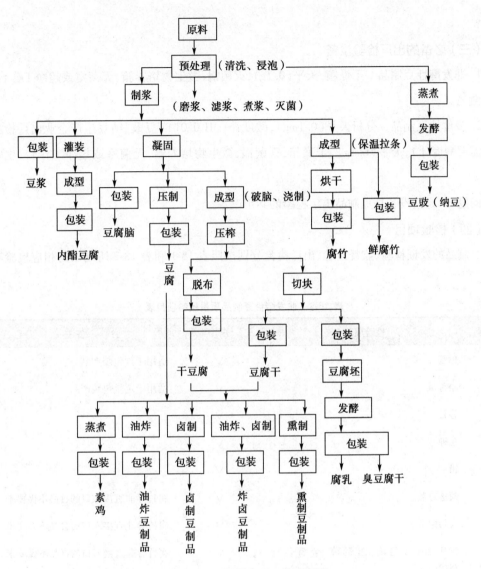

图 18-1 豆制品生产工艺流程图

(二) 原辅材料的有关要求

企业生产豆制品所用的原辅材料、包装材料必须符合国家标准、行业标准及有关规定;不得使用变质或未去除有害物质的原料、辅料,油炸豆制品所用油脂应符合相关卫生标准要求,禁止反复使用。发酵豆制品所使用的菌种应防止污染和变异产毒。不得将次硫酸氢钠甲醛(吊白块)等工业原料作为食品添加剂在豆制品加工中使用。所使用的稳定剂和凝固剂必须符合食品添加剂使用标准规定。原料大豆粕应符合食用大豆粕安全标准(GB 14932.1—2016)。

如使用的原辅料为实施生产许可证管理的产品,必须选用获得生产许可证企业生产的合格产品。

问题 7. 现场参观豆制品加工企业,在生产加工过程中哪些工序是豆制品加工的关键控制环节？

（三）必备的出厂检验设备

1. 非发酵性豆制品 干燥箱,天平(0.1g),灭菌锅,微生物培养箱,无菌室或超净工作台,生物显微镜。

2. 发酵性豆制品 分析天平(0.1mg),酸度计(pH 0.01)(豆豉、纳豆生产企业出厂检验设备不需要酸度计),天平(0.1g),干燥箱,灭菌锅,微生物培养箱,无菌室或超净工作台,生物显微镜。

问题 8. 哪些设备是豆制品出厂检验的共用设备？

（四）检验项目

豆制品的发证检验、监督检验、出厂检验分别按照表 18-1 和表 18-2 所列出的相应检验项目进行。

表 18-1 非发酵性豆制品质量检验项目表

序号	检验项目	出厂	备注
1	标签	√	适用于预包装产品
2	净含量	√	适用于定量包装产品
3	感官	√	
4	总砷	√	
5	铅	√	
6	菌落总数	√	腐竹等非直接入口的食品不做要求
7	大肠菌群	√	腐竹等非直接入口的食品不做要求
8	致病菌（沙门菌、志贺菌、金黄色葡萄球菌）	√	腐竹等非直接入口的食品不做要求
9	脲酶试验	√	豆浆检验项目,检验结果应为阴性。
10	苯甲酸	√	直接入口食品检测项目
11	山梨酸	√	直接入口食品检测项目
12	糖精钠	√	直接入口食品根据产品实际情况选择
13	甜蜜素	√	直接入口食品根据产品实际情况选择
14	色素	√	直接入口食品根据产品实际情况选择
15	次硫酸氢钠甲醛	√	腐竹检测项目

注：依据标准 GB 2760—2014、GB 7718—2011、GB 2712—2014、GB 2711—2014

表 18-2　发酵性豆制品质量检验项目表

序号	检验项目	出厂	备注
1	标签	√	
2	净含量	√	
3	感官	√	
4	水分	√	腐乳检测项目
5	氨基酸态氮	√	腐乳检测项目
6	水溶性无盐固形物	√	腐乳检测项目
7	食盐	√	腐乳检测项目
8	总砷	√	
9	铅	√	
10	黄曲霉毒素 B_1	√	
11	大肠菌群	√	
12	致病菌(沙门菌、志贺菌、金黄色葡萄球菌)	√	
13	糖精钠	√	
14	甜蜜素	√	
15	苯甲酸	√	
16	山梨酸	√	
17	脱氢乙酸	√	

注:依据标准 SB/T 10170—2007、GB 2760—2014、GB 7718—2011、GB 2712—2014

问题 9. 就表 18-1 中的检测项目的卫生学意义进行讨论。

(五) 卫生学评价依据

豆制品食品安全标准应符合《食品安全国家标准　豆制品》(GB 2712—2014)、食品企业通用卫生规范(GB 14881—2013)、《食品安全国家标准面筋制品》(GB 2711—2014)、预包装食品标签通则(GB 7718—2011)、腐乳(SB/T 10170—2007)、食品中农药最大残留限量(GB 2763—2014)等的要求,污染物限量应符合 GB 2762—2012 的规定,真菌毒素限量应符合 GB 2761—2011 的规定,致病菌限量应符合 GB 29921—2013 的规定。发酵性豆制品卫生标准的分析方法(GB/T 5009.52—2003),非发酵性豆制品及面筋卫生标准的分析方法(GB/T 5009.51—2003),食品添加剂应当选用 GB 2760—2014 中允许使用的品种,并应符合相应的国家标准或行业标准的规定。以及相关的地方标准、经备案现行有效的企业标准。

随着我国大豆食品行业的快速发展,利用现代化的大豆食品加工设备,已有效解决了泡豆、磨浆、煮浆、压榨、卤制等工艺过程的智能化自动控制,减少了人为控制对最终产品品质的影响,提高了产品质量。

　　产品标准是对产品范围和定义、感官指标、理化指标和食品安全指标等所做的技术规定，是企业在选购原辅料、生产加工、品质检验、选择包装材料以及流通过程等方面的技术依据。因此，加快制定各种豆制品标准是保证豆制品安全的保证。

（吕全军）

营养干预课堂讨论

营养干预是以全人群或某些特定人群为研究对象,通过普及营养知识、纠正不良膳食行为、改善膳食结构等途径进行营养改善的活动。营养干预目的是预防控制营养不足或过剩、增进健康体质和提高生命质量;营养干预设计方案可采用随机对照设计和类实验设计;营养干预内容和方法涉及营养教育、不合理的膳食行为矫正、营养强化、食物供给、营养改善政策制定等;营养干预效果评价包括干预前后患病率变化、营养知识、态度、行为变化;各个目标人群的知识、态度和行为的干预前后变化等。

铁缺乏居全球三大"隐性饥饿"(hidden hunger)之首,世界范围内约有 1/5 人口患缺铁性贫血。铁缺乏和(或)缺铁性贫血对健康的有害影响涉及全身,主要包括儿童生长发育(体格、智力)迟缓、免疫功能低下、劳动生产率下降等。尽管我国经历了三十多年的快速经济发展,国民在蛋白质、脂肪和碳水化合物营养方面得到了改善,但微量营养素的缺乏问题仍较突出,特别是铁缺乏,2012 年全国居民营养调查结果显示,6 岁以上居民贫血患病率仍为 9.7%。铁缺乏影响地域广,受累人群多,以农村儿童、妇女和老年人为甚。

本次课堂讨论以中国 CDC 于 2000 年在××省某社区开展的学龄儿童缺铁性贫血干预项目为例进行,阐述营养干预方案的设计与实施步骤。

一、背景材料

现况调查结果显示,我国西南××省某社区居民经济水平较低,学龄儿童及家长、学校教师对缺铁性贫血防治知识的知晓率很低,对铁强化食物的知晓率则更低。该区域 30%~50%学龄儿童患有缺铁性贫血,女性贫血患病率高达 60%。该地区是我国缺铁性贫血最严重的地区之一。

问题 1. 营养干预目的是什么? 营养干预试验应如何选题? 营养干预试验常选择哪些人群和现场?

二、学龄期儿童缺铁性贫血干预方案的制定

任何干预方案在实施干预前应科学设计。

（一）营养干预试验设计类型及内容

1. 营养干预试验类型　营养干预试验常采取随机对照设计和类实验设计方案。如果拟干预人群能随机分成两部分,则可采取平行随机对照设计方案,将干预人群随机分成两组,一组施加干预措施,另一组不施加干预措施,然后追踪观察两组人群的效应指标。随机对照试验如严格遵循盲法、随机、对照的设计原则,可得到较为真实可信的结果,但组织、实施和质控难度大、资金需求多。如果人群难以随机分配,不适合平行随机对照试验,或者在干预措施实施过程中未设同期对照,则此类设计称为类实验。当类实验研究结束后,将干预后的观察结果与干预前或国内外同类研究的结果进行比较。类实验设计简单,易组织和实施,但因非同期对照,其结果和结论的应用具有局限性。

2. 营养干预试验设计内容　营养干预试验设计通常包括以下内容:

（1）背景:指发现和分析营养健康的问题,分析产生问题的原因。了解现有人力、物力和经费等资源与落实干预任务之间存在的差距,确定干预工作重点、对象、任务、经费分配和干预方式。

（2）目标:包括总体目标和具体目标,目标制定原则依据明确性、可评价性、可及性、现实性和时间性。

（3）目标人群:营养问题突出的人群及对解决突出营养问题有帮助的人群均可作为目标人群。

（4）干预策略和途径:指采用食物强化、营养教育、饮食行为矫正、营养政策改善等手段及保障措施等。

（5）干预效果评价:包括评价方法,评价指标,实施评价的机构和人员,评价时间等。

（6）组织机构:实施营养干预的一系列机构组织和人员。

（7）时间安排:按照起始时间到结束时间制定工作计划时间表。

（8）经费预算:完成项目所需要的人力、物力、信息等所有的费用。

问题2. 结合本例提供的背景材料,分析铁缺乏和缺铁性贫血的患病危险因素,并回答下列问题:如何设计有针对性的营养干预试验? 如何确定营养干预的目标? 营养干预对象的选择应考虑哪些因素? 常用的营养干预策略和途径有哪些? 对于该营养干预项目,需要设置哪些观察指标?

（二）社区学龄期儿童缺铁性贫血干预方案

通过查阅文献和预调查,发现该特定区域学龄儿童缺铁性贫血患病率高,原因分析认为与当地经济落后,生活水平低下以及居民健康素养不高有关。控制、消灭微量营养素缺乏措施包括膳食改善、食物强化和营养素补充剂的使用,如果要快速、经济、有效、覆盖地区和人群,则首推食物强化。所以本项目选用在高危自然人群中用 NaFeEDTA 强化酱油开展为期 18 个月的双盲安慰剂对照干预试验。

步骤1　制定项目的目标

(1)总目标:降低该特定区域学龄儿童缺铁性贫血患病率5%~10%。

(2)具体目标:①通过提供NaFeEDTA铁强化酱油的方式保证学龄儿童每天能额外摄入一定量的铁(4.4mg)。提高学龄儿童的血红蛋白水平6~8g/L。②通过营养宣教的方式提高目标人群(学生、家长和教师)有关铁营养知识的认知水平,以保证项目的顺利实施。③建立学龄儿童缺铁性贫血的监测系统。

步骤2　确定目标人群　学龄儿童、家长和教师是本次干预项目的目标人群。将目标人群随机分为干预组和对照组。

拟选择上述××省某镇相邻的两个社区(村)各一所小学6~12岁学龄儿童及其家长和教师作为目标人群,随机确定其中之一为干预组,则另一为对照组,进一步以年级分层,以班级整群抽样。

步骤3　干预策略和实施措施

干预组给予NaFeEDTA铁强化酱油,并围绕铁强化酱油有效摄入的依从性开展宣传和组织保证;对照组不予此干预措施。

(1)发放酱油:以家庭为单位发放,按每人每天15ml设计(约4.4mg铁),由村干部每月在固定时间向村民免费发放,并详细记录人均实际食用量。干预组采用NaFeEDTA铁强化酱油进行为期18个月干预。对照组酱油与强化酱油质量相同,但不加NaFeEDTA。根据当地实际情况,干预组学生、家长和教师均采用统一形式和内容的营养教育,提高对贫血危害的认识和预防技能。对照组仅作常规健康膳食提醒。

(2)基于学校开展合理营养、平衡膳食宣教:争取市及所在区的教育部门对健康信息在学校传播措施的支持,将缺铁性贫血的防治列入学校健康教育内容和学校卫生防病工作技术规范中。措施包括:①开展合理膳食教育:利用板报,宣传栏,广播,专家讲座,编制发放简单易懂、生动活泼的宣传材料,举办知识竞赛等多种学生喜欢的形式,向学生传播居民平衡膳食指南、膳食与缺铁性贫血的关系、缺铁性贫血的危害和防治的意义、缺铁性贫血的危险因素等知识,纠正偏食、挑食等不良习惯;②开展对老师的健康教育培训,提高他们对缺铁性贫血儿童进行行为指导的能力;③鼓励老师利用日常教学活动适时开展营养教育,其效果可能更及时和更具针对性,学生也更易接受。

(3)基于家庭开展合理营养、平衡膳食宣教:父母是儿童食物的主要准备和制作者,他们在儿童食物选择上起着决定性的作用。另外,家长本身的饮食习惯对儿童饮食习惯的影响也是巨大的。因此,家庭是进行营养干预的主要阵地。措施包括:①对学生家长进行合理膳食教育,内容同上。提高家长在改进孩子膳食结构,培养孩子良好生活饮食行为方面的能力。②有计划地宣传家庭使用铁强化酱油等。

(4)营养干预的现场组织与实施

1)干预工作实施计划:包括具体的工作指标、工作内容、实施方式、参与机构职责任务、时间安排、评估考核办法和保障措施等,确保目标人群参与,并明确参与部门、社区和社会团体的责任、任务和检查办法。计划应突出重点,责任到人,力求实效,并及时调整和完善,提高可行性。

2)组织培训:通过选择现场,建立观摩教学基地等方式进行系统培训,掌握开展干预工作基本知识和必备技能,同时还应对辖区学生家长进行培训,提高相关人群对干预工作重要性和必要性的认识,营造理解与支持的环境与氛围。

3)现场工作质量控制:质量控制事关项目效果评价的真实性,应当贯穿于项目的整个过程,而其中最为重要的是现场质量控制。质量控制问题应当在设计阶段就尽量给予充分的考虑,按计划实施和监控,并及时、合理的处理临时出现的情况。

(在此由带教老师组织学生逐步分析、讨论现场工作的每个环节可能出现的影响项目质量的问题及可以采取的解决方案)

步骤4 确定干预效果的效应指标

社区营养干预现场根据干预策略制定相应的干预活动,干预人员和被干预人员都应掌握明确的计划进度,同时,需要适时观察健康效应。

铁缺乏和缺铁性贫血的实验室观察指标较多,但从人群筛检的效能和项目的目标考虑,本项目可选择血红蛋白作为观察指标。观察期内共测定4次,即基线、6个月、12个月和18个月时的结果;同期进行4次膳食调查以了解铁摄入量水平。计算各组各阶段血红蛋白平均水平和各组贫血患病率(注:贫血诊断以个体血红蛋白水平参照 WHO 标准判断),并进行比较,以便客观地评价干预效果。为了了解试验期儿童发育情况,在6个月和18个月时对两组儿童进行了体格测量(表 19-1)。

表 19-1 观察指标和时间

观察指标	基线	6 个月	12 个月	18 个月
全血血红蛋白	×	×	×	×
膳食调查	×	×	×	×
体格测量	×		×	

步骤5 制定执行和观察时间表

按照起始时间到结束时间制订工作计划时间表,设计方法可以灵活多样,其中项目进度网络图(表 19-2)比较直观,容易掌握,也便于质量控制。

表 19-2　××社区营养干预项目执行和观察时间表(范本)

工作阶段	主要工作内容	工作时间安排(月)									责任人/参与人	形成结果	备注
		1	2	3	4	5	6	7	8	9	…			
工作准备	计划制订													
	部门协调													
	宣教材料													
项目实施	××× 1													
	××× 2													
	××× 3													
项目评价	××× 1													
	××× 2													

步骤 6　制定经费预算表

按照每个活动的支出预算经费,常包括消耗性材料、业务经费(如会议、印费、表格、差旅等)、人员费、合作单位协作费。

最后,根据营养干预计划任务和分工,署名参加单位和人员,以明确各自的责任。署名主持单位和参加单位是为了明确项目的策划者和实施主体的责任,一般主持单位是执行者,参加单位常为配合单位,如当地卫生局、学校等。参加人员包括双方主要工作人员,负责人一般为 1 ~ 5 人。

步骤 7　营养干预项目的评价

营养干预的评价是社区营养干预的重要组成部分,贯穿于干预的始终,其目的是通过评价监测干预活动的进展情况和效果,进行信息反馈,以及时调整计划,达到预期目标。在营养干预项目结束时,需要对项目进行评价,客观地分析其实施和效果,并撰写评价报告。评价过程可以围绕以下方面进行:①是否达到预期目标? 受干预对象在营养知识、态度和行为方面发生了哪些变化? ②项目实施与行为改变的因果分析。③干预计划的设计、实施以及评价等各阶段过程评价。④干预计划成功与否的支持因素和障碍因素分析。⑤计划实施过程中是否被修正及其性质分析。⑥实施该项目得到的经验和教训有哪些?

项目评价方法和指标的设计应与目标和干预内容相呼应,如:①营养知识、态度、行为变化:各个目标人群的知识、态度和行为的干预前后变化,如人群中知晓富含铁的食物的比例、知晓哪种食物中铁容易吸收的比例、知晓促进铁吸收因素的比例；含铁丰富食物的摄入情况；铁强化酱油的市场覆盖率和家庭使用率等；②铁缺乏患病率和缺铁性贫血患病率的变化；③社区缺铁性贫血防治项目是否按计划执行，包括时间、覆盖人群、经费、项目材料的制备等。

表 19-3 和表 19-4 用于展示项目执行效果，必要时进行统计学分析。（课堂讨论其他认知方面的指标应当如何分析和评价）

表 19-3　某地 6~12 岁学龄营养干预前后全血血红蛋白的改变（g/L）

性别	年龄（岁）	组别	基线		6 个月		12 个月		18 个月	
			n	$\bar{x}\pm s$	n	$\bar{x}\pm s$	n	$\bar{x}\pm s$	n	$\bar{x}\pm s$
男	7~8	干预组								
		对照组								
	9~10	干预组								
		对照组								
	11~12	干预组								
		对照组								
女	7~8	干预组								
		对照组								
	9~10	干预组								
		对照组								
	11~12	干预组								
		对照组								

注：小学生入学年龄为 6.5 岁，随着干预观察的进展，不足 7 岁计入 7 岁组，下同

表 19-4　某地 6~12 岁学龄营养干预前后缺铁性贫血患病率的改变（%）

性别	年龄（岁）	组别	基线	6 个月	12 个月	18 个月
男	7~8	干预组				
		对照组				
	9~10	干预组				
		对照组				
	11~12	干预组				
		对照组				
女	7~8	干预组				
		对照组				
	9~10	干预组				
		对照组				
	11~12	干预组				
		对照组				

三、营养干预试验注意事项

营养干预试验是一项较大的系统工程,涉及大量的人力、财力和物力,而且需要较长的时间,如果没有科学严谨的实验设计,则很难得出客观真实的结果,因此在干预试验前,应做好实验设计。在实验设计时要遵循一些基本原则,对某些问题还要特别加以注意。

1. 干预的目标要明确,设计方案中的每一步都要具体。

2. 干预措施要具体、有针对性及可操作性强,干预措施的实施必须以保证对人安全、无害为前提。

3. 应考虑人群对干预措施的可接受性,干预措施尽量与人群的选择偏好一致。

4. 合理设定随访观察的期限,以出现某种可测量的结果的最短期限为原则。

5. 干预效果的评价指标应客观、特异、无损伤,且最好能获得定量观察结果。

6. 应根据资料的性质选择相应的统计学方法进行分析处理。

7. 符合伦理学要求,试验对象必需签订知情同意书。因为现场干预试验的对象是人群,所以必须考虑伦理问题,整个试验要符合《赫尔辛基宣言》中的伦理准则。

8. 遵循经济、有效和可持续的原则,尽可能用较少费用获得较大效益。

四、思考题

请你选择一个营养问题,完成营养干预的实验设计。

（李　李　胡传来）

实验二十

膳食营养素参考摄入量的确定

一、概述

膳食营养素参考摄入量(dietary reference intake,DRIs)是为了保证人体合理摄入营养素,避免缺乏和过量,在推荐膳食营养素供给量(recommended dietary allowance,RDA)基础之上发展起来的每日平均膳食营养素摄入量的一组参考值。随着营养学研究的深入发展,DRIs 的主要内容也在逐渐增加。中国营养学会于 2000 年颁布了我国的 DRIs,包括平均需要量(estimated average requirement,EAR)、推荐摄入量(recommended nutrient intake,RNI)、适宜摄入量(adequate intake,AI)和可耐受最高摄入量(tolerable upper intake level,UL)。2013 年,中国营养学会对 2000 版 DRIs 进行了修订,增加了与慢性非传染性疾病有关的三个指标:宏量营养素可接受范围(acceptable macronutrient distribution ranges,AMDR)、预防非传染性慢性病的建议摄入量(proposed intakes for preventing non-communicable chronic diseases,PI-NCD,简称建议摄入量,PI)和特定建议值(specific proposed levels,SPL)。

DRIs 的制定和修订必须收集充分的、系统的营养科学研究资料,并对资料进行比较、筛选和分析。确定营养素 DRIs 的原则依据有许多不同的主张,各种营养素之间也有不同的考虑。建立膳食营养素 DRIs 的资料来源主要有动物实验研究、人体代谢研究和人群观测研究。某一种研究资料都有其优势和缺陷,在探讨暴露因素与健康的因果关系时要综合考虑各种证据。

二、膳食营养素参考摄入量的制定方法

制定 DRIs 的基础是营养素需要量。个体对某种营养素的需要量是指机体为维持适宜的营养状况在一定时期内平均每日必须获得的该营养素的最低量。适宜的营养状况是指机体处于良好的健康状态并且能够维持这种状态。这里获得的营养素量可能是指由食物中摄入的营养素量,也可能是指营养素实际吸收的营养素量。个体对某种营养素的需要量随年龄、性别、生理特点、劳动状况等多种因素的变化而不同。即使相同年龄和性别的个体对营养素的需要量也不同,但是当样本量足够大时,机体对该营养素的需要量为正态分布,其平均值即 EAR。

（一）营养素需要量的研究方法

1. 能量需要量研究方法 确定群体或个体的能量需要即测定能量消耗量,包括能量消耗直接测量法和能量消耗间接测量法。

2. 营养素平衡研究方法 通过测量营养素摄入与排出量的平衡关系来确定营养素的需要量。

3. 营养素耗竭、补充、饱和平台法 在测定营养素缺乏表现的基础上,通过补充不同剂量的营养素纠正缺乏,进而确定营养素的需要量。

（二）EAR 的制定方法

制定成年人 EAR 采用平均值计算法,即根据某目标人群测定的需要量分布,估计其总体需要量的平均值。对于 1 岁以上儿童及青少年部分营养素资料不足以制定 EAR,可以根据他们的参考体重并考虑生长需要,由成人资料推算。

1. 成人 EAR 资料以每日需要量(重量/天)表达时,推算公式为:

$$EAR_{儿童} = EAR_{成人} \times (体重_{儿童}/体重_{成人})^{0.75} \times (1 + 生长系数)$$

2. 成人 EAR 资料以平均每千克体重需要量[重量/(千克·天)]表达时,先根据成人体重换算为每日需要量(重量/天),再按照上述公式推算。

3. 成人资料以平均每千卡能量的需要量[重量/(kcal)]表达时,推算公式为 $EAR_{儿童} = EAR_{成人} \times (能量_{儿童}/能量_{成人})$

各年龄组的生长系数采用 FAO/WHO/UNU1985 年提出的生长所需蛋白质的大体比例(表 20-1)。

表 20-1 各年龄组的生长系数

年龄/岁	生长系数	年龄/岁	生长系数
0.5~	0.30	14~18 男	0.15
4~	0.15	女	0.00
9~	0.15	18~	0.00

（三）RNI 的制定方法

当营养素需要量的分布为近似正态分布时,该营养素需要量的标准差(SD)可以被计算,利用 EAR 的值加 2 个标准差可以计算出 RNI,即 RNI=EAR+2SD。

如果资料不充分,不能计算标准差,但数据符合正态分布或对称分布时,变异系数(coefficient of variation,CV)10%被用来计算 SD,即 SD=10%EAR,因此 RNI=EAR+2(0.1×EAR)=1.2EAR。

营养素需要量呈偏态分布时,可以将数据转换成正态分布,利用转换后的数据计算,用百分位数 P_{50} 来估算 EAR,用百分位数 $P_{97.5}$ 来估算 RNI,然后换算回原始单位,即得到营养素的 EAR 和 RNI。

（四）AI 的制定方法

成年人 AI 是以健康人群为观察对象，通过营养素摄入量的调查来得出，或通过实验研究或人群观察来确定的估算值。多采用膳食调查中营养素摄入量的中位数。儿童和青少年的 AI 可以通过成年人的相应数据推算。

0~6 月龄婴儿的 AI 一般采用营养状况良好的健康母亲足月产、全母乳喂养的健康婴儿的平均摄入量，即母乳提供的营养素量。7~12 月龄婴儿的 AI 按代谢体重法分别从小婴儿和成人推算，再取 2 个结果的平均值。计算公式如下：

$$AI_{7~12月} = AI_{0~6月} \times (体重_{7~12月} / 体重_{0~6月})^{0.75}$$

$$AI_{7~12月} = AI_{成人} \times (体重_{7~12月} / 体重_{0~6月})^{0.75} \times (1+生长系数)$$

（五）UL 的制定方法

如果资料允许，UL 要根据未观察到有害作用的剂量（no observed adverse effect level, NOAEL），即在人体研究中未发现有害作用的最高摄入量来制定。如无适宜资料来认定毒副反应水平，可以根据观察到有害作用的最低剂量（lowest observed adverse effect level, LOAEL），即在人体研究中观察到有害作用的最低摄入量来制定。在没有合适的人群研究资料时，可以使用相关动物实验资料。在将动物实验数据外推到人时，应借助药物动力学、代谢学和机制学相关资料。

（六）确定预防慢性疾病营养素摄入量的方法

一般来说，建立营养素（或植物化学物）与慢性非传染性疾病的因果关系经常依赖于三类科学证据，一是营养流行病学调查结果，二是营养干预研究，三是采用 meta 分析进行系统综述得到的资料。通过对这三类研究资料的检索和分析，可以判别某种营养素或植物化学物是否具有降低疾病风险的生物学作用。在此基础上，对于营养流行病学或干预研究中涉及"有效的"摄入量进行比较和筛选，作为提出 AMDR（上限）、PI-NCD 或 SPL 的基本依据。

三、膳食营养素参考摄入量确定的讨论

制定某一营养素 DRIs 是一个漫长而复杂的过程，其间需要考虑的问题很多，下面以钙为例，具体讨论钙的 DRIs 制定过程。

问题 1：在制定某一营养素 DRIs 的过程中，首先需要进行哪些前期工作？

在制定某一营养素 DRIs 的过程中，首先需要大量阅读文献。文献必须反映目前国内外已进行过的人体试验或动物实验，为制定人体需要量提供参考数据。如果文献资料不全，或者缺乏本国人群的数据，则需要进一步进行动物实验研究、人体代谢研究、人群观测研究，以此来获得可靠数据。

对于钙元素,关于中国及亚洲 18~49 岁成人年龄段研究资料极少,至今缺乏钙平衡试验和钙干预的骨密度研究结果。参考其他国家研究结果,例如 19~75 岁美国成人达到钙平衡时的平均钙摄入量为 745mg/d,澳洲 17~59 岁男性达到钙平衡时的平均钙摄入量为 750mg/d。中国广州中老年妇女钙平衡研究结果显示,当钙摄入量达到 735mg/d 时可实现钙平衡。

针对 50 岁以上人群,国内外钙平衡实验均显示,该年龄段人群达到钙平衡时的摄入量约为 750mg/d,骨密度研究结果显示,当钙摄入量达到 800~1000mg/d 时,再额外补充 800~1200mg/d 对骨密度和骨折的健康改善效应均很小。

问题 2:如何利用上述文献资料,制定成年人钙的 RNI?

鉴于各国中老年妇女的钙需要量比普通成人高 10%~20%,参考国外学者的研究数据和考虑人群体格差异,将 18~49 岁年龄段成人钙的 EAR 确定为 650mg/d,设变异系数(CV)为 10%,利用公式 $RNI=EAR+2(0.1\times EAR)=1.2EAR$,则 RNI 取整数后为 800mg/d。

根据文献资料,提示 800~1000mg/d 能基本满足 50 岁以上人群维持骨健康的需要,因此确定该年龄段成人钙 EAR 为 800mg/d,设 CV 为 10%,利用公式 $RNI=EAR+2(0.1\times EAR)=1.2EAR$,RNI 取整数后为 1000mg/d。

问题 3:如何确定孕妇钙的 RNI?

孕妇钙的 EAR 和 RNI 可以通过要因加算、骨健康研究和非骨健康研究来确立。

1. **要因加算**　孕妇能通过大幅增加钙吸收率以适应钙需求的增长。研究显示钙吸收率在孕前约 35.8%,孕早期增加至 40.3%,中期和晚期分别达到 56% 和 62%。由此推算,孕期如钙摄入量仍为 800mg/d,孕早、中、晚期每日因吸收率增加而增加的钙吸收量分别为 36mg、162mg 和 210mg。

孕期尿钙排出较孕前增加,孕前尿钙排出约 173mg/d,孕早、中、晚期尿钙排出量分别增加 27mg/d、55mg/d 和 75mg/d。借鉴非孕期同龄妇女内源性粪钙排出量约 120mg/d,推算孕早、中、晚期内源性粪钙排出量分别增加 19mg/d、38mg/d 和 52mg/d。

钙吸收增加量减去经尿钙和内源性粪钙流失的增加值后,孕早、中、晚期钙储留量比孕前分别增加 -10mg/d、69mg/d 和 83mg/d。孕期按 280 天计算,早、中和晚期钙储留量将分别增加 -0.93g、6.42g 和 7.72g(合计 13.25g)。鉴于孕妇在妊娠期约有 30g 钙储留至胎儿,且主要是在孕中晚期完成,因此,孕中和孕晚期的钙储留量还需额外增加 16.75g=30g-13.25g,平均增加约 90mg/d。按照该时期钙吸收率,需要增加钙摄入 153mg/d。

2. **骨健康研究**　骨密度研究结果显示,达到普通成人钙推荐摄入量后,增加钙摄入量不显著改善孕妇骨密度,也不增加新生儿骨密度。临床试验发现,孕期过高剂量(+1500mg/d)的补钙反而显著降低产后 12 个月妇女的骨密度和骨矿物质含量。

3. **非骨健康研究**　研究发现,孕期补钙 1~2g/d 可显著降低妊娠期收缩压、舒张压和子痫的发生率,并可轻微增加新生儿体重和降低孕期母体血铅浓度和产后母乳中的铅含量。而孕期补钙对新生儿骨密度的作用尚存在争议。

结合上述骨健康和非骨健康研究结果可知,孕妇达到普通成人钙摄入量后再增加钙摄入量并不能有效改善母体和婴儿骨质,也不提高母乳钙含量,提示妊娠并不额外增加妇女钙需要量。但钙代谢和要因加算结果显示,孕中和孕晚期 EAR 需额外增加 153mg/d,取整为 160mg/d,设 CV 为 10%,RNI 应增加 184mg/d,取整为 200mg/d。

问题 4:如何确定婴儿钙的 AI?

中国 0~6 月龄母乳摄入量平均为 750ml/d,按乳汁含钙 242mg/L 计算,则钙摄入量为 182mg/d,取整数处理,则 0~6 月龄婴儿钙 AI 为 200mg/d。

7~12 月龄婴儿缺乏母乳及辅食摄入量数据,因此以小婴儿和成人膳食参考摄入量为基础,采用代谢体重比推算,取平均值经取整数处理后,确定 AI 为 250mg/d。

问题 5:如何确定钙的 UL?

研究结果显示,通过膳食摄入钙达到 1350mg/d 是安全的,但总钙摄入量超过 2000mg/d 有增加肾结石和心血管疾病的多重风险。考虑中国传统膳食钙摄入量低,通过膳食摄入几乎达不到 2000mg/d。但目前补钙情况比较普遍,且钙补充剂对肾结石的作用可能大于膳食钙,为安全计,建议中国 4 岁以上各年龄段人群钙 UL 值定为 2000mg/d。

综上,即可制定出钙的一组 DRIs。对于不同的营养素,制定 DRIs 的步骤基本一致,而且一定要建立在大量阅读国内外文献的基础上。国内外的文献中的数据是源于大量的人群试验或动物实验,这是我们制定和修订各种营养素 DRIs 的主要参考依据。

四、思考题

讨论如何制定铁的 DRIs。

（刘 欢）

食物中毒调查处理案例分析

一、背景资料

2012 年 7 月 5 日下午 18:00 某市疾病预防控制中心接到市妇幼医院打来的电话,报道该医院目前收治来自某幼儿园的腹泻、腹痛、发热、恶心患儿 20 余例。接到报告后,市疾病预防控制中心立即派专业人员赴现场进行调查。

二、食物中毒调查处理法律依据

《食品安全法》第一百零四条规定:医疗机构发现其接收的病人属于食源性疾病病人或者疑似病人的,应当按照规定及时将相关信息向所在地县级人民政府卫生行政部门报告。县级人民政府卫生行政部门认为与食品安全有关的,应当及时通报同级食品药品监督管理部门。

《食品安全法》第一百零五条规定:发生食品安全事故,县级以上疾病预防控制机构应当对事故现场进行卫生处理,并对与事故有关的因素开展流行病学调查,有关部门应当予以协助。县级以上疾病预防控制机构应当向同级食品药品监督管理、卫生行政部门提交流行病学调查报告。

依据相关的法律、法规的规定和要求,针对此次报告的食物中毒案例,县级以上疾病预防控制机构应当及时掌握食物中毒发生的情况,确定是否为食物中毒,何种类型食物中毒。应调查中毒食品、致病因子和中毒的途径,为病人急救治疗、采取控制措施、防止食物中毒蔓延提供依据。

三、食品中毒调查处理程序与方法

(一)报告登记

(二)食物中毒的调查

1. 现场卫生学和流行病学调查。

2. 样品的采集与检验。

3. 取证。

（三）调查资料的技术分析

1. 确定病例。

2. 病例初步的流行病学分析。

3. 分析病例发生的可能病因。

4. 综合判断食物中毒的性质。

（四）食物中毒事件的控制和处理

1. 控制现场,追回、销毁导致中毒的食物。

2. 救治方案必要的纠正和补充。

3. 依法追究违法行为责任人的法律责任。

4. 依法对事件及处理情况、可能产生的危害,按照相关要求进行信息发布。

四、食物中毒调查处理案例分析

问题1:如何实施食物中毒事故的紧急报告制度?

讨论提示:《食品安全法》第一百零三条规定:事故单位和接收病人进行治疗的单位应当及时向事故发生地县级人民政府食品药品监督管理、卫生行政部门报告。县级人民政府食品药品监督管理、卫生行政部门对发生在管辖范围内的食物中毒或者疑似食物中毒事故,实施紧急报告制度:

1. 中毒人数超过30人的,应当于6小时内报告同级人民政府和上级人民政府卫生行政部门。

2. 中毒人数超过100人或者死亡1人以上的,应当于6小时以内上报国家卫生计生委,并同时报告同级人民政府和上级人民政府卫生行政部门。

3. 中毒事故发生在学校、地区性或者全国性重要活动期间的应当于6小时内上报国家卫生计生委,并同时报告同级人民政府和上级人民政府卫生行政部门。

问题2:当收到食物中毒报告时,卫生行政部门需要做哪些应急措施?

讨论提示:《食品安全法》第一百零二条规定:县级以上地方人民政府应当根据有关法律、法规的规定和上级人民政府的食品安全事故应急预案以及本行政区域的实际情况,制定本行政区域的食品安全事故应急预案,并报上一级人民政府备案。

1. 组织食物中毒调查处理小组,明确职责,建立协调机制。

2. 对病人采取紧急处理。

3. 中毒食品的控制处理。

4. 中毒场所采取消毒处理。

问题3:调查前需要做哪些准备工作?

1. 人员准备　一般要指派两名以上食品卫生专业人员赶赴现场调查,对涉及面广、疑难的食物中毒应配备检验人员和有关专业人员协助调查。

2. 物质准备　食物中毒调查必备物品,包括采样用品。

3. 法律文书　现场卫生监督记录、调查记录、采样记录、卫生监督意见书。

4. 取证工具　录音机、照相机等。

5. 食物中毒快速检测箱。

6. 交通工具准备　应备有疫情调查专用车,随时待命,以便迅速赶赴现场。

问题4:如何开展现场调查? 如何确定食物中毒的致病原因?

1. 对病人和进食者进行调查,了解发病情况。

2. 可疑中毒食物及其加工过程调查

(1)中毒病人临床表现和进餐史调查:按照统一制定的"食物中毒临床表现调查表"逐项填写,并请病人签字认可。

本次食物中毒事故,临床调查结果如下:病人均为该幼儿园儿童,分布在6所分园的27个班中,发病年龄主要分布在6~7岁,占发病总数的85.71%,均为托幼儿童,7月4日午餐后部分幼儿出现发热、腹痛、腹泻、恶心、呕吐、头痛、头晕等症状。患儿最高体温达41.0℃,大便为黏液状、蛋花汤样、稀水便、黄绿色。最短潜伏期为4小时,最长潜伏期为30小时,平均17.5小时。

(2)进餐调查:按照统一制定的"食物中毒病人进餐情况调查表"对病人发病前72小时进餐情况逐项进行询问填写,以便确认可疑食物。

经调查,该幼儿园患儿及老师共同食用统一配餐,就餐时间为每天11:00,就餐地点为各分园班级内。幼儿园提供发病72小时内食谱如下:

7月2日:米饭、西红柿炒鸡蛋、肉炖茄子、黄瓜鸡蛋汤

7月3日:米饭、肉炖海带土豆、鸡蛋炒黄瓜、紫菜鸡蛋汤

7月4日:米饭、白菜炖豆腐、红烧土豆、黄瓜鸡蛋汤

经调查,本次中毒共276人,均为托幼儿童,7月4日午餐后出现发热、腹痛、腹泻呕吐等症状,粪便为黏液状、蛋花汤样稀水便,病人均在30小时内发病。初步印象是一起细菌性食物中毒。

(3)可疑食物调查:根据"食物中毒病人进餐情况调查表"的分析结果,调查人员应追踪至食堂或可疑食物制作单位,对可疑食物的原料、质量、加工烹饪方法、加热温度、时间、用具容器的清洁度和食品储备条件进行调查,同时应采集剩余的可疑食物和对可能污染的环节进行采样。

经过调查,所有患儿均为7月4日中午在该幼儿园食用统一配餐后发病,因此判断7月4日午餐为中毒餐次,应对该餐次所食用的食物进行进一步分析。

3. 食品从业人员健康状况的调查。

问题 5. 如何进一步取证?

调查人员可充分利用录音机、照相机等手段,客观地记录下与当事人的谈话和现场卫生状况。向有关人员询问时,做好个案调查记录,并经被调查者签字认可。在调查取证过程中必须注意证据的客观性、科学性、法律性。

经调查,该幼儿园食品加工场所的卫生状况不合格,独立原料库、洗涮、餐具消毒、食品粗加工混为一间,无封闭式餐具保洁柜,无面食间、冷荤间、无防蝇、防尘设施。食品加工过程使用自来水,食品原材料进货渠道为批发市场,且无食品采购、索证记录。食品加工和送餐人员身体情况:6 名从业人员,只有食品配送人员无健康证明。经调查 6 名人员近期无传染病及其他感染性疾病,暴露皮肤均无外伤感染,近期无因病因事休假人员。

问题 6. 如何进行现场采样和检验?

现场采样按如下步骤。

1. 病人呕吐物和粪便的采集 采集病人呕吐物应在病人不服药前进行。对疑似细菌性食物中毒,应采集患者急性期(3 天内)和恢复期(2 周左右)静脉血 3ml。

2. 食物样品采集 采集剩余可疑食物,必要时也可采集可疑食物的半成品或原料。

3. 可疑中毒食物制、售环节的采样。

4. 血、尿样的采集。

5. 从业人员可能带菌样品的采集。

6. 采样数量。

样品的检验见教材。

本起食物中毒调查人员以无菌操作,采集了幼儿园剩下的中餐,包括米饭、白菜炖豆腐、红烧土豆、黄瓜鸡蛋汤等各一份,患儿呕吐物、粪便样本、血样各一份。样品经加注标签,编号,严密封袋,并附加采样时间、条件、重点怀疑病原,签字后送至实验室检验。

患儿粪便样品及食品(白菜炖豆腐、红烧土豆)中检出肺炎克雷伯菌。证实这是一起由肺炎克雷伯菌污染导致的食物中毒。

问题 7: 对食物中毒如何处理?

1. 现场处理

(1)控制措施:确认疑似食物中毒后,调查人员要依法采取行政控制措施,防止食物中毒范围扩大。

(2)追回、销毁导致中毒的食物:经过现场调查与检验结果,对确认的食物中毒卫生部门可直接予以销毁,也可在卫生行政部门的监督下,由肇事单位自行销毁,对已售出的中毒食物必须责令肇事者追回销毁。

(3)中毒场所处理:根据不同性质的食物中毒,对中毒场所采取相应措施。如:对接触细菌性食物中毒的餐具、用具、容器、设备等,用1%~2%碱水消毒或者用有效氯含量为150~200mg/L的氯制剂溶液浸泡消毒;对接触化学性食物中毒的类似物品,要用碱液进行彻底清洗。

(4)控制范围:封存可疑食物及其原料,被污染的食品用具、加工设备、容器,并责令其清洗消毒。

2. 对救治方案进行必要的纠正与补充。

3. 处罚 使用加盖卫生行政部门印章的封条封存可疑食物及其原料,下达"行政控制决定书"。在紧急情况下,调查人员可现场封存并做记录,然后上报卫生行政部门批准,补送"行政控制决定书"。行政控制时间为15天,卫生行政部门应在封存之日起15天内完成对封存物的检验或做出评价,并做出销毁或解封决定。

4. 信息发布 依据《食品安全法》第一百一十八条相关规定执行。

5. 撰写调查报告。

问题8:如何进行行政处罚?

依据《食品安全法》第一百二十一条相关规定执行。

现场调查处理后,调查人员应对流行病学调查资料进行整理分析,结合实验室结果做出最后诊断,写出完整的调查报告。

卫生监督部门一般可对生产经营单位采取一些处罚措施。处罚措施包括警告、停业整顿、限期改进、销毁食品、没收违法所得、罚款、吊销卫生许可证等。具体采取哪些处罚措施,卫生行政部门应按照违法事实、证据、适用有关法律,制作执法文书,按执法程序进行行政处罚。

五、思考题

1. 如何撰写本次食物中毒事件的完整调查报告?

2. 本例情况应该采取哪些处罚措施?

(夏 敏)

食品中有害物质限量标准的制定讨论

一、背景资料

食品安全是国家安全的重要内容之一,它关系到国家和社会的稳定发展及每个公民的生命和健康。食品中有害物质是导致食品安全问题的直接因素,对食品中有害物质进行限量标准制定是保障食品安全的重要手段,同时也是各国贸易之间重要的技术壁垒。农药残留是食品中的有害物质之一,目前,中国已制定了 79 种农药在 32 种(类)农副产品中 197 项农药最高残留限量(MRL)的国家标准(GB 2763—2014),其中乐果(dimethoate)杀虫剂是用途较广、产量较大的品种之一,在农业上广泛应用于防治蔬菜、粮食和果树等农作物,易造成食物中的残留,对人、畜等有一定的毒性。

本次实验以食品中的乐果为例,按照食品中有害物质限量标准制定的方法分析其制定过程,目的使学生掌握食品中有害物质限量标准制定的程序及方法。

二、食品中有害物质限量标准的制定依据及程序

食品中的有害物质主要包括农(兽)药残留、重金属污染、其他有毒有害物质、生物及其毒素等。由于这些有害物质可以通过环境污染及在食品中的使用,导致食品中存在某些有害物质。为了保护人类健康,这些有害物质必须控制在最小含量水平,甚至接近于零含量水平。这类标准通常是根据食品毒理学安全性评价的基本原理及危险性评估评价体系,并按照下述程序(图 22-1)来制定的。

三、食品中有害物质限量标准的制定方法讨论分析

(一)食品中有害物质的危害识别

危害识别的目的在于对食品中存在的生物、化学、物理因素可能对人体潜在的不良作用的可能性进行定性评价。一般通过流行病学研究、动物试验和体外毒理学研究或以往资料作为主要

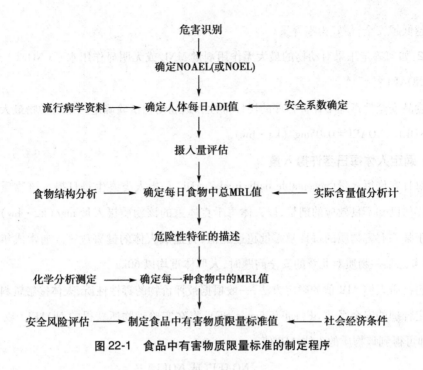

图 22-1　食品中有害物质限量标准的制定程序

依据来识别食品中某种已知或潜在的影响健康的因素。

乐果,化学名称 O,O-二甲基-S-(N-甲基氨基甲酰甲基) 二硫代磷酸酯。分子式 $C_5H_{12}NO_3PS_2$,分子量:229.12。无色结晶,具有樟脑气味,工业品通常是浅黄棕色的乳剂。微溶于水,可溶于大多数有机溶剂。可以通过吸入、食入、经皮等途径进入人体内。毒理学试验表明:乐果为中等毒杀虫剂,对人、畜及昆虫能抑制胆碱酯酶活性,对中枢神经系统有神经毒作用,人体吸收后一部分被氧化成毒力更强的氧化乐果,造成神经生理功能紊乱。原药雄性大鼠急性经口 LD_{50} 为 320~38 030mg/kg,小鼠经皮 LD_{50} 为 700~115 030mg/kg,人经口 30mg/kg 致死。

问题 1:食品中可能存在的有害物质来源和污染环节主要有哪些? 如何通过流行病学资料进行危害识别? 如何通过动物试验进行危害识别? 食品中存在的乐果对人体有危害吗? 乐果毒性属于何级别?

(二)确定动物最大无作用剂量

最大无作用量(maximal no effect level, MNL) 也称无明显作用水平(NOEL) 或无明显损害水平(NOAEL) ,系指某物质在试验时间内,对受试动物不显示毒性损害的最大剂量水平。在确定 MNL 时,应采用动物最敏感的指标或最易受到毒性损害的指标,即在各项毒理指标中选用 MNL 数值最小者。除观测一般毒性指标外,还应考虑受试物的特殊毒性指标。对于具有这些特殊毒性的物质如致癌、致畸、致突变以及迟发性神经毒性等,FAO/WHO 及食品添加剂与污染物联合专家委员会(Joint FAO/WHO Expert Committee on Food Additives and Contaminants,JECFA)等权威机构规定,对于经流行病学确认的已知致癌物,在制定食品中最大容许量标准时不必考虑 MNL,

限量标准越低越安全,最好为零含量。

问题 2:如何确定乐果对动物的最大无作用剂量 MNL 或无明显作用水平(NOEL),或无明显损害水平 NOAEL?

经过食品安全性毒理学评价程序的慢性毒性和致癌动物试验确定乐果对动物最大无作用剂量 MNL=NOEL=NOAEL=0.05mg/(kg·bw)。

(三)确定人体每日容许摄入量

人体每日容许摄入量(acceptable daily intake,ADI)是指人类终生每日摄入该物质后而对机体不产生任何已知不良效应的剂量,以人体每千克体重的该物质摄入量 mg/(kg·bw)表示。如果人体对于某一有害物质的每日暴露量超过此值,将造成人体的健康危害。通常成年人体重为 60kg,在不考虑某一物质对儿童的安全问题时,人群体重均以 60kg 计。

非致癌物质人体 ADI 值的确定方法,一般根据被评价物的毒性性质、人体接触资料和风险评估情况选定合理的安全系数 SF(safety factor,SF),将在实验动物所获得的 NOAEL(或 NOEL)值除以 SF,即可得到该物质的人体 ADI 值。

$$ADI = \frac{NOAEL(\text{或 NOEL})}{SF}$$

国际规章机构规定一般非致癌物的安全系数 SF 要考虑动物与人种间差异和人个体差异,因为人对各种有害有害物质的敏感性一般要比最敏感的动物还要敏感 10 倍,而实验动物物种内个体差异又约 10 倍,所以,非致癌物安全限值计算中采用安全系数 SF=10×10=100。

若为致癌物或具有其他特殊毒性作用物质,应该采用非阈值管理方法,制定禁止使用范围,或制定一个对健康影响甚微或社会可接受的风险水平,一般以可接受的危险性(acceptable risk)作为有致癌作用物质的管理,即以 100 万人中每年增加一例相关的癌症病人(即 10^{-6})定为食品中有害物质可接受的危险性。

问题 3:已知乐果对动物的最大无作用剂量,对于一个体重 60kg 的成年人如何确定乐果的人体每日容许摄入量(ADI)?

(四)有害物质摄入量的评估

对于有害物质摄入量的估计需要有关食品消费量和食物中相关有害物质浓度的资料。一般采用以下三种方式进行有害物质摄入量的评估:①总膳食研究;②个别食品的选择性研究;③双份饭研究。近年来,通过直接检测人体组织和体液中的有害物质来评估摄入量的研究日益增多。

问题 4:如何通过总膳食研究确定某人群乐果的摄入量水平?

(五)确定每日总膳食中有害物质的容许含量

由于人体每日接触的有害物质不仅来源于食品,还可能来源于空气、饮水或职业性暴露等,故人体每日由膳食摄入的有害物质的总量应比 ADI 小。因此,当确定某有害物质在食品中的最高容许量时,必须先确定在人体摄入该有害物质的总量中来源于食品所占的比例。对于非职业性接触者,食品仍然是有害物质的主要来源,大致占总量的 80%~85%。

问题 5: 以乐果为例,人体(以平均 60kg 体重的人为例)每日总膳食中的乐果不应超过多少?

可以进行下列计算:

1. 乐果人体每日容许摄入量　　ADI = MNL/100 = 0.0005mg/(kg·bw)。

2. 人体摄入乐果来源占食品的比例　非职业性接触者,食品中有害物质的主要来源,大致占总量的 80%。每人每日人体容许摄入乐果的总量为:

ADI×bw = 0.0005mg/(kg·bw)×60(kg·bw) = 0.03mg,即每日人体容许摄入乐果的总量为 0.03mg。

按照乐果进入人体总量的 80% 来自于食品进行计算,0.03mg×80% = 0.024mg,即,平均 60kg 体重的人每日总膳食中摄入的乐果不应超过 0.024mg。

(六)危险性特征的描述

根据危害识别、危害特性的描述和暴露的评估,对在某一特定人群中发生已知或潜在的不利于健康作用的可能性(包括其中的不确定性)及其严重程度进行定性和(或)定量评价,在此基础上,制定相应的食品标准。如果是有毒性作用阈值的物质,则对人群危险性可以用摄入量与 ADI 值比较作为特征描述;如果所评价的物质的摄入量比 ADI 值小,则对人体健康产生不良作用的可能性为零;如果所评价的有危害性作用的物质没有阈值,对人群的危险性描述以增加癌症患者例数的几率来表示摄入量和危害强度的综合结果。

(七)确定每种食物中有害物质的最高容许残留量

最高容许残留量简称容许量,也称最高残留限量(maximal residue limit, MRL)。是指允许在食物表面或内部残留药物或化学物质的最高含量(浓度)。具体来说,是指在屠宰或收获以及加工、贮存和销售等特定时期内,直到被人体消费时,食物中有害物质残留的最高容许量或浓度,最高容许残留量是根据 ADI 计算的。

$$MRL = \frac{ADI[mg/(kg·bw)]×bw(kg)}{人每日食物摄入量(kg)×食物系数(\%)}$$

式中,食物系数是指待制定食物占食物总量的百分率;bw:人群平均体重。

ADI 值是人体安全摄入量的一个理论值,具体到制定食物中的最高容许量时要考虑到食物的多样性,不同食物摄食结构和比例,以及该物质除食物以外的其他可能摄入途径,因此,在确定食物中的 MRL 时,必须首先了解可能含有该物质的食品量占一日食物总量的比例,即食物系数,再根据已确定的该物质 ADI 值,分别计算在各种食物中的有害物质最高容许残留量 MRL 值。

问题6：食物中乐果大致占总量的80%。以平均60kg体重的人，每日进食1000g各类食物，其食物构成：粮食400g，蔬菜300g，水果200g，如何制定食物中乐果最高容许残留量（MRL）？

可以进行下列计算：

1. 仅粮食中乐果最高容许残留量

$$MRL = \frac{ADI \times bw}{食物摄入量 \times 食物系数}$$

$$MRL = \frac{0.0005mg/(kg \cdot bw) \times 60kg \times 80\%}{1kg \times \frac{400g}{1000g}}$$

MRL=0.0600mg/kg，同理，仅蔬菜最高容许残留量 MRL=0.0800mg/kg，仅水果最高容许残留量 MRL=0.1200mg/kg。

2. 粮食和蔬菜均有乐果最高容许残留量

$$MRL = \frac{0.0005mg/(kg \cdot bw) \times 60kg \times 80\%}{1kg \times \frac{400g+300g}{1000g}}$$

MRL=0.0343mg/kg

3. 粮食、蔬菜和水果均有乐果最高容许残留量

$$MRL = \frac{0.0005mg/(kg \cdot bw) \times 60kg \times 80\%}{1kg \times \frac{400g+300g+200g}{1000g}}$$

MRL=0.0267mg/kg

（八）制定食品中有害物质限量标准

以上述计算确定的 MRL 值为基础，根据该物质在食品中的实际残留情况，可以适当调整，制定标准。如果该物质在食品中的实际含量低于 MRL 值，可将实际含量作为有害物质限量标准；如果实际含量高于 MRL 值时，可将 MRL 值定为有害物质限量标准，并应设法降低该物质在食品中的实际含量。原则上，有害物质限量标准不能超过 MRL 值。

问题7：如何制定食品中乐果限量标准？

根据各种食物中乐果的最大容许量 MRL，考虑粮食、蔬菜和水果属于人类食用频率高、食用量大的一类食物，且有害物质限量标准不能超过 MRL，为保障人民健康，综合分析，最后确定：蔬菜、水果中乐果最高残留限量标准为 ≤1mg/kg；粮食中乐果最高残留限量标准为 ≤0.05mg/kg（GB 2763—2014 食品安全国家标准 食品中农药最大残留限量）。

此外,在制定限量标准时,应综合考虑有害物质的来源、毒性特点、实际摄入情况以及社会经济发展情况,权衡该物质可能对人体健康造成的危害及可能产生的有害作用,对下列情况:①对人体有"三致"作用;②人类接触频度高,长期大量食用;③幼儿、病人食用;④与其他成分产生毒性协同;⑤人体内有蓄积性,化学性质稳定,烹调过程不易破坏等,限量标准要从严制定。

(王晓波)

HACCP 体系建立的讨论

危害分析与关键控制点(hazard analysis and critical control points,HACCP)是国际上共同认可和接受的食品安全保证体系,主要是对食品中微生物、化学和物理危害进行安全控制,其根本目的是由企业自身通过对生产体系进行全面系统的分析和控制来预防食品安全问题的发生。

由于 HACCP 系统在保证食品安全方面的成功经验,美国、欧盟、日本等国家和国际组织在法规中均要求食品企业应建立起 HACCP 系统。从 20 世纪 90 年代初,我国就已经进行了多次 HACCP 系统的宣传、培训和试点工作,先后对乳制品、肉制品、饮料、水产品、酱油、益生菌类保健食品、凉果和餐饮业等各类企业开展了试点研究。

一、背景资料

某酱油厂利用脱脂大豆、小麦、食盐、水等为主要原料经微生物发酵酿造,采用高盐稀态发酵工艺生产酱油,生产发酵周期 4 个月以上。该厂为了加强食品安全控制,决定在该生产线建立实施 HACCP 体系。该厂通过监管部门的考察,其卫生条件达到了《酱油厂卫生规范》的要求,并且按照卫生标准操作程序(sanitation standard operation procedures,SSOP)内容的要求制定了 SSOP 文本。

以该酱油厂为例,讨论 HACCP 体系的建立。目的使学生掌握用来鉴定和控制食品中潜在危害的体系——危害分析与关键控制点(HACCP)系统的建立过程,并学会用该系统初步判断以何种方式、在哪道工序存在的危害,影响了食品安全性,并如何进行预防。

二、HACCP 系统的内容

按照国际食品法典委员会发布的《HACCP 系统及其应用准则》,HACCP 系统包括以下七个内容。

1. 进行危害分析。
2. 确定关键控制点。

3. 确定关键限值。

4. 建立对每个关键控制点的控制情况进行监控的系统。

5. 建立当监控提示某个关键控制点失去控制时应采取的纠偏措施。

6. 建立确认 HACCP 系统有效运行的验证程序。

7. 建立有关以上内容及其应用的各项程序和记录的文件档案。

三、HACCP 系统建立的讨论

某酱油厂在建立实施 HACCP 体系过程中,进行了如下工作。

(一)成立 HACCP 小组

该厂成立了以质量控制部部长为组长、生产部部长、质检科科长、采购部部长、设备维修部部长、生产车间主任为组员的 HACCP 小组。

(二)产品描述

HACCP 小组对建立的 HACCP 生产线生产的产品作了描述,内容见表 23-1。

表 23-1　高盐稀态发酵酱油产品描述表

加工类别:高盐稀态发酵	
产品类型:酱油	
1. 产品名称	××牌酱油
2. 主要原配料	脱脂大豆、小麦、食盐、水等
3. 重要的产品特性	氨基酸态氮、食盐、总酸、铁…
（a_w 值,PH,防腐剂…）	
4. 计划用途	普通消费者
（主要消费对象、分销方法等）	批发、零售
5. 食用方法	烹调或凉拌
6. 包装类型	瓶装、袋装、聚乙烯桶装、聚酯瓶装等
7. 保质期	瓶装酱油或桶装酱油 6 个月~1 年,袋装酱油 3~6 个月
8. 标签说明	常温
9. 销售地点	常温
10. 特殊运输要求	常温、避光

(三)绘制工艺流程图并现场验证工艺流程图

HACCP 小组对生产线进行了描述,并现场验证生产工艺流程图,确定的生产线工艺流程图见图 23-1。

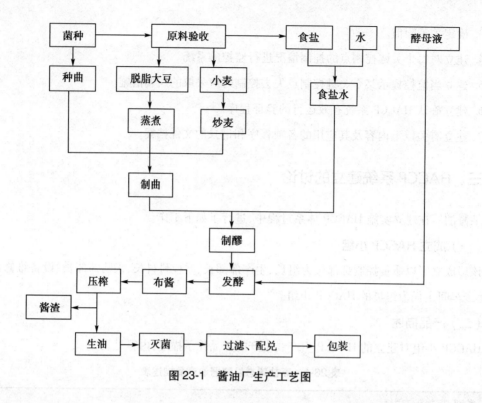

图 23-1　酱油厂生产工艺图

（四）危害分析

　　按照生产工艺流程图对每个生产步骤中可能产生的危害或潜在危害进行危害分析,并填写危害分析工作单。限于篇幅,本次实习仅列出了其中的重要部分,详见表 23-2。

表 23-2　高盐稀态酱油危害分析工作单

加工工序	识别本工序潜在危害的类型	潜在危害是/否显著	判定潜在危害的依据	控制/预防显著危害的措施	是/否关键控制点
脱脂大豆	生物性危害 致病菌	是	脱脂大豆若水分含量高,贮存期长可能产生霉菌	①对供方进行评价;②脱脂大豆水分严格按标准控制。	否
	化学性危害 农药的残留 黄曲霉毒素	是	大豆生长为防治病虫害使用农药长期贮存霉菌可能生成黄曲霉毒素	①每月抽检一次农药残留量;②由供方提供原料产地安全性的证明及大豆油脂加工厂的合格证;③每月抽检一次黄曲霉毒素含量。	是
	物理性危害 石、铁等杂物	是	大豆、脱脂大豆的加工、运输过程中产生	入仓前要筛选,除铁处理	否

续表

加工工序	识别本工序潜在危害的类型	潜在危害是/否显著	判定潜在危害的依据	控制/预防显著危害的措施	是/否关键控制点
小麦	生物性危害 致病菌	是	小麦若水分含量高,贮存期长可能产生霉菌	①供方进行评价;②小麦水分严格按标准控制。	否
	化学性危害 农药的残留 黄曲霉毒素	是	小麦生长为防治病虫害使用的农药 长期贮存霉菌可能生成黄曲霉毒素	①每月抽检一次农药残留量;②由供方提供原料产地安全性的证明;③每月抽检一次黄曲霉毒素含量。	是
	物理性危害 石、铁等杂物	否	小麦的加工、运输过程中产生	入仓前要筛选,除铁处理	否
食盐	生物性危害 致病菌	否	可能存在嗜盐菌	加热灭菌过程可消除残存嗜盐菌等微生物	否
	化学性危害 有毒化合物的残留	否	国家专供的食盐中存有的少量化学物质,例如铅、砷等。	供应商提供原产地的安全证明及产品合格证	否
	物理性危害 石、铁等杂物	否	食盐中带有的泥沙	在化盐沉淀中分离	否
水	生物性危害 致病菌	否	由自来水公司提供的居民饮用水	—	否
	化学性危害 农药的残留	否	由自来水公司提供的居民饮用水	—	否
	物理性危害 石、铁等杂物	否	由自来水公司提供的居民饮用水	—	否
炒麦	生物性危害 致病菌	否	高温炒麦可杀灭所有致病菌	—	否
	化学性危害 农药的残留	否	—	—	否
	物理性危害 石、铁等杂物	是	小麦的加工、运输过程中产生	筛选设备可分离去除	否
蒸料	生物性危害	否	在 0.16MPa、125℃ 蒸煮 5~8 分钟,不存在生物危害	—	否
	化学性危害	否	不发生任何化学反应	—	否
	物理性危害	否	—	—	否

续表

加工工序	识别本工序潜在危害的类型	潜在危害是/否显著	判定潜在危害的依据	控制/预防显著危害的措施	是/否关键控制点
种曲	生物性危害	是	培菌过程中有可能染杂菌	控制种曲的杂菌数	否
	化学性危害	否	—	—	否
	物理性危害	否	—	—	否
制曲	生物性危害	是	在培菌过程中有可能染杂菌	控制好工艺条件,减少杂菌的滋长	否
	化学性危害	否	不发生化学反应	—	否
	物理性危害	否	—	—	否
制醪	生物性危害	否	高浓度的盐水抑制杂菌的生长	—	否
	化学的危害	否	不发生化学反应	—	否
	物理性危害	否	—	—	否
发酵	生物性危害致病菌	是	在发酵的过程中可能染杂菌	①控制工艺条件,给有益菌提供适宜的生长环境;②控制与料液接触的表面卫生,防止杂菌污染。	否
	化学性危害	否	在酱油的发酵过程中会发生一系列的生物化学反应,这些反应的代谢物质对人体无害,有些是我们所期望得到的营养物质	—	否
	物理性危害	否	发酵期间的物理条件的控制会影响产品的色泽及风味,不会产生危害	—	否
布酱	生物性危害致病菌	是	①在与物料接触的表面、滤布等的清洁程度;②与操作人员手的接触有可能造成污染。	①定期检查清洗与物料接触的设备、操作台、滤布的表面;②操作人员在离开工作岗位后回岗时应洗手;③进入车间应更衣。	否
	化学性危害	否	在此工序的操作将酱醪用滤布包起来,准备压榨,所以无化学反应	—	否
	物理性危害	否	在此工序的操作将酱醪用滤布包起来,准备压榨,所以无物理反应	—	否

续表

加工工序	识别本工序潜在危害的类型	潜在危害是/否显著	判定潜在危害的依据	控制/预防显著危害的措施	是/否关键控制点
压榨	生物性危害致病菌	是	在压榨过程中与设备表面接触的物料有可能染菌	定期对设备进行检修清洗,防止污染的发生	否
	化学性危害	否	在此工序操作中不存在化学的污染和反应	—	否
	物理性危害	否	酱油是通过对酱油的压榨提取的,在这个过程中不存物理的危害	—	否
灭菌	生物性危害致病菌	是	灭菌的时间、温度是影响灭菌效果的因素,灭菌主要目的是为了杀灭生酱油中有害菌	按工艺的要求控制灭菌的温度、时间并进行监控	是
	化学性危害	否	此工序的灭菌操作是为了达到减少和杀灭酱油中的有害菌,不存在化学的危害	—	否
	物理的危害	否	此工序的灭菌操作是为了达到减少和杀灭酱油中的有害菌,不存在物理的危害	—	否
过滤配兑	生物性危害致病菌	否	过滤、配兑的管道和设备及成品均经过消毒灭菌	①严格按工艺标准的要求对过滤、配兑的管道和设备进行灭菌、消毒;②定期对使用的管道和设备进行检修防止污染和渗漏。	否
	化学的危害	否	过滤、配兑中所使用的添加剂、助滤剂都符合相关的标准和规定,无化学污染危害。	—	否
	物理性危害	否	此工序的操作不存在物理危害	—	否

续表

加工工序	识别本工序潜在危害的类型	潜在危害是/否显著	判定潜在危害的依据	控制/预防显著危害的措施	是/否关键控制点
包装	生物性危害致病菌	是	①包装的人员的卫生状况；②包装物的卫生消毒因素的影响；③包装使用的管道、设备；④包装环境的控制。	①定期对与包装过程的相关人员进行体检；②包装人员在操作的过程中应严格按卫生要求洗手、消毒；出入车间更换工作服；③对管道、设备有专人负责检查、检修；④包装用品应有合格证明；⑤包装的环境应按卫生操作要求定时清洗、消毒，防蝇、防鼠设施能保证生产需要，并有使用和检查记录。	是
	化学性危害	否	生产包装所使用的消毒用品均为食品级的物理方法，不存在化学危害		否
	物理性危害	是	生产包装空桶中的异物，管道内脱落的异物	①检查空桶并进行清洗、清洁；②灌装管道口加网防止异物进入。	是

问题 1：危害分析的支持性资料有哪些？

问题 2：HACCP 体系建立的两个前提条件是什么？

（五）确定关键控制点及关键控制点的关键限值，并确定关键控制点的监控措施及偏离关键限值时的纠偏措施

在危害分析的基础上，确定了原料接收、灭菌和包装三个关键控制点，相应的关键限值和监控措施及纠偏措施并将其详细内容列入 HACCP 计划表（表 23-3）中。

问题 3：如何确定关键控制点？并讨论实例中确定的关键控制点是否准确。

问题 4：确定关键限值应注意哪些问题？

问题 5：纠偏措施应该包括哪些内容？

表 23-3　HACCP 计划表

关键控制点：原料接收

1. 目的　为控制原料中存在的潜在危害，确保酱油产品使用原料的安全性。

2. 危害及关键限值

(1)显著危害：黄曲霉毒素 B_1、农残(六六六、滴滴涕、敌敌畏、对硫磷)。

(2)关键限值：黄曲霉毒素、六六六、滴滴涕依据 GB 2761—2011 及 GB 2763—2014 标准要求。

敌敌畏、对硫磷依据 GB 2763—2014 标准要求。

3. 监测程序

(1)监测内容

1)由供方提供产地的原料安全性证明和原料加工单位的安全性检验报告。

2)每三个月将原料送上级检测部门对黄曲霉毒素、农残进行抽检。

3)原料的水分按企业标准控制。

(2)监测方法

1)验证原料产地的安全性证明和原料加工单位的安全性检验报告。

2)验证原料的黄曲霉毒素、农残的检验报告。

3)验证原料水分检验报告。

(3)监测频率

1)每个供方提供产地的安全性证明和原料加工单位的安全性检验报告。

2)每三个月验证一次黄曲霉毒素、农残的检验报告。

3)每批原料水分检验报告。

(4)监测人员

1)合格证明由供应部验证。

2)黄曲霉毒素、农残由集团质量部送上级检测机构检测。

3)由供应部库管员验证。

4. 纠偏措施

(1)没有原料产地的安全性证明和原料加工单位的安全性检验报告不允许采购。

(2)水分超标的原料让步接收后，及时标识、记录、使用。

5. 验证审核程序

(1)由质量控制部负责组织对原料的合格和安全证明进行审核并记录。

(2)每三个月对原料黄曲霉毒素、农残的抽查报告进行核查。

(3)每月对所使用的原料水分进行审核并记录。

6. 记录　《HACCP 原料审核记录》。

关键控制点:灭菌

1. 目的　为控制灭菌过程中存在的潜在危害,确保酱油产品包装前质量合格。

2. 危害及关键限值

(1)显著危害:大肠菌群、沙门菌、金黄色葡萄球菌、志贺菌。

(2)关键限值

1)灭菌温度不低于 90℃。

2)灭菌时间不少于 30 分钟。

(3)操作限值

1)灭菌温度 91~92℃。

2)灭菌时间 30~33 分钟。

3. 监测程序

(1)监测内容

1)灭菌过程的温度和时间。

2)大肠菌群、沙门菌、金黄色葡萄球菌、志贺菌。

(2)监测方法

1)检查操作记录《222 车间灭菌工序操作记录》ZJ/BG/ZZ 222.08 或《121 车间精制工序灭菌操作记录》ZJ/BG/ZZ 121.07。

2)由质量部取样检测大肠菌群,对沙门菌、金黄色葡萄球菌、志贺菌每月抽测,定期取样送检。

(3)监测频率

1)灭菌温度和时间的监测频率:每五分钟监测一次并记录。

2)大肠菌群的监测频率:每批次监测。

3)沙门菌、金黄色葡萄球菌、志贺菌由质量部每月监测一次,每季度送防疫站检测。

(4)监测人员

1)灭菌时间和温度由灭菌岗位操作人员监测。

2)质量部检测监测大肠菌群、沙门菌、金黄色葡萄球菌、志贺菌。

4. 纠偏措施

(1)维持过程中随时观察灭菌温度,温度不足 90℃时及时调整蒸汽阀门升温。

(2)在升温过程中停电或停汽,将料液返回生油区重新灭菌。

(3)维持过程中停电或停汽,将料液隔离存放,检测卫生不合格重新灭菌。

(4)有大肠菌群、沙门菌、金黄色葡萄球菌、志贺菌检出的料液隔离存放,重新灭菌。

5. 验证审核程序

(1)由质量部每月对操作记录验证审核。

(2)定期对计量器具进行校准,确保其有效性。

(3)每批产品都有检测报告。

6. 记录　《HACCP 灭菌审核记录》。

关键控制点:包装

1. 目的　为控制包装过程中存在的潜在危害,确保酱油成品质量合格。

2. 危害及关键限值

(1)显著危害:异物、大肠菌群、沙门菌、金黄色葡萄球菌、志贺菌。

(2)关键限值

1)无异物。

2)灭菌的时间和温度:灭菌温度 91~92℃。灭菌时间 30~33 分钟。

3. 监测程序

(1)监测内容

1)空桶内有无异物;消毒酒精为过滤酒精;灌装管路加装过滤网。

2)桶用温度 90℃以上的开水清洗,并用 73%~76%酒精浸泡灭菌。

3)对灌装间用紫外线灭菌。

4)大肠菌、沙门菌、金黄色葡萄球菌、志贺菌。

(2)监测方法

1)抽查空桶,检查记录。

2)抽查操作人员消毒用水温度和酒精的浓度,并检查操作记录。

3)现场抽查紫外线灭菌时间,检查操作记录。

4)集团质量部取样检测。

(3)监测频率

1)桶内异物、桶的灭菌监测频率:每一批。

2)大肠菌群的监测频率:每批次。

3)沙门菌、金黄色葡萄球菌、志贺菌由质量部每月检测一次。

(4)监测人员

1)桶内异物、桶的灭菌由车间质检员监测。

2)由质量部检测人员监测。

4. 纠偏措施

(1)将有异物的桶挑出,已灌装的产品作为不合格品返工处理。

(2)及时调整水的温度和酒精浓度。

(3)有大肠菌群、沙门菌、金黄色葡萄球菌、志贺菌的桶装产品隔离存放,返工处理。

5. 验证审核程序　由集团质量部负责每月对操作记录进行审核。

6. 记录　《HACCP 包装审核记录》。

（六）建立验证系统

按照建立验证系统的要求建立的验证系统内容一并列在 HACCP 计划表中。

问题 6：何时对建立的 HACCP 体系进行验证，验证应该包括哪些内容？

（七）建立文件记录保持系统

问题 7：文件记录保持系统应该包括哪些内容？

（赵秀娟）

实验二十四

食品安全监督管理案例讨论

一、背景资料

某日报消息称,5 月 20 日,位于某区某镇的一家生产速冻肉制品的食品公司被查。根据前期肉品和水产品安全专项整治"百日会战"行动中摸排掌握的线索,该市市场监管局对某食品有限公司开展突击检查。该局稽查支队执法人员在现场发现,该企业正用鸡肉生产加工"里脊肉串"、用鸭肉生产加工"蒙古肉串",生产日期印着 5 月 21 日。冷冻库里有一箱箱肉串,箱体外包装上标注"里脊肉串",打开后发现肉串的包装袋上却写着品名"速冻鸡肉串"、配料"鸡肉",企业企图用这种"障眼法"蒙混过关。

执法人员现场对 10 个批次成品、6 个批次食品添加剂等辅料进行抽样送检;有 1 批次"蒙古肉串"检出日落黄,有 3 批次"里脊肉串"检出诱惑红。执法人员在企业原辅料仓库发现了含日落黄的复合食品添加剂。

执法人员现场查封"里脊肉串""蒙古肉串""鸡柳丝"等速冻肉制品成品 405 件,货值金额 10 万余元。截至检查当日,该企业已销售"里脊肉串"200 多万元,"蒙古肉串"100 多万元。

二、食品安全监督管理案例讨论

1. 根据该新闻的报道和现行《中华人民共和国食品安全法》的相关规定,"市场监督管理局"应该是隶属于什么行政部门的下属机构?我国哪些部门有权对食品及食品相关产品企业进行食品安全执法检查?

讨论提示:

《中华人民共和国食品安全法》第一百一十条规定:县级以上人民政府食品药品监督管理、质量监督部门有权对生产经营的食品、食品添加剂、食品相关产品进行抽样检验,对生产经营者遵守本法的情况进行监督检查。据此推测,"市场监管局"应该是人民政府的食品药品监督管理或质量监督部门的下属机构。

根据食品安全法第一百一十条规定:县级以上人民政府食品药品监督管理、质量监督部门履行各自食品安全监督管理职责,对生产经营者遵守《中华人民共和国食品安全法》的情况进行监督检查。

2. 在什么情况下相关部门可进入食品企业进行食品安全检查执法? 分别由什么部门承担?

讨论提示:

(1)《中华人民共和国食品安全法》第一百零九条规定:县级以上地方人民政府组织本级食品药品监督管理、质量监督、农业行政等部门制定本行政区域的食品安全年度监督管理计划;县级以上人民政府食品药品监督管理、质量监督部门根据食品安全风险监测、风险评估结果和食品安全状况等,确定监督管理的重点、方式和频次,实施风险分级管理。据此可以认为,食品药品监督管理、质量监督部门可履行食品安全检查执法。

(2)《中华人民共和国食品安全法》第一百一十四条规定:食品生产经营过程中存在食品安全隐患,未及时采取措施消除的,县级以上人民政府食品药品监督管理部门可以对食品生产经营者的法定代表人或者主要负责人进行责任约谈。

(3)《中华人民共和国食品安全法》第一百一十五条规定:县级以上人民政府食品药品监督管理、质量监督等部门应当公布本部门的电子邮件地址或者电话,接受咨询、投诉、举报。接到咨询、投诉、举报,对属于本部门职责的,应当受理并在法定期限内及时答复、核实、处理;对不属于本部门职责的,应当移交有权处理的部门并书面通知咨询、投诉、举报人。有权处理的部门应当在法定期限内及时处理,不得推诿。据此可以认为,接到举报或投诉,可以对举报或投诉对象进行食品安全检查执法。

(4)《中华人民共和国食品安全法》第一百零五条规定:县级以上人民政府食品药品监督管理部门接到食品安全事故的报告后,应当立即会同同级卫生行政、质量监督、农业行政等部门进行调查处理。

3. 根据该新闻的报道,"箱体外包装上标注"里脊肉串",打开后发现肉串的包装袋上却写着品名"速冻鸡肉串"、配料"鸡肉"。该行为是否构成违法? 违反的是哪个法律法规的哪项条款?

讨论提示:

《中华人民共和国食品安全法》第七十一条规定:食品和食品添加剂的标签、说明书,不得含有虚假内容,不得涉及疾病预防、治疗功能。生产经营者对其提供的标签、说明书的内容负责。

《食品安全国家标准预包装食品标签通则》(GB7718—2011)规定:应在食品标签的醒目位置,清晰地标示反映食品真实属性的专用名称。

依据上述规定:该案例有违反相关法律、法规及标准的要求,应进行整改。

4. 5月20日前生产的包装食品,标注5月21日生产,该行为是否违法? 违反的是哪个法律法规的哪项条款? 如何处罚?

讨论提示：

《中华人民共和国食品安全法》第七十一条规定：食品和食品添加剂的标签、说明书，不得含有虚假内容，不得涉及疾病预防、治疗功能。生产经营者对其提供的标签、说明书的内容负责。

《食品安全国家标准　预包装食品标签通则》（GB 7718—2011）规定：应清晰标示预包装食品的生产日期和保质期。如日期标示采用"见包装物某部位"的形式，应标示所在包装物的具体部位。日期标示不得另外加贴、补印或篡改。

《中华人民共和国食品安全法》第一百二十四规定：违反本法规定，有下列情形之一，尚不构成犯罪的，由县级以上人民政府食品药品监督管理部门没收违法所得和违法生产经营的食品、食品添加剂，并可以没收用于违法生产经营的工具、设备、原料等物品；违法生产经营的食品、食品添加剂货值金额不足一万元的，并处五万元以上十万元以下罚款；货值金额一万元以上的，并处货值金额十倍以上二十倍以下罚款；情节严重的，吊销许可证：用超过保质期的食品原料、食品添加剂生产食品、食品添加剂，或者经营上述食品、食品添加剂；生产经营超范围、超限量使用食品添加剂的食品；生产经营标注虚假生产日期、保质期或者超过保质期的食品、食品添加剂。

5. 现场查封405件速冻肉制品成品的法律依据是什么？查封后如何处置？

讨论提示：

《中华人民共和国食品安全法》第一百一十条规定：县级以上人民政府食品药品监督管理、质量监督部门履行各自食品安全监督管理职责，有权采取下列措施，对生产经营者遵守本法的情况进行监督检查，有权查封、扣押有证据证明不符合食品安全标准或者有证据证明存在安全隐患以及用于违法生产经营的食品、食品添加剂、食品相关产品。因此，查封405件速冻肉制品成品是符合食品安全法的。

查封后，根据食品安全法的处罚规定，执行相应的处罚。

涉嫌犯罪的，移交公安机关。

6. 该案例中，企业相关责任人涉嫌构成什么罪？根据相关法律规定，可能受到的刑罚是什么？

讨论提示：

《食品安全国家标准　食品添加剂使用标准》（GB 2760—2014）规定的日落黄、诱惑红的使用范围和使用量，其中不包括冷冻肉制品。

《中华人民共和国食品安全法》规定：违反本法规定，生产经营不符合卫生标准的食品，造成严重食物中毒事故或者其他严重食源性疾患，对人体健康造成严重危害的，或者在生产经营的食品中掺入有毒、有害的非食品原料的，依法追究刑事责任。虽然本案例中超范围使用食品添加剂未造成严重食物中毒事故或者其他严重食源性疾患，但该案例的责任人依然构成了犯罪，应承担刑事责任。

　　我国刑法第一百四十三条规定:生产、销售不符合卫生标准的食品,足以造成严重食物中毒事故或者其他严重食源性疾病的,处三年以下有期徒刑或者拘役,并处罚金;对人体健康造成严重危害或者有其他严重情节的,处三年以上七年以下有期徒刑,并处罚金;后果特别严重的,处七年以上有期徒刑或者无期徒刑,并处罚金或者没收财产。最高人民法院、最高人民检察院关于办理危害食品安全刑事案件适用法律若干问题的解释,中将"生产、销售金额二十万元以上的"和"生产、销售金额十万元以上不满二十万元,不符合食品安全标准的食品数量较大或者生产、销售持续时间较长的"两种情形认定为"其他严重情节",在该案例中,当场查封的产品价值 10 万余元,已销售"里脊肉串"200 多万元,"蒙古肉串"100 多万元。因此需要针对该条款规定,由公检法机构侦查事实、提起公诉。

(余焕玲)

第四篇

设计性实验

营养流行病学调查实验设计

一、目的及意义

研究人群膳食中污染物的暴露情况及其与 2 型糖尿病的关系,确定外暴露-效应关系,探究新的暴露来源;根据 2 型糖尿病的外暴露危险因素,进行 2 型糖尿病的风险预测;进行外暴露关联研究,探讨复杂环境暴露导致 2 型糖尿病的机制。

二、主要知识点

(一)营养流行病学的概念。

(二)营养流行病学的研究方法。

(三)营养流行病学的营养范围。

(四)我国 2 型糖尿病流行现状及其危险因素。

三、背景资料

食品中的污染物与 2 型糖尿病发生发展的关系目前虽然有些研究,但大部分都是横断面研究,而且是研究单一的食品污染物与 2 型糖尿病发生发展的关系,研究结果不一致。因此,研究人群膳食中污染物的暴露情况及其与 2 型糖尿病的关系引起人们关注。

四、研究内容

在我国已经建立了食品污染物的监测网基础上,根据河南省的食品污染物监测数据库,在部分地区收集食物中各类污染物信息,将 30 岁至 70 岁的社区常住居民为调查对象,男女不限。请根据以上资料设计一个营养流行病学调查实验设计,比较不同地区人群糖尿病的发病率、食物中各类污染物的暴露情况,探讨食品中的污染物对 2 型糖尿病发生发展中的作用。

五、研究方案

1. 调查对象　将调查县(区)内的社区按照经济条件分为两层,采用分层整群抽样方法,在每层抽取 1 个社区,将被抽取的社区中年龄 30 岁至 70 岁的常住居民作为调查对象。

2. 外暴露信息的收集内容及方法

(1)社会人口学资料和一般基线资料:采用统一问卷,通过面对面访问,收集所有调查对象的一般情况(年龄、性别、婚姻状况、教育、职业、经济收入、居住和家庭基本情况等人口学与社会经济学因素);主要慢性病的既往史、主要慢性病患病及治疗情况。

(2)食物污染物信息收集:通过食物安全监测网,获得目标队列所在地区各类食物的污染物种类及水平,结合膳食调查获得的食物消费种类及数量估算个体各类污染物的摄入情况。

(3)行为危险因素的收集:通过面对面问卷调查,收集吸烟、饮酒、体力活动、睡眠、心理应激等行为因素。

体格检查:身高、体重、腰围、臀围、体脂含量、血压和心率。

血样采集与指标的检测:采集空腹及餐后 2 小时血样,检测空腹及餐后血糖、胰岛素、HbA1c 及血脂(甘油三酯、总胆固醇、LDL-C 和 HDL-C)。

(4)随访:于基线调查后 3 年内对调查对象进行随访,信息收集的调查内容和体格检查内容与基线调查相同,采集空腹及餐后血样,检测血糖,并随访观察糖尿病的发病情况。

(5)结局:正常人群糖尿病发病[以医疗机构诊断和(或)空腹和(或)餐后血糖进行判断]及糖尿病病人并发症发生情况。

(6)质量控制措施:建立国家级和地区级两级质控体系,在调查前、中、后三个阶段开展严格质量控制。

六、预期结果

1. 建立 1 万人的队列,并随访 1 次。

2. 获得与 2 型糖尿病发病关联的食品污染物。

3. 建立食物污染物数据库。

4. 建立成年人 2 型糖尿病发病风险的预测模型。

（吕全军）

学龄儿童肥胖的营养干预方案的设计

一、目的及意义

掌握学龄儿童肥胖的营养干预方案的设计;通过对儿童青少年进行膳食营养综合干预,以控制儿童超重和肥胖,预防成年期慢性病的发生。

二、主要知识点

(一)我国学龄儿童肥胖的流行现状及危害。

(二)我国学龄儿童肥胖的危险因素。

(三)社区营养干预的研究方法。

(四)学龄儿童肥胖的营养干预策略。

三、背景资料

《中国居民营养与慢性病状况报告(2015 年)》显示,全国 6~17 岁儿童青少年超重率为 9.6%,肥胖率为 6.4%,比 2002 年分别上升了 5.1%和 4.3%。儿童青少年肥胖不仅与成年期高血压、冠心病、糖尿病和代谢综合征的发生密切相关,还会对儿童青少年的心理健康产生负面影响。不良的饮食及生活方式被认为是儿童青少年肥胖最重要的危险因素。本实验请你设计对某市小学部分肥胖学龄儿童进行营养干预的研究方案。

四、研究内容

(一)学龄儿童肥胖危险因素调查。

(二)学龄儿童肥胖高危人群筛查。

(三)学龄儿童肥胖营养干预方案设计。

(四)学龄儿童肥胖营养干预效果评价。

五、研究方案

（一）研究对象

采取整群抽样方法抽取某市 8 所小学的所有学生作为研究对象。

（二）问卷调查

一般人口学特征(父母及学生的社会经济学情况、家庭肥胖史)，学生饮食偏好与饮食习惯，学生身体活动情况，学生肥胖相关知识、态度与行为，学生疾病史等。

（三）身体测量及判断

测量学生的身高和体重，并计算 BMI[体重(kg)/身高(m)^2]。根据中国肥胖问题工作组制定的中国学龄儿童青少年体质指数(BMI)分类标准(表 26-1)判断是否超重或肥胖。

表 26-1　7~11 岁儿童超重、肥胖的诊断标准(BMI)

年龄(岁)	男生		女生	
	超重	肥胖	超重	肥胖
7~	17.4	19.2	17.2	18.9
8~	18.1	20.3	18.1	19.9
9~	18.9	21.4	19.0	21.0
10~	19.6	22.5	20.0	22.1
11~	20.3	23.6	21.1	23.3

（四）营养干预

1. 分组　采用整群随机方法，将 8 所学校分为干预组和对照组。

2. 干预方法　对干预组采取以健康教育为主的膳食营养和运动干预，干预时间为一年。

(1)群体干预:在干预组全体学生中开展营养知识广播、营养与健康知识黑板报、营养健康教育课、营养知识征文比赛和知识竞赛等。

(2)高危人群干预:为筛选出的超重和肥胖儿童设置营养基础知识及超重肥胖综合防控相关课程。

(3)对学校老师和家长、学校食堂管理和备餐人员、学校领导及送餐公司人员进行营养知识讲座或发放宣传资料，并定期采集评估学校食堂食谱，指导学生食堂烹调油摄入量。

(4)运动干预:除参与学校常规体育课外，干预组的学生由教师组织进行课间中等体力活动水平的"快乐 10 分钟"活动。

(5)随访:每季进行一次随访，随访内容同(二)和(四)。

（五）质量控制

调查问卷需经专家论证，并进行预调查；在开展现场调查前，对调查员进行培训，对学校、保健医生、教师进行充分组织动员；在干预过程中，设立现场协调工作小组。

六、预期结果

1. 获得小学生超重和肥胖率（流行趋势）。
2. 获得家庭社会经济学、儿童出生资料对学龄儿童肥胖的影响。
3. 获得各类食物、膳食模式以及饮食习惯对儿童肥胖的影响。
4. 膳食营养干预对学龄儿童营养以及肥胖相关知信行的影响。
5. 获得膳食营养干预对学龄儿童肥胖率的影响。
6. 获得膳食营养干预对肥胖及肥胖高危人群体重控制的影响。

（朱惠莲）

蔬菜水果中几种常见黄酮类化合物检测方法的建立

一、目的及意义

1. 分别采用高效液相色谱和毛细管电泳技术,建立蔬菜水果中槲皮素、杨梅黄酮、玉米黄酮、毛地黄黄酮和芹菜素含量的测定方法。

2. 优化实验条件,比较两种检测技术的优缺点,为探讨常见蔬菜水果中黄酮类化合物的含量以及人群摄入量提供方法学参考。

二、主要知识点

1. 黄酮类化合物的理化性质及生物学作用。
2. 黄酮类化合物提取和检测的常用方法及其特点。
3. 高效液相色谱法及毛细管电泳法的检测原理。

三、背景资料

目前分析黄酮类化合物的方法主要有:紫外分光光度法、荧光光度法、高效液相色谱法、气相色谱法、薄层层析、毛细管电泳法、色谱-质谱联用等,每种方法各有其优缺点。高效液相色谱法分离效果好、灵敏度较高,但具有消耗流动相多、分离时间长、耗能高的特点;毛细管电泳法具有高效、快速、重现性好、不易污染,近几年用于分析天然产物得到了较大的发展。

黄酮类化学物有很多生物学活性,为了研究黄酮类化合物摄入量与不同疾病发病的相关性,目前欲开展对社区居民黄酮类化合物摄入量的调查;由于目前缺少蔬菜水果中黄酮类化合物含量的数据库,请你建立蔬菜水果中几种常见黄酮类化合物的检测方法,并用该方法对各类蔬菜水果中的黄酮类化合物含量进行检测分析。

四、研究内容

利用不同方法对蔬菜水果中黄酮类化合物进行提取,优化提取及其检测条件并分别采用高效液相色谱和毛细管电泳法对蔬菜水果中黄酮类化合物含量进行检测;根据方法学评价结果,分析两种检测技术的优缺点。

五、研究方案

(一)蔬菜水果中黄酮类化合物的提取

采用有机溶剂提取法,结合超声提取法和微波提取法,从蔬菜水果中提取黄酮类化合物。设计不同的干燥温度、有机溶剂浓度、水解时间、超声时间、微波时间,确定既省时、提取率又较高的提取方法。

(二)高效液相色谱和毛细管电泳检测方法的建立

1. 高效液相色谱检测条件的选择和优化　根据实验目的选择色谱柱、适合的色谱流动相和流速。通过优化各种流动相、等度/梯度洗脱,比较其分离效果和灵敏度,确定理想的流动相。根据紫外光谱图确定各种黄酮类化合物的最大吸收波长,选择适当的检测波长。

2. 毛细管电泳检测条件的选择和优化　根据实验目的选择适合的缓冲液和分离电压。设计不同缓冲液浓度、pH 和分离电压,比较其对分离度的影响,确定理想的检测条件。

(三)方法学评价

对两种方法的检出限、线性关系、灵敏度、精密度、回收率、基体效应等进行分析评价。

六、预期结果

1. 利用高效液相色谱技术和毛细管电泳技术,建立可同时检测蔬菜、水果中多种黄酮类化合物的方法,确定最优检测条件。

2. 根据方法学评价结果,比较两种方法的优缺点,为测定市售常见蔬菜水果中黄酮类化合物含量提供方法学参考。

(刘　欢)

食物中丙烯酰胺含量影响因素的研究

一、目的及意义

通过本研究,使学生掌握食品中丙烯酰胺含量的测定方法,了解食品中丙烯酰胺含量的影响因素及如何改进加工方法降低食品中丙烯酰胺的含量;认识到控制食品中烯酰胺含量的意义。

二、主要知识点

1. 丙烯酰胺理化性质及毒性作用。
2. 丙烯酰胺的食物来源。
3. 影响食物中丙烯酰胺含量的因素及控制措施。
4. GB 5009. 204—2014 食品安全国家标准(食品中丙烯酰胺的测定)。

三、背景资料

丙烯酰胺($CH_2CHCONH_2$,CAS 登记号:79-06-1)是合成聚丙烯酰胺(polyacrylamide,PAM)的重要前体物质,后者作为良好的工业助剂,被广泛用于石油开采业(防水窜、降摩阻)、纺织业(染料、色素成分、上浆剂)、造纸工业(纸浆絮凝剂)以及水处理工艺(絮凝剂)等。丙烯酰胺还具有生殖毒性、遗传毒性和致癌性。1994 年,国际癌症机构(IARC)将其正式列为"人类可能的致癌物"。

2002 年 4 月,瑞典国家食品局(the Swedish National Food Administation,NFA)和斯德哥尔摩大学(Stockholm University)科学家公布:含碳水化合物高的食品,如马铃薯、谷物、面包等,在经过煎、炸、烤等高温(120~190℃)长时间加工处理,也会产生高浓度的丙烯酰胺。由此可知,丙烯酰胺是含碳水化合物的食物在高温加工过程中所产生的,有研究认为,丙烯酰胺是美拉德反应的产物,即碳水化合物中的羰基与蛋白质中的氨基反应,在产生香气和色泽的同时产生了丙烯酰胺。

2005 年,JECFA(食品添加剂联合专家委员会)第 64 次会议上公布了近几年各国上报的评估数据并由此得出结论:丙烯酰胺的人均膳食摄入量为 $1\mu g/(kg \cdot bw \cdot d)$,高消费人群为

$4\mu g/(kg \cdot bw \cdot d)$，儿童的摄入水平是成人的 $2 \sim 3$ 倍。以神经系统形态改变为终点，最大未观察到有害作用的剂量（NOEL，no observed adverse effect level）为 $0.2mg/(kg \cdot bw \cdot d)$。中国 2013 年公布的评估报告指出，我国 15 岁以上人群的丙烯酰胺人均膳食摄入量为 $0.29\mu g/(kg \cdot bw \cdot d)$。

我国的总膳食研究发现，中国居民常用食物中丙烯酰胺的含量如表 28-1 所示。

表 28-1　食品中丙烯酰胺含量（部分）

食品种类	平均值（μg/kg）	含量范围（μg/kg）
糖类及甜点	72.1	ND～526.6
薯类	31.0	2.4～109.0
蔬菜类	22.3	3.6～101.5
肉类	12.3	2.2～44.0
水产类	11.4	ND～48.5
豆类、坚果	10.6	ND～45.7
谷物及谷物类产品	6.0	ND～33.0

注：ND 表示未检出

四、研究内容

1. 食物中不同碳水化合物含量对丙烯酰胺生成的影响。

2. 食物中不同蛋白质含量对丙烯酰胺生成的影响。

3. 食品加工温度和时间对丙烯酰胺含量的影响。

五、研究方案

1. 丙烯酰胺含量的测定　参照国标方法进行（GB 5009.204—2014）。

2. 研究分组

（1）食物中碳水化合物含量对丙烯酰胺生成的影响：购买新鲜市售瘦猪肉，分别按以下配方制作瘦猪肉丸子（表 28-2），检测丙烯酰胺的含量。

表 28-2　瘦猪肉丸子配方表

	猪肉	玉米淀粉	鸡蛋	其他
配方 1	200g	0g	1 只	适量
配方 2	200g	10g	1 只	适量
配方 3	200g	20g	1 只	适量
配方 4	200g	40g	1 只	适量

制作过程:将瘦猪肉打成碎肉,添加一定量玉米淀粉、加一只鸡蛋及其他调味剂,搅拌均匀,后分成丸状,用热油(160℃)炸熟。

(2)食物中蛋白质含量对丙烯酰胺生成的影响:购买新鲜标准面粉,制作馒头。为观察蛋白含量对丙烯酰胺含量的影响,在制作过程中分别额外添加0%、2%、4%和8%的大豆蛋白质,观察蛋白质含量对馒头中丙烯酰胺含量的影响。

(3)加工温度和时间对丙烯酰胺含量的影响:从超市购买半成品薯条,用棕榈油作为实验用油,用电炸锅控制温度,分别在90℃、120℃、150℃、180℃、210℃,油炸8分钟,检测各样品中丙烯酰胺的含量。

从超市购买半成品薯条,用棕榈油作为实验用油,在180℃油炸2分钟、4分钟、8分钟,检测各样品中丙烯酰胺的含量。

3. 注意事项　有研究发现油炸温度低于100℃时,薯条中几乎检测不到丙烯酰胺。如果按传统方法蒸制的馒头中丙烯酰胺含量过低时,可采用烤箱烤制,提高加热温度,以方便观察蛋白质含量对食物中丙烯酰胺产生的影响。

六、预期结果

1. 食品加工温度和时间对丙烯酰胺生成的影响。
2. 食品中碳水化合物和蛋白质的含量对丙烯酰胺生成的影响。

(余焕玲)

邻苯二甲酸酯类增塑剂的食品安全风险评估

一、目的及意义

从危害识别、危害特征描述、暴露评估及风险特征描述四个方面,对邻苯二甲酸酯(phthalate esters,PAEs)类物质进行安全风险评估,为提高消费者对增塑剂安全性问题的认识以及食品 PAEs 污染的控制监管等提供有力的支持。

二、主要知识点

(一)食品安全风险评估的概念。

(二)食品安全风险评估的步骤和方法。

三、背景资料

PAEs 是最常用的一类增塑剂,能够增强塑料的可塑性,使塑料保持柔韧性,被广泛应用于食品行业。常见的 PAEs 有邻苯二甲酸二丁酯(DBP)、邻苯二甲酸二(2-乙基)己酯(DEHP)、邻苯二甲酸丁苄酯(BBP)等。食品在与含有 PAEs 的包装材料、容器等接触时,PAEs 单体会迁移溶入食品中,造成食品污染,食用后能够引起机体内分泌系统失调,长期积累会导致畸形、癌变和突变的发生。PAEs 现已被欧盟列为食品接触制品中需要进行风险评估的重要化合物之一。

为了解 PAEs 暴露对某地区居民是否具有健康风险,请你设计一个有关邻苯二甲酸酯类增塑剂(以 DEHP 为代表)的食品安全风险评估的实验。

四、研究内容

该研究以市售不同品种、不同产地的含 PAEs 食品为研究对象,通过查阅 PAEs 毒理学资料、确定 PAEs 剂量-反应关系、调查居民 PAEs 摄入水平,并综合以上信息定性或定量评价摄入 PAEs 对人群健康产生不良作用的风险及严重程度,完成 PAEs 的食品安全风险评估。

五、研究方案

(一)危害识别

1. 收集现有的 PAEs 毒理学资料,资料来源可包括流行病学资料、动物毒理学资料、体外试验资料和构效关系资料。

2. 根据已有资料确定人体暴露于 PAEs 是否对健康有不良影响、影响的性质和特点,以及可能处于风险之中的人群和范围。

(二)危害特征描述

首先了解 PAEs 剂量-反应关系。通过查阅已有资料或通过动物试验,确定 PAEs 的未观察到有害作用水平(no observed effect level,NOAEL),进而计算参考剂量(reference dose,RfD)或每日允许摄入量(acceptable daily intake,ADI)。RfD 或 ADI 值通常是由 NOAEL 除以不确定系数(uncertainly factor,UF)和(或)修正系数(modifying factor,MF)得出。

欧洲食品安全机构 EFSA 规定,人体内 DEHP 浓度达到 0.05mg/kg 以上就认为是不安全的。美国环境保护署提出 DBP 的经口 RfD 为 $10\mu g/(kg\cdot bw\cdot d)$。欧盟食品科学委员会通过科学评估,认为 DEHP 的人体 ADI 为 $50\mu g/(kg\cdot bw\cdot d)$。

(三)暴露评估

1. 描述 PAEs 进入人体的途径(如经皮、经口、经呼吸道)。

2. 外接触评价(摄入量评估)

(1)样品的采集:根据 2013 年国家食品安全风险监测的工作要求,采用分层随机抽样方法,以市售不同品种及不同生产基地的食品为研究对象。

(2)样品中 PAEs 含量检测:按 GB 5009.271—2016《食品中邻苯二甲酸酯的测定》执行。

(3)含 PAEs 食物消费量评估:设计调查问卷,调查不同人群(尤其是特殊人群)对含 PAEs 食物的平均消费量和最高消费量。

3. 将估算的人体摄入量与安全摄入量进行比较。

(四)风险特征描述

1. 综合危害识别、危害特征描述和暴露评估的信息,定性或定量地评估摄入 PAEs 对人群健康产生不良作用的风险及严重程度。

2. 说明并讨论各阶段评价中的不确定性因素以及各种证据的优缺点。

六、预期结果

（一）获得该地区居民 PAEs 暴露水平。

（二）完成 PAEs 安全风险评估，明确 PAEs 暴露对人体健康的不良影响。

（三）为政府实施对 PAEs 的监管提供理论依据。

（梁 惠）

实验三十

高校食堂的食品安全监督与评价

一、目的和意义

食品安全监督与评价是保证食品安全工作的重要内容之一,也是公共卫生与预防医学及其相关专业本科生、研究生必须掌握的一项重要内容。本实验以高校集体食堂食品安全实发案例为背景资料,结合理论课中食品安全监督与评价的相关内容、方法及技能的知识,通过指导学生查阅文献、参与选题、实验设计与实施以及论文撰写等系统的实践教学过程,开展食品安全监督与评价工作,达到培养学生发现问题、分析问题、解决问题以及科学思维的创新能力。

二、主要知识点

(一)《中华人民共和国食品安全法》《食品生产许可管理办法》(国家食品药品监督管理总局令第 16 号)、《食品经营许可管理办法》(国家食品药品监督管理总局令第 17 号)、《食品生产经营日常监督检查管理办法》(国家食品药品监督管理总局令第 23 号)、《餐饮服务食品安全监督管理办法》(卫生部令第 71 号)以及《食品召回管理办法》(国家食品药品监督管理总局令第 12 号)等相关法规。

(二)GB 14881 食品安全国家标准《食品生产通用卫生规范》、GB 7718 食品安全国家标准《预包装食品标签通则》以及 GB 2760 食品安全国家标准《食品添加剂使用标准》等国家食品安全标准。

三、背景资料

环境卫生、餐具消毒、食品加工过程、个人卫生等方面的问题是目前高校集体食堂出现较多的问题。针对这些问题,2015 年 4 月 20 日某市场监督管理局食品安全稽查大队执法人员对某高校后勤集团饮食服务中心餐厅进行突击检查,发现该高校后勤集团饮食服务中心餐厅原料采购索证索票及台账登记情况不全,对餐具抽样检查发现大肠菌群超标,对食物采样发现有沙门菌污染现象;主食组面点间存有柠檬黄一瓶(300g)、生产日期 2010 年 10 月 25 日,保质期为三年;无任何标识的甜蜜素一瓶,后经询问主食组组长×××得知用于添加到酥饼中起着色和增加甜味的作用,柠檬黄于 2014 年 10 月购进,用到 2014 年 12 月 10 日。经调查,查获该餐厅使用过的柠檬黄一瓶(300g),购进价格为 25 元人民币,无标识的甜蜜素一瓶,购进价格为 26 元人民币,后经询问使用期间违法所得 250 元人民币。请结合上述背景资料,设计一个高校餐厅的食品安全监督与评价实验。

四、研究内容

(一)问卷调查

问卷调查主要包括从业人员的性别、年龄、户籍、学历、从业年限、健康证、培训合格证、个人卫生知识、食品安全知识、规范化管理知识和就餐人员对食堂安全卫生状况的了解和认识等。

(二)餐厅卫生状况监督检查内容

突出学校餐厅许可管理、人员管理、场所环境、设备设施、采购储存、加工制作、餐具安全、食品添加剂、专间操作卫生和食品留样 10 个食品安全重点监督环节。

(三)实验室检验

主要包括原料的检查、食物样品的抽检、食堂餐具消毒、用于食品加工的公共用具检查、室内消毒设施的检查;检验技术依据国家相关标准。

(四)食品安全评价

食物中生物性及化学性危害的风险特征描述。

五、研究方案

(一)调查对象

选择辖区内高校,包括公办大学和民办大学餐厅或食堂作为研究对象。

(二)研究方法

1. 采用现场检查、随机抽样和问卷调查的方法。

2. 采用双份饭膳食研究、个别膳食的选择性研究或总膳食的研究。

(三)评价依据

见主要知识点。

(四)食品安全评价

1. 从高校餐厅的食品安全管理、许可情况、餐厅环境、从业人员健康管理及培训、落实索证、索要制度、清洗消毒、食品加工制作管理、食品添加剂使用等方面综合评价餐厅的食品安全状况。

2. 食品、食品添加剂、食品相关产品中生物性、化学性和物理性危害因素的风险特征描述。

六、预期结果

（一）辖区内高校集体餐厅/食堂食品安全的整体状况及危害的风险特征描述。

（二）结合《检查要点表》，对您所在高校某餐厅/食堂中检查所发现的问题，按监督检查程序，完成一份现场检查/检查记录/异议处理/违法查处/责令整改的相关行政文书。

（杨建军）

附　录

中华人民共和国食品安全法

（2009 年 2 月 28 日第十一届全国人民代表大会常务委员会第七次会议通过
2015 年 4 月 24 日第十二届全国人民代表大会常务委员会第十四次会议修订）

目　　录

第一章　总　则

第一条　为了保证食品安全,保障公众身体健康和生命安全,制定本法。

第二条　在中华人民共和国境内从事下列活动,应当遵守本法:

(一)食品生产和加工(以下称食品生产),食品销售和餐饮服务(以下称食品经营);

(二)食品添加剂的生产经营;

(三)用于食品的包装材料、容器、洗涤剂、消毒剂和用于食品生产经营的工具、设备(以下称食品相关产品)的生产经营;

(四)食品生产经营者使用食品添加剂、食品相关产品;

(五)食品的贮存和运输;

(六)对食品、食品添加剂、食品相关产品的安全管理。

供食用的源于农业的初级产品(以下称食用农产品)的质量安全管理,遵守《中华人民共和国农产品质量安全法》的规定。但是,食用农产品的市场销售、有关质量安全标准的制定、有关安全信息的公布和本法对农业投入品作出规定的,应当遵守本法的规定。

第三条　食品安全工作实行预防为主、风险管理、全程控制、社会共治,建立科学、严格的监督管理制度。

第四条　食品生产经营者对其生产经营食品的安全负责。

食品生产经营者应当依照法律、法规和食品安全标准从事生产经营活动,保证食品安全,诚信自律,对社会和公众负责,接受社会监督,承担社会责任。

第五条　国务院设立食品安全委员会,其职责由国务院规定。

国务院食品药品监督管理部门依照本法和国务院规定的职责,对食品生产经营活动实施监督管理。

国务院卫生行政部门依照本法和国务院规定的职责,组织开展食品安全风险监测和风险评估,会同国务院食品药品监督管理部门制定并公布食品安全国家标准。

国务院其他有关部门依照本法和国务院规定的职责,承担有关食品安全工作。

第六条　县级以上地方人民政府对本行政区域的食品安全监督管理工作负责,统一领导、组织、协调本行政区域的食品安全监督管理工作以及食品安全突发事件应对工作,建立健全食品安全全程监督管理工作机制和信息共享机制。

县级以上地方人民政府依照本法和国务院的规定,确定本级食品药品监督管理、卫生行政部门和其他有关部门的职责。有关部门在各自职责范围内负责本行政区域的食品安全监督管理工作。

县级人民政府食品药品监督管理部门可以在乡镇或者特定区域设立派出机构。

第七条　县级以上地方人民政府实行食品安全监督管理责任制。上级人民政府负责对下一级人民政府的食品安全监督管理工作进行评议、考核。县级以上地方人民政府负责对本级食品药品监督管理部门和其他有关部门的食品安全监督管理工作进行评议、考核。

第八条　县级以上人民政府应当将食品安全工作纳入本级国民经济和社会发展规划,将食品安全工作经费列入本级政府财政预算,加强食品安全监督管理能力建设,为食品安全工作提供保障。

县级以上人民政府食品药品监督管理部门和其他有关部门应当加强沟通、密切配合,按照各自职责分工,依法行使职权,承担责任。

第九条　食品行业协会应当加强行业自律,按照章程建立健全行业规范和奖惩机制,提供食品安全信息、技术等服务,引导和督促食品生产经营者依法生产经营,推动行业诚信建设,宣传、普及食品安全知识。

消费者协会和其他消费者组织对违反本法规定,损害消费者合法权益的行为,依法进行社会监督。

第十条　各级人民政府应当加强食品安全的宣传教育,普及食品安全知识,鼓励社会组织、基层群众性自治组织、食品生产经营者开展食品安全法律、法规以及食品安全标准和知识的普及工作,倡导健康的饮食方式,增强消费者食品安全意识和自我保护能力。

新闻媒体应当开展食品安全法律、法规以及食品安全标准和知识的公益宣传,并对食品安全违法行为进行舆论监督。有关食品安全的宣传报道应当真实、公正。

第十一条　国家鼓励和支持开展与食品安全有关的基础研究、应用研究,鼓励和支持食品生产经营者为提高食品安全水平采用先进技术和先进管理规范。

国家对农药的使用实行严格的管理制度,加快淘汰剧毒、高毒、高残留农药,推动替代产品的研发和应用,鼓励使用高效低毒低残留农药。

第十二条　任何组织或者个人有权举报食品安全违法行为,依法向有关部门了解食品安全信息,对食品安全监督管理工作提出意见和建议。

第十三条　对在食品安全工作中做出突出贡献的单位和个人,按照国家有关规定给予表彰、奖励。

第二章　食品安全风险监测和评估

第十四条　国家建立食品安全风险监测制度,对食源性疾病、食品污染以及食品中的有害因素进行监测。

国务院卫生行政部门会同国务院食品药品监督管理、质量监督等部门,制定、实施国家食品安全风险监测计划。

国务院食品药品监督管理部门和其他有关部门获知有关食品安全风险信息后,应当立即核实并向国务院卫生行政部门通报。对有关部门通报的食品安全风险信息以及医疗机构报告的食源性疾病等有关疾病信息,国务院卫生行政部门应当会同国务院有关部门分析研究,认为必要的,及时调整国家食品安全风险监测计划。

省、自治区、直辖市人民政府卫生行政部门会同同级食品药品监督管理、质量监督等部门,根据国家食品安全风险监测计划,结合本行政区域的具体情况,制定、调整本行政区域的食品安全风险监测方案,报国务院卫生行政部门备案并实施。

第十五条　承担食品安全风险监测工作的技术机构应当根据食品安全风险监测计划和监测方案开展监测工作,保证监测数据真实、准确,并按照食品安全风险监测计划和监测方案的要求报送监测数据和分析结果。

食品安全风险监测工作人员有权进入相关食用农产品种植养殖、食品生产经营场所采集样品、收集相关数据。采集样品应当按照市场价格支付费用。

第十六条　食品安全风险监测结果表明可能存在食品安全隐患的,县级以上人民政府卫生行政部门应当及时将相关信息通报同级食品药品监督管理等部门,并报告本级人民政府和上级人民政府卫生行政部门。食品药品监督管理等部门应当组织开展进一步调查。

第十七条　国家建立食品安全风险评估制度,运用科学方法,根据食品安全风险监测信息、科学数据以及有关信息,对食品、食品添加剂、食品相关产品中生物性、化学性和物理性危害因素进行风险评估。

国务院卫生行政部门负责组织食品安全风险评估工作,成立由医学、农业、食品、营养、生物、环境等方面的专家组成的食品安全风险评估专家委员会进行食品安全风险评估。食品安全风险评估结果由国务院卫生行政部门公布。

对农药、肥料、兽药、饲料和饲料添加剂等的安全性评估,应当有食品安全风险评估专家委员会的专家参加。

食品安全风险评估不得向生产经营者收取费用,采集样品应当按照市场价格支付费用。

第十八条　有下列情形之一的,应当进行食品安全风险评估:

(一)通过食品安全风险监测或者接到举报发现食品、食品添加剂、食品相关产品可能存在安全隐患的;

(二)为制定或者修订食品安全国家标准提供科学依据需要进行风险评估的;

(三)为确定监督管理的重点领域、重点品种需要进行风险评估的;

(四)发现新的可能危害食品安全因素的;

(五)需要判断某一因素是否构成食品安全隐患的;

(六)国务院卫生行政部门认为需要进行风险评估的其他情形。

第十九条　国务院食品药品监督管理、质量监督、农业行政等部门在监督管理工作中发现需要进行食品安全风险评估的,应当向国务院卫生行政部门提出食品安全风险评估的建议,并提供风险来源、相关检验数据和结论等信息、资料。属于本法第十八条规定情形的，国务院卫生行政部门应当及时进行食品安全风险评估，并向国务院有关部门通报评估结果。

第二十条　省级以上人民政府卫生行政、农业行政部门应当及时相互通报食品、食用农产品安全风险监测信息。

国务院卫生行政、农业行政部门应当及时相互通报食品、食用农产品安全风险评估结果等信息。

第二十一条　食品安全风险评估结果是制定、修订食品安全标准和实施食品安全监督管理的科学依据。

经食品安全风险评估，得出食品、食品添加剂、食品相关产品不安全结论的，国务院食品药品监督管理、质量监督等部门应当依据各自职责立即向社会公告，告知消费者停止食用或者使用，并采取相应措施，确保该食品、食品添加剂、食品相关产品停止生产经营；需要制定、修订相关食品安全国家标准的，国务院卫生行政部门应当会同国务院食品药品监督管理部门立即制定、修订。

第二十二条　国务院食品药品监督管理部门应当会同国务院有关部门，根据食品安全风险评估结果、食品安全监督管理信息，对食品安全状况进行综合分析。对经综合分析表明可能具有较高程度安全风险的食品，国务院食品药品监督管理部门应当及时提出食品安全风险警示，并向社会公布。

第二十三条　县级以上人民政府食品药品监督管理部门和其他有关部门、食品安全风险评估专家委员会及其技术机构，应当按照科学、客观、及时、公开的原则，组织食品生产经营者、食品检验机构、认证机构、食品行业协会、消费者协会以及新闻媒体等，就食品安全风险评估信息和食品安全监督管理信息进行交流沟通。

第三章　食品安全标准

第二十四条　制定食品安全标准，应当以保障公众身体健康为宗旨，做到科学合理、安全可靠。

第二十五条　食品安全标准是强制执行的标准。除食品安全标准外，不得制定其他食品强制性标准。

第二十六条　食品安全标准应当包括下列内容：

（一）食品、食品添加剂、食品相关产品中的致病性微生物，农药残留、兽药残留、生物毒素、重金属等污染物质以及其他危害人体健康物质的限量规定；

（二）食品添加剂的品种、使用范围、用量；

（三）专供婴幼儿和其他特定人群的主辅食品的营养成分要求；

（四）对与卫生、营养等食品安全要求有关的标签、标志、说明书的要求；

（五）食品生产经营过程的卫生要求；

（六）与食品安全有关的质量要求；

（七）与食品安全有关的食品检验方法与规程；

（八）其他需要制定为食品安全标准的内容。

第二十七条　食品安全国家标准由国务院卫生行政部门会同国务院食品药品监督管理部门制定、公布，国务院标准化行政部门提供国家标准编号。

食品中农药残留、兽药残留的限量规定及其检验方法与规程由国务院卫生行政部门、国务院农业行政部门会同国务院食品药品监督管理部门制定。

屠宰畜、禽的检验规程由国务院农业行政部门会同国务院卫生行政部门制定。

第二十八条　制定食品安全国家标准，应当依据食品安全风险评估结果并充分考虑食用农产品安全风险评估结果，参照相关的国际标准和国际食品安全风险评估结果，并将食品安全国家标准草案向社会公布，广泛听取食品生产经营者、消费者、有关部门等方面的意见。

食品安全国家标准应当经国务院卫生行政部门组织的食品安全国家标准审评委员会审查通过。食品安全国家标准审评委员会由医学、农业、食品、营养、生物、环境等方面的专家以及国务院有关部门、食品行业协会、消费者协会的代表组成，对食品安全国家标准草案的科学性和实用性等进行审查。

第二十九条　对地方特色食品，没有食品安全国家标准的，省、自治区、直辖市人民政府卫生行政部门可以制定并公布食品安全地方标准，报国务院卫生行政部门备案。食品安全国家标准制定后，该地方标准即行废止。

第三十条　国家鼓励食品生产企业制定严于食品安全国家标准或者地方标准的企业标准，在本企业适用，并报省、自治区、直辖市人民政府卫生行政部门备案。

第三十一条　省级以上人民政府卫生行政部门应当在其网站上公布制定和备案的食品安全国家标准、地方标准和企业标准，供公众免费查阅、下载。

对食品安全标准执行过程中的问题，县级以上人民政府卫生行政部门应当会同有关部门及时给予指导、解答。

第三十二条　省级以上人民政府卫生行政部门应当会同同级食品药品监督管理、质量监督、农业行政等部门，分别对食品安全国家标准和地方标准的执行情况进行跟踪评价，并根据评价结果及时修订食品安全标准。

省级以上人民政府食品药品监督管理、质量监督、农业行政等部门应当对食品安全标准执行中存在的问题进行收集、汇总，并及时向同级卫生行政部门通报。

食品生产经营者、食品行业协会发现食品安全标准在执行中存在问题的，应当立即向卫生行政部门报告。

第四章　食品生产经营

第一节　一般规定

第三十三条　食品生产经营应当符合食品安全标准,并符合下列要求:

(一)具有与生产经营的食品品种、数量相适应的食品原料处理和食品加工、包装、贮存等场所,保持该场所环境整洁,并与有毒、有害场所以及其他污染源保持规定的距离;

(二)具有与生产经营的食品品种、数量相适应的生产经营设备或者设施,有相应的消毒、更衣、盥洗、采光、照明、通风、防腐、防尘、防蝇、防鼠、防虫、洗涤以及处理废水、存放垃圾和废弃物的设备或者设施;

(三)有专职或者兼职的食品安全专业技术人员、食品安全管理人员和保证食品安全的规章制度;

(四)具有合理的设备布局和工艺流程,防止待加工食品与直接入口食品、原料与成品交叉污染,避免食品接触有毒物、不洁物;

(五)餐具、饮具和盛放直接入口食品的容器,使用前应当洗净、消毒,炊具、用具用后应当洗净,保持清洁;

(六)贮存、运输和装卸食品的容器、工具和设备应当安全、无害,保持清洁,防止食品污染,并符合保证食品安全所需的温度、湿度等特殊要求,不得将食品与有毒、有害物品一同贮存、运输;

(七)直接入口的食品应当使用无毒、清洁的包装材料、餐具、饮具和容器;

(八)食品生产经营人员应当保持个人卫生,生产经营食品时,应当将手洗净,穿戴清洁的工作衣、帽等;销售无包装的直接入口食品时,应当使用无毒、清洁的容器、售货工具和设备;

(九)用水应当符合国家规定的生活饮用水卫生标准;

(十)使用的洗涤剂、消毒剂应当对人体安全、无害;

(十一)法律、法规规定的其他要求。

非食品生产经营者从事食品贮存、运输和装卸的,应当符合前款第六项的规定。

第三十四条　禁止生产经营下列食品、食品添加剂、食品相关产品:

(一)用非食品原料生产的食品或者添加食品添加剂以外的化学物质和其他可能危害人体健康物质的食品,或者用回收食品作为原料生产的食品;

(二)致病性微生物,农药残留、兽药残留、生物毒素、重金属等污染物质以及其他危害人体健康的物质含量超过食品安全标准限量的食品、食品添加剂、食品相关产品;

(三)用超过保质期的食品原料、食品添加剂生产的食品、食品添加剂;

(四)超范围、超限量使用食品添加剂的食品;

(五)营养成分不符合食品安全标准的专供婴幼儿和其他特定人群的主辅食品;

（六）腐败变质、油脂酸败、霉变生虫、污秽不洁、混有异物、掺假掺杂或者感官性状异常的食品、食品添加剂；

（七）病死、毒死或者死因不明的禽、畜、兽、水产动物肉类及其制品；

（八）未按规定进行检疫或者检疫不合格的肉类，或者未经检验或者检验不合格的肉类制品；

（九）被包装材料、容器、运输工具等污染的食品、食品添加剂；

（十）标注虚假生产日期、保质期或者超过保质期的食品、食品添加剂；

（十一）无标签的预包装食品、食品添加剂；

（十二）国家为防病等特殊需要明令禁止生产经营的食品；

（十三）其他不符合法律、法规或者食品安全标准的食品、食品添加剂、食品相关产品。

第三十五条　国家对食品生产经营实行许可制度。从事食品生产、食品销售、餐饮服务，应当依法取得许可。但是，销售食用农产品，不需要取得许可。

县级以上地方人民政府食品药品监督管理部门应当依照《中华人民共和国行政许可法》的规定，审核申请人提交的本法第三十三条第一款第一项至第四项规定要求的相关资料，必要时对申请人的生产经营场所进行现场核查；对符合规定条件的，准予许可；对不符合规定条件的，不予许可并书面说明理由。

第三十六条　食品生产加工小作坊和食品摊贩等从事食品生产经营活动，应当符合本法规定的与其生产经营规模、条件相适应的食品安全要求，保证所生产经营的食品卫生、无毒、无害，食品药品监督管理部门应当对其加强监督管理。

县级以上地方人民政府应当对食品生产加工小作坊、食品摊贩等进行综合治理，加强服务和统一规划，改善其生产经营环境，鼓励和支持其改进生产经营条件，进入集中交易市场、店铺等固定场所经营，或者在指定的临时经营区域、时段经营。

食品生产加工小作坊和食品摊贩等的具体管理办法由省、自治区、直辖市制定。

第三十七条　利用新的食品原料生产食品，或者生产食品添加剂新品种、食品相关产品新品种，应当向国务院卫生行政部门提交相关产品的安全性评估材料。国务院卫生行政部门应当自收到申请之日起六十日内组织审查；对符合食品安全要求的，准予许可并公布；对不符合食品安全要求的，不予许可并书面说明理由。

第三十八条　生产经营的食品中不得添加药品，但是可以添加按照传统既是食品又是中药材的物质。按照传统既是食品又是中药材的物质目录由国务院卫生行政部门会同国务院食品药品监督管理部门制定、公布。

第三十九条　国家对食品添加剂生产实行许可制度。从事食品添加剂生产，应当具有与所生产食品添加剂品种相适应的场所、生产设备或者设施、专业技术人员和管理制度，并依照本法

第三十五条第二款规定的程序,取得食品添加剂生产许可。

生产食品添加剂应当符合法律、法规和食品安全国家标准。

第四十条　食品添加剂应当在技术上确有必要且经过风险评估证明安全可靠,方可列入允许使用的范围;有关食品安全国家标准应当根据技术必要性和食品安全风险评估结果及时修订。

食品生产经营者应当按照食品安全国家标准使用食品添加剂。

第四十一条　生产食品相关产品应当符合法律、法规和食品安全国家标准。对直接接触食品的包装材料等具有较高风险的食品相关产品,按照国家有关工业产品生产许可证管理的规定实施生产许可。质量监督部门应当加强对食品相关产品生产活动的监督管理。

第四十二条　国家建立食品安全全程追溯制度。

食品生产经营者应当依照本法的规定,建立食品安全追溯体系,保证食品可追溯。国家鼓励食品生产经营者采用信息化手段采集、留存生产经营信息,建立食品安全追溯体系。

国务院食品药品监督管理部门会同国务院农业行政等有关部门建立食品安全全程追溯协作机制。

第四十三条　地方各级人民政府应当采取措施鼓励食品规模化生产和连锁经营、配送。

国家鼓励食品生产经营企业参加食品安全责任保险。

第二节　生产经营过程控制

第四十四条　食品生产经营企业应当建立健全食品安全管理制度,对职工进行食品安全知识培训,加强食品检验工作,依法从事生产经营活动。

食品生产经营企业的主要负责人应当落实企业食品安全管理制度,对本企业的食品安全工作全面负责。

食品生产经营企业应当配备食品安全管理人员,加强对其培训和考核。经考核不具备食品安全管理能力的,不得上岗。食品药品监督管理部门应当对企业食品安全管理人员随机进行监督抽查考核并公布考核情况。监督抽查考核不得收取费用。

第四十五条　食品生产经营者应当建立并执行从业人员健康管理制度。患有国务院卫生行政部门规定的有碍食品安全疾病的人员,不得从事接触直接入口食品的工作。

从事接触直接入口食品工作的食品生产经营人员应当每年进行健康检查,取得健康证明后方可上岗工作。

第四十六条　食品生产企业应当就下列事项制定并实施控制要求,保证所生产的食品符合食品安全标准:

(一)原料采购、原料验收、投料等原料控制;

(二)生产工序、设备、贮存、包装等生产关键环节控制;

（三）原料检验、半成品检验、成品出厂检验等检验控制；

（四）运输和交付控制。

第四十七条　食品生产经营者应当建立食品安全自查制度，定期对食品安全状况进行检查评价。生产经营条件发生变化，不再符合食品安全要求的，食品生产经营者应当立即采取整改措施；有发生食品安全事故潜在风险的，应当立即停止食品生产经营活动，并向所在地县级人民政府食品药品监督管理部门报告。

第四十八条　国家鼓励食品生产经营企业符合良好生产规范要求，实施危害分析与关键控制点体系，提高食品安全管理水平。

对通过良好生产规范、危害分析与关键控制点体系认证的食品生产经营企业，认证机构应当依法实施跟踪调查；对不再符合认证要求的企业，应当依法撤销认证，及时向县级以上人民政府食品药品监督管理部门通报，并向社会公布。认证机构实施跟踪调查不得收取费用。

第四十九条　食用农产品生产者应当按照食品安全标准和国家有关规定使用农药、肥料、兽药、饲料和饲料添加剂等农业投入品，严格执行农业投入品使用安全间隔期或者休药期的规定，不得使用国家明令禁止的农业投入品。禁止将剧毒、高毒农药用于蔬菜、瓜果、茶叶和中草药材等国家规定的农作物。

食用农产品的生产企业和农民专业合作经济组织应当建立农业投入品使用记录制度。

县级以上人民政府农业行政部门应当加强对农业投入品使用的监督管理和指导，建立健全农业投入品安全使用制度。

第五十条　食品生产者采购食品原料、食品添加剂、食品相关产品，应当查验供货者的许可证和产品合格证明；对无法提供合格证明的食品原料，应当按照食品安全标准进行检验；不得采购或者使用不符合食品安全标准的食品原料、食品添加剂、食品相关产品。

食品生产企业应当建立食品原料、食品添加剂、食品相关产品进货查验记录制度，如实记录食品原料、食品添加剂、食品相关产品的名称、规格、数量、生产日期或者生产批号、保质期、进货日期以及供货者名称、地址、联系方式等内容，并保存相关凭证。记录和凭证保存期限不得少于产品保质期满后六个月；没有明确保质期的，保存期限不得少于二年。

第五十一条　食品生产企业应当建立食品出厂检验记录制度，查验出厂食品的检验合格证和安全状况，如实记录食品的名称、规格、数量、生产日期或者生产批号、保质期、检验合格证号、销售日期以及购货者名称、地址、联系方式等内容，并保存相关凭证。记录和凭证保存期限应当符合本法第五十条第二款的规定。

第五十二条　食品、食品添加剂、食品相关产品的生产者，应当按照食品安全标准对所生产的食品、食品添加剂、食品相关产品进行检验，检验合格后方可出厂或者销售。

第五十三条　食品经营者采购食品，应当查验供货者的许可证和食品出厂检验合格证或者其他合格证明(以下称合格证明文件)。

　　食品经营企业应当建立食品进货查验记录制度,如实记录食品的名称、规格、数量、生产日期或者生产批号、保质期、进货日期以及供货者名称、地址、联系方式等内容,并保存相关凭证。记录和凭证保存期限应当符合本法第五十条第二款的规定。

　　实行统一配送经营方式的食品经营企业,可以由企业总部统一查验供货者的许可证和食品合格证明文件,进行食品进货查验记录。

　　从事食品批发业务的经营企业应当建立食品销售记录制度,如实记录批发食品的名称、规格、数量、生产日期或者生产批号、保质期、销售日期以及购货者名称、地址、联系方式等内容,并保存相关凭证。记录和凭证保存期限应当符合本法第五十条第二款的规定。

　　第五十四条　食品经营者应当按照保证食品安全的要求贮存食品,定期检查库存食品,及时清理变质或者超过保质期的食品。

　　食品经营者贮存散装食品,应当在贮存位置标明食品的名称、生产日期或者生产批号、保质期、生产者名称及联系方式等内容。

　　第五十五条　餐饮服务提供者应当制定并实施原料控制要求,不得采购不符合食品安全标准的食品原料。倡导餐饮服务提供者公开加工过程,公示食品原料及其来源等信息。

　　餐饮服务提供者在加工过程中应当检查待加工的食品及原料,发现有本法第三十四条第六项规定情形的,不得加工或者使用。

　　第五十六条　餐饮服务提供者应当定期维护食品加工、贮存、陈列等设施、设备;定期清洗、校验保温设施及冷藏、冷冻设施。

　　餐饮服务提供者应当按照要求对餐具、饮具进行清洗消毒,不得使用未经清洗消毒的餐具、饮具;餐饮服务提供者委托清洗消毒餐具、饮具的,应当委托符合本法规定条件的餐具、饮具集中消毒服务单位。

　　第五十七条　学校、托幼机构、养老机构、建筑工地等集中用餐单位的食堂应当严格遵守法律、法规和食品安全标准;从供餐单位订餐的,应当从取得食品生产经营许可的企业订购,并按照要求对订购的食品进行查验。供餐单位应当严格遵守法律、法规和食品安全标准,当餐加工,确保食品安全。

　　学校、托幼机构、养老机构、建筑工地等集中用餐单位的主管部门应当加强对集中用餐单位的食品安全教育和日常管理,降低食品安全风险,及时消除食品安全隐患。

　　第五十八条　餐具、饮具集中消毒服务单位应当具备相应的作业场所、清洗消毒设备或者设施,用水和使用的洗涤剂、消毒剂应当符合相关食品安全国家标准和其他国家标准、卫生规范。

　　餐具、饮具集中消毒服务单位应当对消毒餐具、饮具进行逐批检验,检验合格后方可出厂,并应当随附消毒合格证明。消毒后的餐具、饮具应当在独立包装上标注单位名称、地址、联系方式、消毒日期以及使用期限等内容。

第五十九条　食品添加剂生产者应当建立食品添加剂出厂检验记录制度,查验出厂产品的检验合格证和安全状况,如实记录食品添加剂的名称、规格、数量、生产日期或者生产批号、保质期、检验合格证号、销售日期以及购货者名称、地址、联系方式等相关内容,并保存相关凭证。记录和凭证保存期限应当符合本法第五十条第二款的规定。

第六十条　食品添加剂经营者采购食品添加剂,应当依法查验供货者的许可证和产品合格证明文件,如实记录食品添加剂的名称、规格、数量、生产日期或者生产批号、保质期、进货日期以及供货者名称、地址、联系方式等内容,并保存相关凭证。记录和凭证保存期限应当符合本法第五十条第二款的规定。

第六十一条　集中交易市场的开办者、柜台出租者和展销会举办者,应当依法审查入场食品经营者的许可证,明确其食品安全管理责任,定期对其经营环境和条件进行检查,发现其有违反本法规定行为的,应当及时制止并立即报告所在地县级人民政府食品药品监督管理部门。

第六十二条　网络食品交易第三方平台提供者应当对入网食品经营者进行实名登记,明确其食品安全管理责任;依法应当取得许可证的,还应当审查其许可证。

网络食品交易第三方平台提供者发现入网食品经营者有违反本法规定行为的,应当及时制止并立即报告所在地县级人民政府食品药品监督管理部门;发现严重违法行为的,应当立即停止提供网络交易平台服务。

第六十三条　国家建立食品召回制度。食品生产者发现其生产的食品不符合食品安全标准或者有证据证明可能危害人体健康的,应当立即停止生产,召回已经上市销售的食品,通知相关生产经营者和消费者,并记录召回和通知情况。

食品经营者发现其经营的食品有前款规定情形的,应当立即停止经营,通知相关生产经营者和消费者,并记录停止经营和通知情况。食品生产者认为应当召回的,应当立即召回。由于食品经营者的原因造成其经营的食品有前款规定情形的,食品经营者应当召回。

食品生产经营者应当对召回的食品采取无害化处理、销毁等措施,防止其再次流入市场。但是,对因标签、标志或者说明书不符合食品安全标准而被召回的食品,食品生产者在采取补救措施且能保证食品安全的情况下可以继续销售;销售时应当向消费者明示补救措施。

食品生产经营者应当将食品召回和处理情况向所在地县级人民政府食品药品监督管理部门报告;需要对召回的食品进行无害化处理、销毁的,应当提前报告时间、地点。食品药品监督管理部门认为必要的,可以实施现场监督。

食品生产经营者未依照本条规定召回或者停止经营的,县级以上人民政府食品药品监督管理部门可以责令其召回或者停止经营。

第六十四条　食用农产品批发市场应当配备检验设备和检验人员或者委托符合本法规定的

食品检验机构,对进入该批发市场销售的食用农产品进行抽样检验;发现不符合食品安全标准的,应当要求销售者立即停止销售,并向食品药品监督管理部门报告。

第六十五条　食用农产品销售者应当建立食用农产品进货查验记录制度,如实记录食用农产品的名称、数量、进货日期以及供货者名称、地址、联系方式等内容,并保存相关凭证。记录和凭证保存期限不得少于六个月。

第六十六条　进入市场销售的食用农产品在包装、保鲜、贮存、运输中使用保鲜剂、防腐剂等食品添加剂和包装材料等食品相关产品,应当符合食品安全国家标准。

第三节　标签、说明书和广告

第六十七条　预包装食品的包装上应当有标签。标签应当标明下列事项:

(一)名称、规格、净含量、生产日期;

(二)成分或者配料表;

(三)生产者的名称、地址、联系方式;

(四)保质期;

(五)产品标准代号;

(六)贮存条件;

(七)所使用的食品添加剂在国家标准中的通用名称;

(八)生产许可证编号;

(九)法律、法规或者食品安全标准规定应当标明的其他事项。

专供婴幼儿和其他特定人群的主辅食品,其标签还应当标明主要营养成分及其含量。

食品安全国家标准对标签标注事项另有规定的,从其规定。

第六十八条　食品经营者销售散装食品,应当在散装食品的容器、外包装上标明食品的名称、生产日期或者生产批号、保质期以及生产经营者名称、地址、联系方式等内容。

第六十九条　生产经营转基因食品应当按照规定显著标示。

第七十条　食品添加剂应当有标签、说明书和包装。标签、说明书应当载明本法第六十七条第一款第一项至第六项、第八项、第九项规定的事项,以及食品添加剂的使用范围、用量、使用方法,并在标签上载明"食品添加剂"字样。

第七十一条　食品和食品添加剂的标签、说明书,不得含有虚假内容,不得涉及疾病预防、治疗功能。生产经营者对其提供的标签、说明书的内容负责。

食品和食品添加剂的标签、说明书应当清楚、明显,生产日期、保质期等事项应当显著标注,容易辨识。

食品和食品添加剂与其标签、说明书的内容不符的,不得上市销售。

第七十二条　食品经营者应当按照食品标签标示的警示标志、警示说明或者注意事项的要求销售食品。

第七十三条　食品广告的内容应当真实合法,不得含有虚假内容,不得涉及疾病预防、治疗功能。食品生产经营者对食品广告内容的真实性、合法性负责。

县级以上人民政府食品药品监督管理部门和其他有关部门以及食品检验机构、食品行业协会不得以广告或者其他形式向消费者推荐食品。消费者组织不得以收取费用或者其他牟取利益的方式向消费者推荐食品。

第四节　特殊食品

第七十四条　国家对保健食品、特殊医学用途配方食品和婴幼儿配方食品等特殊食品实行严格监督管理。

第七十五条　保健食品声称保健功能,应当具有科学依据,不得对人体产生急性、亚急性或者慢性危害。

保健食品原料目录和允许保健食品声称的保健功能目录,由国务院食品药品监督管理部门会同国务院卫生行政部门、国家中医药管理部门制定、调整并公布。

保健食品原料目录应当包括原料名称、用量及其对应的功效;列入保健食品原料目录的原料只能用于保健食品生产,不得用于其他食品生产。

第七十六条　使用保健食品原料目录以外原料的保健食品和首次进口的保健食品应当经国务院食品药品监督管理部门注册。但是,首次进口的保健食品中属于补充维生素、矿物质等营养物质的,应当报国务院食品药品监督管理部门备案。其他保健食品应当报省、自治区、直辖市人民政府食品药品监督管理部门备案。

进口的保健食品应当是出口国(地区)主管部门准许上市销售的产品。

第七十七条　依法应当注册的保健食品,注册时应当提交保健食品的研发报告、产品配方、生产工艺、安全性和保健功能评价、标签、说明书等材料及样品,并提供相关证明文件。国务院食品药品监督管理部门经组织技术审评,对符合安全和功能声称要求的,准予注册;对不符合要求的,不予注册并书面说明理由。对使用保健食品原料目录以外原料的保健食品作出准予注册决定的,应当及时将该原料纳入保健食品原料目录。

依法应当备案的保健食品,备案时应当提交产品配方、生产工艺、标签、说明书以及表明产品安全性和保健功能的材料。

第七十八条　保健食品的标签、说明书不得涉及疾病预防、治疗功能,内容应当真实,与注册或者备案的内容相一致,载明适宜人群、不适宜人群、功效成分或者标志性成分及其含量等,并声明"本品不能代替药物"。保健食品的功能和成分应当与标签、说明书相一致。

第七十九条　保健食品广告除应当符合本法第七十三条第一款的规定外,还应当声明"本品不能代替药物";其内容应当经生产企业所在地省、自治区、直辖市人民政府食品药品监督管理部门审查批准,取得保健食品广告批准文件。省、自治区、直辖市人民政府食品药品监督管理部门应当公布并及时更新已经批准的保健食品广告目录以及批准的广告内容。

第八十条　特殊医学用途配方食品应当经国务院食品药品监督管理部门注册。注册时,应当提交产品配方、生产工艺、标签、说明书以及表明产品安全性、营养充足性和特殊医学用途临床效果的材料。

特殊医学用途配方食品广告适用《中华人民共和国广告法》和其他法律、行政法规关于药品广告管理的规定。

第八十一条　婴幼儿配方食品生产企业应当实施从原料进厂到成品出厂的全过程质量控制,对出厂的婴幼儿配方食品实施逐批检验,保证食品安全。

生产婴幼儿配方食品使用的生鲜乳、辅料等食品原料、食品添加剂等,应当符合法律、行政法规的规定和食品安全国家标准,保证婴幼儿生长发育所需的营养成分。

婴幼儿配方食品生产企业应当将食品原料、食品添加剂、产品配方及标签等事项向省、自治区、直辖市人民政府食品药品监督管理部门备案。

婴幼儿配方乳粉的产品配方应当经国务院食品药品监督管理部门注册。注册时,应当提交配方研发报告和其他表明配方科学性、安全性的材料。

不得以分装方式生产婴幼儿配方乳粉,同一企业不得用同一配方生产不同品牌的婴幼儿配方乳粉。

第八十二条　保健食品、特殊医学用途配方食品、婴幼儿配方乳粉的注册人或者备案人应当对其提交材料的真实性负责。

省级以上人民政府食品药品监督管理部门应当及时公布注册或者备案的保健食品、特殊医学用途配方食品、婴幼儿配方乳粉目录,并对注册或者备案中获知的企业商业秘密予以保密。

保健食品、特殊医学用途配方食品、婴幼儿配方乳粉生产企业应当按照注册或者备案的产品配方、生产工艺等技术要求组织生产。

第八十三条　生产保健食品,特殊医学用途配方食品、婴幼儿配方食品和其他专供特定人群的主辅食品的企业,应当按照良好生产规范的要求建立与所生产食品相适应的生产质量管理体系,定期对该体系的运行情况进行自查,保证其有效运行,并向所在地县级人民政府食品药品监督管理部门提交自查报告。

第五章　食品检验

第八十四条　食品检验机构按照国家有关认证认可的规定取得资质认定后,方可从事食品检验活动。但是,法律另有规定的除外。

食品检验机构的资质认定条件和检验规范,由国务院食品药品监督管理部门规定。

符合本法规定的食品检验机构出具的检验报告具有同等效力。

县级以上人民政府应当整合食品检验资源,实现资源共享。

第八十五条 食品检验由食品检验机构指定的检验人独立进行。

检验人应当依照有关法律、法规的规定,并按照食品安全标准和检验规范对食品进行检验,尊重科学,恪守职业道德,保证出具的检验数据和结论客观、公正,不得出具虚假检验报告。

第八十六条 食品检验实行食品检验机构与检验人负责制。食品检验报告应当加盖食品检验机构公章,并有检验人的签名或者盖章。食品检验机构和检验人对出具的食品检验报告负责。

第八十七条 县级以上人民政府食品药品监督管理部门应当对食品进行定期或者不定期的抽样检验,并依据有关规定公布检验结果,不得免检。进行抽样检验,应当购买抽取的样品,委托符合本法规定的食品检验机构进行检验,并支付相关费用;不得向食品生产经营者收取检验费和其他费用。

第八十八条 对依照本法规定实施的检验结论有异议的,食品生产经营者可以自收到检验结论之日起七个工作日内向实施抽样检验的食品药品监督管理部门或者其上一级食品药品监督管理部门提出复检申请,由受理复检申请的食品药品监督管理部门在公布的复检机构名录中随机确定复检机构进行复检。复检机构出具的复检结论为最终检验结论。复检机构与初检机构不得为同一机构。复检机构名录由国务院认证认可监督管理、食品药品监督管理、卫生行政、农业行政等部门共同公布。

采用国家规定的快速检测方法对食用农产品进行抽查检测,被抽查人对检测结果有异议的,可以自收到检测结果时起四小时内申请复检。复检不得采用快速检测方法。

第八十九条 食品生产企业可以自行对所生产的食品进行检验,也可以委托符合本法规定的食品检验机构进行检验。

食品行业协会和消费者协会等组织、消费者需要委托食品检验机构对食品进行检验的,应当委托符合本法规定的食品检验机构进行。

第九十条 食品添加剂的检验,适用本法有关食品检验的规定。

第六章 食品进出口

第九十一条 国家出入境检验检疫部门对进出口食品安全实施监督管理。

第九十二条 进口的食品、食品添加剂、食品相关产品应当符合我国食品安全国家标准。

进口的食品、食品添加剂应当经出入境检验检疫机构依照进出口商品检验相关法律、行政法规的规定检验合格。

进口的食品、食品添加剂应当按照国家出入境检验检疫部门的要求随附合格证明材料。

第九十三条　进口尚无食品安全国家标准的食品,由境外出口商、境外生产企业或者其委托的进口商向国务院卫生行政部门提交所执行的相关国家(地区)标准或者国际标准。国务院卫生行政部门对相关标准进行审查,认为符合食品安全要求的,决定暂予适用,并及时制定相应的食品安全国家标准。进口利用新的食品原料生产的食品或者进口食品添加剂新品种、食品相关产品新品种,依照本法第三十七条的规定办理。

出入境检验检疫机构按照国务院卫生行政部门的要求,对前款规定的食品、食品添加剂、食品相关产品进行检验。检验结果应当公开。

第九十四条　境外出口商、境外生产企业应当保证向我国出口的食品、食品添加剂、食品相关产品符合本法以及我国其他有关法律、行政法规的规定和食品安全国家标准的要求,并对标签、说明书的内容负责。

进口商应当建立境外出口商、境外生产企业审核制度,重点审核前款规定的内容;审核不合格的,不得进口。

发现进口食品不符合我国食品安全国家标准或者有证据证明可能危害人体健康的,进口商应当立即停止进口,并依照本法第六十三条的规定召回。

第九十五条　境外发生的食品安全事件可能对我国境内造成影响,或者在进口食品、食品添加剂、食品相关产品中发现严重食品安全问题的,国家出入境检验检疫部门应当及时采取风险预警或者控制措施,并向国务院食品药品监督管理、卫生行政、农业行政部门通报。接到通报的部门应当及时采取相应措施。

县级以上人民政府食品药品监督管理部门对国内市场上销售的进口食品、食品添加剂实施监督管理。发现存在严重食品安全问题的,国务院食品药品监督管理部门应当及时向国家出入境检验检疫部门通报。国家出入境检验检疫部门应当及时采取相应措施。

第九十六条　向我国境内出口食品的境外出口商或者代理商、进口食品的进口商应当向国家出入境检验检疫部门备案。向我国境内出口食品的境外食品生产企业应当经国家出入境检验检疫部门注册。已经注册的境外食品生产企业提供虚假材料,或者因其自身的原因致使进口食品发生重大食品安全事故的,国家出入境检验检疫部门应当撤销注册并公告。

国家出入境检验检疫部门应当定期公布已经备案的境外出口商、代理商、进口商和已经注册的境外食品生产企业名单。

第九十七条　进口的预包装食品、食品添加剂应当有中文标签;依法应当有说明书的,还应当有中文说明书。标签、说明书应当符合本法以及我国其他有关法律、行政法规的规定和食品安全国家标准的要求,并载明食品的原产地以及境内代理商的名称、地址、联系方式。预包装食品没有中文标签、中文说明书或者标签、说明书不符合本条规定的,不得进口。

第九十八条　进口商应当建立食品、食品添加剂进口和销售记录制度,如实记录食品、食品添加剂的名称、规格、数量、生产日期、生产或者进口批号、保质期、境外出口商和购货者名称、地址及联系方式、交货日期等内容,并保存相关凭证。记录和凭证保存期限应当符合本法第五十条第二款的规定。

第九十九条　出口食品生产企业应当保证其出口食品符合进口国(地区)的标准或者合同要求。

出口食品生产企业和出口食品原料种植、养殖场应当向国家出入境检验检疫部门备案。

第一百条　国家出入境检验检疫部门应当收集、汇总下列进出口食品安全信息,并及时通报相关部门、机构和企业:

(一)出入境检验检疫机构对进出口食品实施检验检疫发现的食品安全信息;

(二)食品行业协会和消费者协会等组织、消费者反映的进口食品安全信息;

(三)国际组织、境外政府机构发布的风险预警信息及其他食品安全信息,以及境外食品行业协会等组织、消费者反映的食品安全信息;

(四)其他食品安全信息。

国家出入境检验检疫部门应当对进出口食品的进口商、出口商和出口食品生产企业实施信用管理,建立信用记录,并依法向社会公布。对有不良记录的进口商、出口商和出口食品生产企业,应当加强对其进出口食品的检验检疫。

第一百零一条　国家出入境检验检疫部门可以对向我国境内出口食品的国家(地区)的食品安全管理体系和食品安全状况进行评估和审查,并根据评估和审查结果,确定相应检验检疫要求。

第七章　食品安全事故处置

第一百零二条　国务院组织制定国家食品安全事故应急预案。

县级以上地方人民政府应当根据有关法律、法规的规定和上级人民政府的食品安全事故应急预案以及本行政区域的实际情况,制定本行政区域的食品安全事故应急预案,并报上一级人民政府备案。

食品安全事故应急预案应当对食品安全事故分级、事故处置组织指挥体系与职责、预防预警机制、处置程序、应急保障措施等作出规定。

食品生产经营企业应当制定食品安全事故处置方案,定期检查本企业各项食品安全防范措施的落实情况,及时消除事故隐患。

第一百零三条　发生食品安全事故的单位应当立即采取措施,防止事故扩大。事故单位和接收病人进行治疗的单位应当及时向事故发生地县级人民政府食品药品监督管理、卫生行政部门报告。

县级以上人民政府质量监督、农业行政等部门在日常监督管理中发现食品安全事故或者接到事故举报,应当立即向同级食品药品监督管理部门通报。

发生食品安全事故,接到报告的县级人民政府食品药品监督管理部门应当按照应急预案的规定向本级人民政府和上级人民政府食品药品监督管理部门报告。县级人民政府和上级人民政府食品药品监督管理部门应当按照应急预案的规定上报。

任何单位和个人不得对食品安全事故隐瞒、谎报、缓报,不得隐匿、伪造、毁灭有关证据。

第一百零四条　医疗机构发现其接收的病人属于食源性疾病病人或者疑似病人的,应当按照规定及时将相关信息向所在地县级人民政府卫生行政部门报告。县级人民政府卫生行政部门认为与食品安全有关的,应当及时通报同级食品药品监督管理部门。

县级以上人民政府卫生行政部门在调查处理传染病或者其他突发公共卫生事件中发现与食品安全相关的信息,应当及时通报同级食品药品监督管理部门。

第一百零五条　县级以上人民政府食品药品监督管理部门接到食品安全事故的报告后,应当立即会同同级卫生行政、质量监督、农业行政等部门进行调查处理,并采取下列措施,防止或者减轻社会危害:

(一)开展应急救援工作,组织救治因食品安全事故导致人身伤害的人员;

(二)封存可能导致食品安全事故的食品及其原料,并立即进行检验;对确认属于被污染的食品及其原料,责令食品生产经营者依照本法第六十三条的规定召回或者停止经营;

(三)封存被污染的食品相关产品,并责令进行清洗消毒;

(四)做好信息发布工作,依法对食品安全事故及其处理情况进行发布,并对可能产生的危害加以解释、说明。

发生食品安全事故需要启动应急预案的,县级以上人民政府应当立即成立事故处置指挥机构,启动应急预案,依照前款和应急预案的规定进行处置。

发生食品安全事故,县级以上疾病预防控制机构应当对事故现场进行卫生处理,并对与事故有关的因素开展流行病学调查,有关部门应当予以协助。县级以上疾病预防控制机构应当向同级食品药品监督管理、卫生行政部门提交流行病学调查报告。

第一百零六条　发生食品安全事故,设区的市级以上人民政府食品药品监督管理部门应当立即会同有关部门进行事故责任调查,督促有关部门履行职责,向本级人民政府和上一级人民政府食品药品监督管理部门提出事故责任调查处理报告。

涉及两个以上省、自治区、直辖市的重大食品安全事故由国务院食品药品监督管理部门依照前款规定组织事故责任调查。

第一百零七条　调查食品安全事故,应当坚持实事求是、尊重科学的原则,及时、准确查清事故性质和原因,认定事故责任,提出整改措施。

调查食品安全事故,除了查明事故单位的责任,还应当查明有关监督管理部门、食品检验机构、认证机构及其工作人员的责任。

第一百零八条 食品安全事故调查部门有权向有关单位和个人了解与事故有关的情况,并要求提供相关资料和样品。有关单位和个人应当予以配合,按照要求提供相关资料和样品,不得拒绝。

任何单位和个人不得阻挠、干涉食品安全事故的调查处理。

第八章 监督管理

第一百零九条 县级以上人民政府食品药品监督管理、质量监督部门根据食品安全风险监测、风险评估结果和食品安全状况等,确定监督管理的重点、方式和频次,实施风险分级管理。

县级以上地方人民政府组织本级食品药品监督管理、质量监督、农业行政等部门制定本行政区域的食品安全年度监督管理计划,向社会公布并组织实施。

食品安全年度监督管理计划应当将下列事项作为监督管理的重点:

(一)专供婴幼儿和其他特定人群的主辅食品;

(二)保健食品生产过程中的添加行为和按照注册或者备案的技术要求组织生产的情况,保健食品标签、说明书以及宣传材料中有关功能宣传的情况;

(三)发生食品安全事故风险较高的食品生产经营者;

(四)食品安全风险监测结果表明可能存在食品安全隐患的事项。

第一百一十条 县级以上人民政府食品药品监督管理、质量监督部门履行各自食品安全监督管理职责,有权采取下列措施,对生产经营者遵守本法的情况进行监督检查:

(一)进入生产经营场所实施现场检查;

(二)对生产经营的食品、食品添加剂、食品相关产品进行抽样检验;

(三)查阅、复制有关合同、票据、账簿以及其他有关资料;

(四)查封、扣押有证据证明不符合食品安全标准或者有证据证明存在安全隐患以及用于违法生产经营的食品、食品添加剂、食品相关产品;

(五)查封违法从事生产经营活动的场所。

第一百一十一条 对食品安全风险评估结果证明食品存在安全隐患,需要制定、修订食品安全标准的,在制定、修订食品安全标准前,国务院卫生行政部门应当及时会同国务院有关部门规定食品中有害物质的临时限量值和临时检验方法,作为生产经营和监督管理的依据。

第一百一十二条 县级以上人民政府食品药品监督管理部门在食品安全监督管理工作中可以采用国家规定的快速检测方法对食品进行抽查检测。

对抽查检测结果表明可能不符合食品安全标准的食品,应当依照本法第八十七条的规定进行检验。抽查检测结果确定有关食品不符合食品安全标准的,可以作为行政处罚的依据。

第一百一十三条 县级以上人民政府食品药品监督管理部门应当建立食品生产经营者食品

安全信用档案,记录许可颁发、日常监督检查结果、违法行为查处等情况,依法向社会公布并实时更新;对有不良信用记录的食品生产经营者增加监督检查频次,对违法行为情节严重的食品生产经营者,可以通报投资主管部门、证券监督管理机构和有关的金融机构。

第一百一十四条　食品生产经营过程中存在食品安全隐患,未及时采取措施消除的,县级以上人民政府食品药品监督管理部门可以对食品生产经营者的法定代表人或者主要负责人进行责任约谈。食品生产经营者应当立即采取措施,进行整改,消除隐患。责任约谈情况和整改情况应当纳入食品生产经营者食品安全信用档案。

第一百一十五条　县级以上人民政府食品药品监督管理、质量监督等部门应当公布本部门的电子邮件地址或者电话,接受咨询、投诉、举报。接到咨询、投诉、举报,对属于本部门职责的,应当受理并在法定期限内及时答复、核实、处理;对不属于本部门职责的,应当移交有权处理的部门并书面通知咨询、投诉、举报人。有权处理的部门应当在法定期限内及时处理,不得推诿。对查证属实的举报,给予举报人奖励。

有关部门应当对举报人的信息予以保密,保护举报人的合法权益。举报人举报所在企业的,该企业不得以解除、变更劳动合同或者其他方式对举报人进行打击报复。

第一百一十六条　县级以上人民政府食品药品监督管理、质量监督等部门应当加强对执法人员食品安全法律、法规、标准和专业知识与执法能力等的培训,并组织考核。不具备相应知识和能力的,不得从事食品安全执法工作。

食品生产经营者、食品行业协会、消费者协会等发现食品安全执法人员在执法过程中有违反法律、法规规定的行为以及不规范执法行为的,可以向本级或者上级人民政府食品药品监督管理、质量监督等部门或者监察机关投诉、举报。接到投诉、举报的部门或者机关应当进行核实,并将经核实的情况向食品安全执法人员所在部门通报;涉嫌违法违纪的,按照本法和有关规定处理。

第一百一十七条　县级以上人民政府食品药品监督管理等部门未及时发现食品安全系统性风险,未及时消除监督管理区域内的食品安全隐患的,本级人民政府可以对其主要负责人进行责任约谈。

地方人民政府未履行食品安全职责,未及时消除区域性重大食品安全隐患的,上级人民政府可以对其主要负责人进行责任约谈。

被约谈的食品药品监督管理等部门、地方人民政府应当立即采取措施,对食品安全监督管理工作进行整改。

责任约谈情况和整改情况应当纳入地方人民政府和有关部门食品安全监督管理工作评议、考核记录。

第一百一十八条　国家建立统一的食品安全信息平台,实行食品安全信息统一公布制度。国家食品安全总体情况、食品安全风险警示信息、重大食品安全事故及其调查处理信息和国务院确定需要统一公布的其他信息由国务院食品药品监督管理部门统一公布。食品安全风险警示信息和重大食品安全事故及其调查处理信息的影响限于特定区域的,也可以由有关省、自治区、直辖市人民政府食品药品监督管理部门公布。未经授权不得发布上述信息。

县级以上人民政府食品药品监督管理、质量监督、农业行政部门依据各自职责公布食品安全日常监督管理信息。

公布食品安全信息,应当做到准确、及时,并进行必要的解释说明,避免误导消费者和社会舆论。

第一百一十九条　县级以上地方人民政府食品药品监督管理、卫生行政、质量监督、农业行政部门获知本法规定需要统一公布的信息,应当向上级主管部门报告,由上级主管部门立即报告国务院食品药品监督管理部门;必要时,可以直接向国务院食品药品监督管理部门报告。

县级以上人民政府食品药品监督管理、卫生行政、质量监督、农业行政部门应当相互通报获知的食品安全信息。

第一百二十条　任何单位和个人不得编造、散布虚假食品安全信息。

县级以上人民政府食品药品监督管理部门发现可能误导消费者和社会舆论的食品安全信息,应当立即组织有关部门、专业机构、相关食品生产经营者等进行核实、分析,并及时公布结果。

第一百二十一条　县级以上人民政府食品药品监督管理、质量监督等部门发现涉嫌食品安全犯罪的,应当按照有关规定及时将案件移送公安机关。对移送的案件,公安机关应当及时审查;认为有犯罪事实需要追究刑事责任的,应当立案侦查。

公安机关在食品安全犯罪案件侦查过程中认为没有犯罪事实,或者犯罪事实显著轻微,不需要追究刑事责任,但依法应当追究行政责任的,应当及时将案件移送食品药品监督管理、质量监督等部门和监察机关,有关部门应当依法处理。

公安机关商请食品药品监督管理、质量监督、环境保护等部门提供检验结论、认定意见以及对涉案物品进行无害化处理等协助的,有关部门应当及时提供,予以协助。

第九章　法律责任

第一百二十二条　违反本法规定,未取得食品生产经营许可从事食品生产经营活动,或者未取得食品添加剂生产许可从事食品添加剂生产活动的,由县级以上人民政府食品药品监督管理部门没收违法所得和违法生产经营的食品、食品添加剂以及用于违法生产经营的工具、设备、原料等物品;违法生产经营的食品、食品添加剂货值金额不足一万元的,并处五万元以上十万元以下罚款;货值金额一万元以上的,并处货值金额十倍以上二十倍以下罚款。

明知从事前款规定的违法行为,仍为其提供生产经营场所或者其他条件的,由县级以上人民政府食品药品监督管理部门责令停止违法行为,没收违法所得,并处五万元以上十万元以下罚款;使消费者的合法权益受到损害的,应当与食品、食品添加剂生产经营者承担连带责任。

第一百二十三条 违反本法规定,有下列情形之一,尚不构成犯罪的,由县级以上人民政府食品药品监督管理部门没收违法所得和违法生产经营的食品,并可以没收用于违法生产经营的工具、设备、原料等物品;违法生产经营的食品货值金额不足一万元的,并处十万元以上十五万元以下罚款;货值金额一万元以上的,并处货值金额十五倍以上三十倍以下罚款;情节严重的,吊销许可证,并可以由公安机关对其直接负责的主管人员和其他直接责任人员处五日以上十五日以下拘留:

(一)用非食品原料生产食品、在食品中添加食品添加剂以外的化学物质和其他可能危害人体健康的物质,或者用回收食品作为原料生产食品,或者经营上述食品;

(二)生产经营营养成分不符合食品安全标准的专供婴幼儿和其他特定人群的主辅食品;

(三)经营病死、毒死或者死因不明的禽、畜、兽、水产动物肉类,或者生产经营其制品;

(四)经营未按规定进行检疫或者检疫不合格的肉类,或者生产经营未经检验或者检验不合格的肉类制品;

(五)生产经营国家为防病等特殊需要明令禁止生产经营的食品;

(六)生产经营添加药品的食品。

明知从事前款规定的违法行为,仍为其提供生产经营场所或者其他条件的,由县级以上人民政府食品药品监督管理部门责令停止违法行为,没收违法所得,并处十万元以上二十万元以下罚款;使消费者的合法权益受到损害的,应当与食品生产经营者承担连带责任。

违法使用剧毒、高毒农药的,除依照有关法律、法规规定给予处罚外,可以由公安机关依照第一款规定给予拘留。

第一百二十四条 违反本法规定,有下列情形之一,尚不构成犯罪的,由县级以上人民政府食品药品监督管理部门没收违法所得和违法生产经营的食品、食品添加剂,并可以没收用于违法生产经营的工具、设备、原料等物品;违法生产经营的食品、食品添加剂货值金额不足一万元的,并处五万元以上十万元以下罚款;货值金额一万元以上的,并处货值金额十倍以上二十倍以下罚款;情节严重的,吊销许可证:

(一)生产经营致病性微生物,农药残留、兽药残留、生物毒素、重金属等污染物质以及其他危害人体健康的物质含量超过食品安全标准限量的食品、食品添加剂;

(二)用超过保质期的食品原料、食品添加剂生产食品、食品添加剂,或者经营上述食品、食品添加剂;

(三)生产经营超范围、超限量使用食品添加剂的食品;

(四)生产经营腐败变质、油脂酸败、霉变生虫、污秽不洁、混有异物、掺假掺杂或者感官性状异常的食品、食品添加剂;

(五)生产经营标注虚假生产日期、保质期或者超过保质期的食品、食品添加剂;

（六）生产经营未按规定注册的保健食品、特殊医学用途配方食品、婴幼儿配方乳粉，或者未按注册的产品配方、生产工艺等技术要求组织生产；

（七）以分装方式生产婴幼儿配方乳粉，或者同一企业以同一配方生产不同品牌的婴幼儿配方乳粉；

（八）利用新的食品原料生产食品，或者生产食品添加剂新品种，未通过安全性评估；

（九）食品生产经营者在食品药品监督管理部门责令其召回或者停止经营后，仍拒不召回或者停止经营。

除前款和本法第一百二十三条、第一百二十五条规定的情形外，生产经营不符合法律、法规或者食品安全标准的食品、食品添加剂的，依照前款规定给予处罚。

生产食品相关产品新品种，未通过安全性评估，或者生产不符合食品安全标准的食品相关产品的，由县级以上人民政府质量监督部门依照第一款规定给予处罚。

第一百二十五条 违反本法规定，有下列情形之一的，由县级以上人民政府食品药品监督管理部门没收违法所得和违法生产经营的食品、食品添加剂，并可以没收用于违法生产经营的工具、设备、原料等物品；违法生产经营的食品、食品添加剂货值金额不足一万元的，并处五千元以上五万元以下罚款；货值金额一万元以上的，并处货值金额五倍以上十倍以下罚款；情节严重的，责令停产停业，直至吊销许可证：

（一）生产经营被包装材料、容器、运输工具等污染的食品、食品添加剂；

（二）生产经营无标签的预包装食品、食品添加剂或者标签、说明书不符合本法规定的食品、食品添加剂；

（三）生产经营转基因食品未按规定进行标示；

（四）食品生产经营者采购或者使用不符合食品安全标准的食品原料、食品添加剂、食品相关产品。

生产经营的食品、食品添加剂的标签、说明书存在瑕疵但不影响食品安全且不会对消费者造成误导的，由县级以上人民政府食品药品监督管理部门责令改正；拒不改正的，处二千元以下罚款。

第一百二十六条 违反本法规定，有下列情形之一的，由县级以上人民政府食品药品监督管理部门责令改正，给予警告；拒不改正的，处五千元以上五万元以下罚款；情节严重的，责令停产停业，直至吊销许可证：

（一）食品、食品添加剂生产者未按规定对采购的食品原料和生产的食品、食品添加剂进行检验；

（二）食品生产经营企业未按规定建立食品安全管理制度，或者未按规定配备或者培训、考核食品安全管理人员；

（三）食品、食品添加剂生产经营者进货时未查验许可证和相关证明文件，或者未按规定建立并遵守进货查验记录、出厂检验记录和销售记录制度；

(四)食品生产经营企业未制定食品安全事故处置方案;

(五)餐具、饮具和盛放直接入口食品的容器,使用前未经洗净、消毒或者清洗消毒不合格,或者餐饮服务设施、设备未按规定定期维护、清洗、校验;

(六)食品生产经营者安排未取得健康证明或者患有国务院卫生行政部门规定的有碍食品安全疾病的人员从事接触直接入口食品的工作;

(七)食品经营者未按规定要求销售食品;

(八)保健食品生产企业未按规定向食品药品监督管理部门备案,或者未按备案的产品配方、生产工艺等技术要求组织生产;

(九)婴幼儿配方食品生产企业未将食品原料、食品添加剂、产品配方、标签等向食品药品监督管理部门备案;

(十)特殊食品生产企业未按规定建立生产质量管理体系并有效运行,或者未定期提交自查报告;

(十一)食品生产经营者未定期对食品安全状况进行检查评价,或者生产经营条件发生变化,未按规定处理;

(十二)学校、托幼机构、养老机构、建筑工地等集中用餐单位未按规定履行食品安全管理责任;

(十三)食品生产企业、餐饮服务提供者未按规定制定、实施生产经营过程控制要求。

餐具、饮具集中消毒服务单位违反本法规定用水,使用洗涤剂、消毒剂,或者出厂的餐具、饮具未按规定检验合格并随附消毒合格证明,或者未按规定在独立包装上标注相关内容的,由县级以上人民政府卫生行政部门依照前款规定给予处罚。

食品相关产品生产者未按规定对生产的食品相关产品进行检验的,由县级以上人民政府质量监督部门依照第一款规定给予处罚。

食用农产品销售者违反本法第六十五条规定的,由县级以上人民政府食品药品监督管理部门依照第一款规定给予处罚。

第一百二十七条 对食品生产加工小作坊、食品摊贩等的违法行为的处罚,依照省、自治区、直辖市制定的具体管理办法执行。

第一百二十八条 违反本法规定,事故单位在发生食品安全事故后未进行处置、报告的,由有关主管部门按照各自职责分工责令改正,给予警告;隐匿、伪造、毁灭有关证据的,责令停产停业,没收违法所得,并处十万元以上五十万元以下罚款;造成严重后果的,吊销许可证。

第一百二十九条 违反本法规定,有下列情形之一的,由出入境检验检疫机构依照本法第一百二十四条的规定给予处罚:

(一)提供虚假材料,进口不符合我国食品安全国家标准的食品、食品添加剂、食品相关产品;

（二）进口尚无食品安全国家标准的食品，未提交所执行的标准并经国务院卫生行政部门审查，或者进口利用新的食品原料生产的食品或者进口食品添加剂新品种、食品相关产品新品种，未通过安全性评估；

（三）未遵守本法的规定出口食品；

（四）进口商在有关主管部门责令其依照本法规定召回进口的食品后，仍拒不召回。

违反本法规定，进口商未建立并遵守食品、食品添加剂进口和销售记录制度、境外出口商或者生产企业审核制度的，由出入境检验检疫机构依照本法第一百二十六条的规定给予处罚。

第一百三十条　违反本法规定，集中交易市场的开办者、柜台出租者、展销会的举办者允许未依法取得许可的食品经营者进入市场销售食品，或者未履行检查、报告等义务的，由县级以上人民政府食品药品监督管理部门责令改正，没收违法所得，并处五万元以上二十万元以下罚款；造成严重后果的，责令停业，直至由原发证部门吊销许可证；使消费者的合法权益受到损害的，应当与食品经营者承担连带责任。

食用农产品批发市场违反本法第六十四条规定的，依照前款规定承担责任。

第一百三十一条　违反本法规定，网络食品交易第三方平台提供者未对入网食品经营者进行实名登记、审查许可证，或者未履行报告、停止提供网络交易平台服务等义务的，由县级以上人民政府食品药品监督管理部门责令改正，没收违法所得，并处五万元以上二十万元以下罚款；造成严重后果的，责令停业，直至由原发证部门吊销许可证；使消费者的合法权益受到损害的，应当与食品经营者承担连带责任。

消费者通过网络食品交易第三方平台购买食品，其合法权益受到损害的，可以向入网食品经营者或者食品生产者要求赔偿。网络食品交易第三方平台提供者不能提供入网食品经营者的真实名称、地址和有效联系方式的，由网络食品交易第三方平台提供者赔偿。网络食品交易第三方平台提供者赔偿后，有权向入网食品经营者或者食品生产者追偿。网络食品交易第三方平台提供者作出更有利于消费者承诺的，应当履行其承诺。

第一百三十二条　违反本法规定，未按要求进行食品贮存、运输和装卸的，由县级以上人民政府食品药品监督管理等部门按照各自职责分工责令改正，给予警告；拒不改正的，责令停产停业，并处一万元以上五万元以下罚款；情节严重的，吊销许可证。

第一百三十三条　违反本法规定，拒绝、阻挠、干涉有关部门、机构及其工作人员依法开展食品安全监督检查、事故调查处理、风险监测和风险评估的，由有关主管部门按照各自职责分工责令停产停业，并处二千元以上五万元以下罚款；情节严重的，吊销许可证；构成违反治安管理行为的，由公安机关依法给予治安管理处罚。

违反本法规定，对举报人以解除、变更劳动合同或者其他方式打击报复的，应当依照有关法律的规定承担责任。

第一百三十四条　食品生产经营者在一年内累计三次因违反本法规定受到责令停产停业、吊销许可证以外处罚的,由食品药品监督管理部门责令停产停业,直至吊销许可证。

第一百三十五条　被吊销许可证的食品生产经营者及其法定代表人、直接负责的主管人员和其他直接责任人员自处罚决定作出之日起五年内不得申请食品生产经营许可,或者从事食品生产经营管理工作、担任食品生产经营企业食品安全管理人员。

因食品安全犯罪被判处有期徒刑以上刑罚的,终身不得从事食品生产经营管理工作,也不得担任食品生产经营企业食品安全管理人员。

食品生产经营者聘用人员违反前两款规定的,由县级以上人民政府食品药品监督管理部门吊销许可证。

第一百三十六条　食品经营者履行了本法规定的进货查验等义务,有充分证据证明其不知道所采购的食品不符合食品安全标准,并能如实说明其进货来源的,可以免予处罚,但应当依法没收其不符合食品安全标准的食品;造成人身、财产或者其他损害的,依法承担赔偿责任。

第一百三十七条　违反本法规定,承担食品安全风险监测、风险评估工作的技术机构、技术人员提供虚假监测、评估信息的,依法对技术机构直接负责的主管人员和技术人员给予撤职、开除处分;有执业资格的,由授予其资格的主管部门吊销执业证书。

第一百三十八条　违反本法规定,食品检验机构、食品检验人员出具虚假检验报告的,由授予其资质的主管部门或者机构撤销该食品检验机构的检验资质,没收所收取的检验费用,并处检验费用五倍以上十倍以下罚款,检验费用不足一万元的,并处五万元以上十万元以下罚款;依法对食品检验机构直接负责的主管人员和食品检验人员给予撤职或者开除处分;导致发生重大食品安全事故的,对直接负责的主管人员和食品检验人员给予开除处分。

违反本法规定,受到开除处分的食品检验机构人员,自处分决定作出之日起十年内不得从事食品检验工作;因食品安全违法行为受到刑事处罚或者因出具虚假检验报告导致发生重大食品安全事故受到开除处分的食品检验机构人员,终身不得从事食品检验工作。食品检验机构聘用不得从事食品检验工作的人员的,由授予其资质的主管部门或者机构撤销该食品检验机构的检验资质。

食品检验机构出具虚假检验报告,使消费者的合法权益受到损害的,应当与食品生产经营者承担连带责任。

第一百三十九条　违反本法规定,认证机构出具虚假认证结论,由认证认可监督管理部门没收所收取的认证费用,并处认证费用五倍以上十倍以下罚款,认证费用不足一万元的,并处五万元以上十万元以下罚款;情节严重的,责令停业,直至撤销认证机构批准文件,并向社会公布;对直接负责的主管人员和负有直接责任的认证人员,撤销其执业资格。

认证机构出具虚假认证结论,使消费者的合法权益受到损害的,应当与食品生产经营者承担连带责任。

第一百四十条　违反本法规定,在广告中对食品作虚假宣传,欺骗消费者,或者发布未取得批准文件、广告内容与批准文件不一致的保健食品广告的,依照《中华人民共和国广告法》的规定给予处罚。

广告经营者、发布者设计、制作、发布虚假食品广告,使消费者的合法权益受到损害的,应当与食品生产经营者承担连带责任。

社会团体或者其他组织、个人在虚假广告或者其他虚假宣传中向消费者推荐食品,使消费者的合法权益受到损害的,应当与食品生产经营者承担连带责任。

违反本法规定,食品药品监督管理等部门、食品检验机构、食品行业协会以广告或者其他形式向消费者推荐食品,消费者组织以收取费用或者其他牟取利益的方式向消费者推荐食品的,由有关主管部门没收违法所得,依法对直接负责的主管人员和其他直接责任人员给予记大过、降级或者撤职处分;情节严重的,给予开除处分。

对食品作虚假宣传且情节严重的,由省级以上人民政府食品药品监督管理部门决定暂停销售该食品,并向社会公布;仍然销售该食品的,由县级以上人民政府食品药品监督管理部门没收违法所得和违法销售的食品,并处二万元以上五万元以下罚款。

第一百四十一条　违反本法规定,编造、散布虚假食品安全信息,构成违反治安管理行为的,由公安机关依法给予治安管理处罚。

媒体编造、散布虚假食品安全信息的,由有关主管部门依法给予处罚,并对直接负责的主管人员和其他直接责任人员给予处分;使公民、法人或者其他组织的合法权益受到损害的,依法承担消除影响、恢复名誉、赔偿损失、赔礼道歉等民事责任。

第一百四十二条　违反本法规定,县级以上地方人民政府有下列行为之一的,对直接负责的主管人员和其他直接责任人员给予记大过处分;情节较重的,给予降级或者撤职处分;情节严重的,给予开除处分;造成严重后果的,其主要负责人还应当引咎辞职:

(一)对发生在本行政区域内的食品安全事故,未及时组织协调有关部门开展有效处置,造成不良影响或者损失;

(二)对本行政区域内涉及多环节的区域性食品安全问题,未及时组织整治,造成不良影响或者损失;

(三)隐瞒、谎报、缓报食品安全事故;

(四)本行政区域内发生特别重大食品安全事故,或者连续发生重大食品安全事故。

第一百四十三条　违反本法规定,县级以上地方人民政府有下列行为之一的,对直接负责的主管人员和其他直接责任人员给予警告、记过或者记大过处分;造成严重后果的,给予降级或者撤职处分:

(一)未确定有关部门的食品安全监督管理职责,未建立健全食品安全全程监督管理工作机

制和信息共享机制,未落实食品安全监督管理责任制;

(二)未制定本行政区域的食品安全事故应急预案,或者发生食品安全事故后未按规定立即成立事故处置指挥机构、启动应急预案。

第一百四十四条　违反本法规定,县级以上人民政府食品药品监督管理、卫生行政、质量监督、农业行政等部门有下列行为之一的,对直接负责的主管人员和其他直接责任人员给予记大过处分;情节较重的,给予降级或者撤职处分;情节严重的,给予开除处分;造成严重后果的,其主要负责人还应当引咎辞职:

(一)隐瞒、谎报、缓报食品安全事故;

(二)未按规定查处食品安全事故,或者接到食品安全事故报告未及时处理,造成事故扩大或者蔓延;

(三)经食品安全风险评估得出食品、食品添加剂、食品相关产品不安全结论后,未及时采取相应措施,造成食品安全事故或者不良社会影响;

(四)对不符合条件的申请人准予许可,或者超越法定职权准予许可;

(五)不履行食品安全监督管理职责,导致发生食品安全事故。

第一百四十五条　违反本法规定,县级以上人民政府食品药品监督管理、卫生行政、质量监督、农业行政等部门有下列行为之一,造成不良后果的,对直接负责的主管人员和其他直接责任人员给予警告、记过或者记大过处分;情节较重的,给予降级或者撤职处分;情节严重的,给予开除处分:

(一)在获知有关食品安全信息后,未按规定向上级主管部门和本级人民政府报告,或者未按规定相互通报;

(二)未按规定公布食品安全信息;

(三)不履行法定职责,对查处食品安全违法行为不配合,或者滥用职权、玩忽职守、徇私舞弊。

第一百四十六条　食品药品监督管理、质量监督等部门在履行食品安全监督管理职责过程中,违法实施检查、强制等执法措施,给生产经营者造成损失的,应当依法予以赔偿,对直接负责的主管人员和其他直接责任人员依法给予处分。

第一百四十七条　违反本法规定,造成人身、财产或者其他损害的,依法承担赔偿责任。生产经营者财产不足以同时承担民事赔偿责任和缴纳罚款、罚金时,先承担民事赔偿责任。

第一百四十八条　消费者因不符合食品安全标准的食品受到损害的,可以向经营者要求赔偿损失,也可以向生产者要求赔偿损失。接到消费者赔偿要求的生产经营者,应当实行首负责任制,先行赔付,不得推诿;属于生产者责任的,经营者赔偿后有权向生产者追偿;属于经营者责任的,生产者赔偿后有权向经营者追偿。

生产不符合食品安全标准的食品或者经营明知是不符合食品安全标准的食品,消费者除要求赔偿损失外,还可以向生产者或者经营者要求支付价款十倍或者损失三倍的赔偿金;增加赔偿的金额不足一千元的,为一千元。但是,食品的标签、说明书存在不影响食品安全且不会对消费者造成误导的瑕疵的除外。

第一百四十九条　违反本法规定,构成犯罪的,依法追究刑事责任。

第十章　附　则

第一百五十条　本法下列用语的含义:

食品,指各种供人食用或者饮用的成品和原料以及按照传统既是食品又是中药材的物品,但是不包括以治疗为目的的物品。

食品安全,指食品无毒、无害,符合应当有的营养要求,对人体健康不造成任何急性、亚急性或者慢性危害。

预包装食品,指预先定量包装或者制作在包装材料、容器中的食品。

食品添加剂,指为改善食品品质和色、香、味以及为防腐、保鲜和加工工艺的需要而加入食品中的人工合成或者天然物质,包括营养强化剂。

用于食品的包装材料和容器,指包装、盛放食品或者食品添加剂用的纸、竹、木、金属、搪瓷、陶瓷、塑料、橡胶、天然纤维、化学纤维、玻璃等制品和直接接触食品或者食品添加剂的涂料。

用于食品生产经营的工具、设备,指在食品或者食品添加剂生产、销售、使用过程中直接接触食品或者食品添加剂的机械、管道、传送带、容器、用具、餐具等。

用于食品的洗涤剂、消毒剂,指直接用于洗涤或者消毒食品、餐具、饮具以及直接接触食品的工具、设备或者食品包装材料和容器的物质。

食品保质期,指食品在标明的贮存条件下保持品质的期限。

食源性疾病,指食品中致病因素进入人体引起的感染性、中毒性等疾病,包括食物中毒。

食品安全事故,指食源性疾病、食品污染等源于食品,对人体健康有危害或者可能有危害的事故。

第一百五十一条　转基因食品和食盐的食品安全管理,本法未作规定的,适用其他法律、行政法规的规定。

第一百五十二条　铁路、民航运营中食品安全的管理办法由国务院食品药品监督管理部门会同国务院有关部门依照本法制定。

保健食品的具体管理办法由国务院食品药品监督管理部门依照本法制定。

食品相关产品生产活动的具体管理办法由国务院质量监督部门依照本法制定。

国境口岸食品的监督管理由出入境检验检疫机构依照本法以及有关法律、行政法规的规定实施。

军队专用食品和自供食品的食品安全管理办法由中央军事委员会依照本法制定。

第一百五十三条　国务院根据实际需要,可以对食品安全监督管理体制作出调整。

第一百五十四条　本法自 2015 年 10 月 1 日起施行。

推荐参考书目和资料

［1］中国营养学会.中国居民膳食营养素参考摄入量(2013 版).北京:科学出版社,2014.

［2］中国营养学会.中国居民膳食指南(2016).北京:人民卫生出版社,2016.

［3］孙长颢.营养与食品卫生学.8 版.北京:人民卫生出版社,2017.

［4］旭日干,庞国芳.中国食品安全现状、问题及对策战略研究.北京:科学出版社,2015.

［5］孙宝国,周应恒.中国食品安全监管策略研究.北京:科学出版社,2013.

［6］陈君石,石阶平.食品安全风险评估.北京:中国农业大学出版社,2010.

［7］中华人民共和国国家卫生和计划生育委员会网站:http://www.moh.gov.cn/.

［8］中华人民共和国农业部网站:http://www.moa.gov.cn/.

［9］中华人民共和国质量监督检验检疫总局网站:http://www.aqsiq.gov.cn/.

［10］Australian Government Department of Health and Aging.The Australia and New Zealand Food Regulation Ministerial Council［EB/OL］.［2014-8-4］.http://www. health. gov. au/intemet/main/publishing/nsf/Content/foodsecretariat-anz.htm.

［11］RASFF.Annual Report［R］2013［R/OL］.［2015-6-29］Publications Office of the European Union,Luxembourg.2014.http://ec.europa.eu/food/food/rapid-alert/docs/RASFF_annual_report_2010_en.pdf.

［12］Canadian Food Inspection Agency.National chemical residue monitoring program 2012-2013 http://www.inspection.gc.ca/food/chemical-residues-microbiology/chemical-residues/ncrmp-report/eng/1415838181260/1415838265896.

［13］美国疾病控制与预防中心网站:http://www.cdc.gov/.

［14］National Research Council.Improving Risk Communication.Washington,D.C.:National Academy Press,1989:38.

［15］中国疾病预防控制中心突发公共卫生事件网络:www.chinacdc.cn.

［16］中国的食品质量安全状况国务院新闻办公室:http://www.gov.cn/gongbao/.

［17］中国国家食品安全风险评估中心网站:http://www.cfsa.net.cn/.